歯内療法の
迷信と真実

論文から学ぶ成功へのヒント

著　牛窪敏博
　　山本信一
　　神戸　良

クインテッセンス出版株式会社　2017
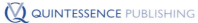

Berlin, Barcelona, Chicago, Istanbul, London, Milan, Moscow, New Delhi, Paris, Prague, São Paulo,
Seoul, Singapore, Tokyo, Warsaw

はじめに

　「エビデンス」と言われる響きが聞かれるようになってすでに懐かしい感じもするが、いまだに重要である点に関して間違いはない。しかしこのエビデンスと呼ばれる言葉が独り歩きし、すべてにこのエビデンスを当て嵌めなければならないと勘違いしている臨床家もいる。EBM（エビデンス・ベースド・メディスン）でわかること、わからないことがある。また患者中心のNBM（ナラティブ・ベースド・メディスン）と呼ばれる言葉も登場し、これらの違いが困難さを生じているようになっている。そしてエビデンス・ベースということが、あまりにもデータに依存すべきものと捉えられているため、臨床経験を強調する研究者や臨床家も出てくるようになり、EBMを理解するにあたり難航を極めている。

　そもそもEBMは"個人の臨床的な熟練と最善のエビデンスを統合すること"であると考える。つまり、エビデンスは臨床的技能・臨床的判定・臨床経験の上に築かれ補強はされるが、これらに取って代わるものではない。けっして、ランダム化された比較試験がすべてではない。重要なのはこれらのバランスである。このような背景があるにも関わらず、臨床疫学に関心をもった若い世代の歯科医師は、比較的早期の段階から、このEBMという言葉についてデータを重視し、それに基づいた医療として学習し、吸収していったように思われる。その結果、先人の重要なメッセージに耳を傾けることもなく、この偏った捉え方を背景としたEBMという言葉が広がり、拡散しているように思われる。

　古くからある情報でも有益なものもあり、新しい情報がいつも正しいとは限らない。若い世代の先生方には、エビデンスを臨床に取り入れるとともに、治療技術を研鑽し、そして患者の声に耳を傾け、効果的かつ効率的な医療が提供できる臨床家を目指して邁進してほしい。本書は、そのような観点から歯内療法におけるEBMを考えて活用して頂きたい。さらに、解説や文献データの理解を深めるために、筆者らの症例写真を随所に提示したので参考にして頂きたい。そして、自分自身が本当に受けたいと考える治療を患者さんに提供するために、その環境を常に創造すべきである。

著者代表
牛窪敏博

CONTENTS

Chapter 1
歯内療法の予後に関する迷信

迷信1　歯内療法の成功率は悪く、もしも治療の必要があるならば、
　　　　早期に抜歯したほうがよい ················· 10
迷信2　歯内療法よりもインプラントのほうが成功率は高い ················· 14
迷信3　根管充填の質は治療失敗との因果関係がある ················· 18
迷信4　マイクロスコープを使用すると、歯内療法の成功率はかなり向上する ················· 22
解説：牛窪敏博（1〜4）

Chapter 2
診査・診断に関する迷信

迷信1　エックス線写真で根尖部に透過像がなければ根尖病変はない ················· 28
迷信2　痛みの程度が強ければ抜髄すべきである ················· 32
迷信3　電気歯髄診断により歯髄の生死は判断できる ················· 36
解説：牛窪敏博（1）／山本信一（2、3）

Chapter 3
根管拡大・形成に関する迷信

迷信1　ラバーダム防湿の代わりに、ワッテや吸引器などの簡易防湿で十分である ················· 40
迷信2　Ni-Ti製ロータリーファイルを使えば、十分な機械的拡大が可能である ················· 44
迷信3　根管拡大は、できるだけ小さいサイズに留めたほうがよい ················· 48
迷信4　根管径をもとに拡大サイズを決定するべきである ················· 52
迷信5　作業長は電気的根管長測定器で正確に決定できる ················· 56
迷信6　細菌培養検査は根管拡大の目安として有効である ················· 60
解説：山本信一（1〜6）

Chapter 4
根管洗浄／貼薬に関する迷信

- 迷信1 機械的拡大を十分に行えば、根管洗浄剤は使用しなくてもよい ……………………… 64
- 迷信2 根管洗浄には濃度の高い次亜塩素酸ナトリウムがよい ……………………………… 68
- 迷信3 根管洗浄を行っても根管洗浄剤は根尖部に到達しない ……………………………… 72
- 迷信4 超音波を用いた根管洗浄（PUI：Passive Ultrasonic Irrigation）は有効ではない ………… 76
- 迷信5 根管貼薬はかならず必要である ……………………………………………………… 80
- 迷信6 水酸化カルシウム製剤は、繰り返し長期間貼薬したほうが効果が高い ……………… 84

解説：神戸 良（1～6）

Chapter 5
根管充填に関する迷信

- 迷信1 側枝まで充填できる垂直加圧根管充填のほうが予後はよい …………………………… 88
- 迷信2 根管充填用シーラーは必要ない ……………………………………………………… 92
- 迷信3 打診痛や違和感の消失、そして根尖病変が縮小しなければ、根管充填できない ……… 96
- 迷信4 根管充填は根管治療のなかでも重要ではないので、行う必要はない ………………… 100

解説：牛窪敏博（1～4）

Chapter 6
修復処置に関する迷信

- 迷信1 根管治療を行うと歯質は脆弱化する ……………………………………………… 106
- 迷信2 根管治療歯は、MIの概念に基づき充填処置で対応すべきである …………………… 110
- 迷信3 根管治療を行った歯にはポストが必要である ……………………………………… 112

解説：神戸 良（1～3）

Chapter 7
再根管治療に関する迷信

- 迷信1　根尖病変が大きいと通常の根管治療では治らない ………………………………………… 118
- 迷信2　不完全根管充填や病変を有する歯は、すべて治療すべきである ………………………… 122
- 迷信3　再根管治療は、どの症例も同じように成功率は期待できない …………………………… 126
- 迷信4　ガッタパーチャー除去時、有機溶媒を使用すると完全に除去ができ、
　　　　 根管内がきれいになる …………………………………………………………………………… 130
- 迷信5　石灰化根管であっても、可能な限り根尖付近まで拡大形成を行う ……………………… 134
- 迷信6　非外科的歯内療法は、すべての症例で第一選択である …………………………………… 138

解説：牛窪敏博（1～6）

Chapter 8
外科的歯内療法に関する迷信

- 迷信1　歯根端切除術の予後は悪い ………………………………………………………………… 144
- 迷信2　根尖切除よりも肉芽の掻爬が重要である ………………………………………………… 148
- 迷信3　骨窩洞にはメンブレンや骨補填材を使用すべきである ………………………………… 152

解説：山本信一（1～3）

Chapter 9
生活歯髄療法（VPT）に関する迷信

- 迷信1　覆髄剤や修復材料の選択が生活歯髄療法の成功の鍵となる …………………………… 158
- 迷信2　歯髄の感染の波及程度は、止血の確認だけで行うことができる ……………………… 162
- 迷信3　外傷による露髄を伴う歯冠破折は抜髄をしたほうがよい ……………………………… 166

解説：神戸 良（1～3）

Chapter 10
偶発症に関する迷信

迷信1 パーフォレーションがあると予知性がないので、早期に抜歯するほうがよい …………172
迷信2 術前・術中に破折ファイルがあれば、かならず除去すべきである ……………………176
迷信3 根管洗浄や根管貼薬によるアクシデントやオーバーフィリングは、予後が悪い …………180
迷信4 レッジの修正ができなければ治癒しないため、抜歯適応である ……………………………184
迷信5 根尖破壊すると予後が悪いので、抜歯したほうがよい ………………………………………188

解説：牛窪敏博（1〜5）

COLUMN

・無菌的処置環境の重要性（神戸 良） ……………………………………………………………… 83
・根未完成歯の根尖閉鎖法（神戸 良） ………………………………………………………………170

著者紹介

牛窪敏博　（うしくぼ　としひろ）
1988年　朝日大学歯学部卒業
1992年　大阪府東大阪市：うしくぼ歯科開業
1998年　ペンシルバニア大学マイクロスコープエンドドンティックコース修了
2001年　東京医科歯科大学大学院医歯学総合研究科歯髄生物学教室専攻生修了
2008年　ペンシルバニア大学歯内療法学教室
　　　　インターナショナルプログラムエンドドンティックレジデント卒業
2008年　大阪府大阪市：歯内療法専門医院 U'zデンタルクリニック開業
2011年　東京歯科大学歯科保存学講座専攻生修了
　　　　東京歯科大学歯科保存学講座 非常勤講師
現在に至る

【所属学会など】
日本歯内療法学会（指導医・専門医）／日本歯科保存学会／
米国歯内療法学会（AAE）

山本信一　（やまもと　しんいち）
1995年　新潟大学歯学部卒業
2007年　兵庫県宝塚市：山本歯科クリニック開業
2012年　ペンシルバニア大学 Microscopic Training Course in Surgical
　　　　Endodontics 修了
現在に至る

【所属学会など】
日本歯内療法学会／日本歯科保存学会／米国歯内療法学会（AAE）

神戸　良　（かんべ　りょう）
2005年　昭和大学歯学部卒業
2012年　ペンシルバニア大学 Microscopic Training Course in Surgical
　　　　Endodontics 修了
2013年　京都府京都市：良デンタルクリニック開業
現在に至る

【所属学会など】
日本歯内療法学会／日本歯科保存学会／米国歯内療法学会（AAE）

CHAPTER 1

歯内療法の予後に関する迷信

Chapter 1　歯内療法の予後に関する迷信

歯内療法の成功率は悪く、もしも治療の必要があるならば、早期に抜歯したほうがよい

エビデンスで検討すると…

われわれが考えるよりも、近代歯内療法の成功率は低くはない

治療の成功率を左右する因子とは

根管治療の成功率に影響する因子は、術前、術中、術後の3つに分けて考えなくてはならない。Ng et al (2008)[1]は、その因子を次のように報告している。

- **術前の因子**：患者の年齢、性別、医科的既往歴、術前疼痛と腫脹の有無、歯種、術前の歯髄の状態（抜髄症例なのか壊死歯髄症例なのか）、術前の根尖部周囲組織の状態（根尖病変の有無と大きさ、再治療歯か否か、再治療歯の場合は根管内の形態が破壊されているのか維持されているのか）など
- **術中の因子**：ラバーダムの使用、根尖部拡大形成の大きさ、根管内障害物の有無、根管洗浄、根管貼薬剤、細菌培養試験、テクニカルエラーの有無、根管充填材料と根管充填材の到達位置と質、治療回数、フレアーアップの有無など
- **術後の因子**：修復処置の質、単独修復かブリッジやデンチャーの鉤歯としての修復か

これらはすべて重要であり、つねにこれらを考えて治療を行わなければならないが、なかでもラバーダムの使用と根尖病変の有無、そして歯冠修復の質がもっとも重要な因子となる。Goldfein et al (2013)[2]やLin et al (2014)[3]は、ラバーダムの使用が根管治療の成功率に影響すると述べている。なお、根管治療の成功率は、抜髄のようなイニシャルトリートメントと、再根管治療に分けて考えるほうがよい[*1]。

*1　再根管治療は外科的再治療と非外科的再治療にも分けられる。

イニシャルトリートメントの成功率はどれくらいか？

イニシャルトリートメントの成功率に関して、Ng et al (2007)[4]は1966年から2002年までのイニシャルトリートメントのOutcome study 119論文中63本をMedlineおよびコクランデータベースから検索し調査した結果、厳格な基準では平均成功率は31〜96％、緩慢な基準では60〜100％とかなり成功率に幅があり、術者（学生やレジデント、専門医）によって成功率が異なる可能性が示唆されると述べている。また、術前の歯髄および歯周組織の状態が成功率にもっとも影響していたとして、少なくとも厳格な基準で1年間経過しているもので68〜85％の成功率であったと報告している。

Friedman et al (2003)[5]は、イニシャルトリートメントを1993年のPhase 1から2001年のPhase 4まで、術後4〜6年の予後調査を行っている（トロントスタディ）。総数で1,952歯を対象に510歯の根管治療の治癒率を調査した結果、成功率は平均86％、根尖病変の存在しないグループでは93％、病変が存在していたグループは82％であったと報告している。つまりイニシャルトリートメントではおおむね90％程度の成功率であり、根尖病変が存在すると約10％成績が下がり約80％程度の成功率になると考えられる。

成功の基準とは？

再根管治療の成功率を考えるうえで、その基準をどのように定めるのかを明確にしておかなければならない。一般的に多く引用されるのが「Strindbergの成功基準」[6]である。1956年と古い時代の論文であり、治療内容は現在とはかなりかけ離れているが、成功とするその基準が厳格であるため、多くの論文に引用されている。この基準はエックス線写真にて評価するが、

図1-1-1 PAI：Periapical Index（文献12より引用改変）。
- スコア1：骨組織のミネラル分に少し変化が生じ、構造に機能的変化が発現している。通常、歯の動揺が増加する。
- スコア2：スコア1に類似した状態に加え、根尖部周囲骨組織の解体像を呈する。
- スコア3：骨組織のミネラル分が喪失し、散弾銃の弾痕のような様相を示す。
- スコア4：慢性根尖性歯周炎のようなエックス線写真像。
- スコア5：スコア4に類似していながらも、病変の拡大傾向を示す。

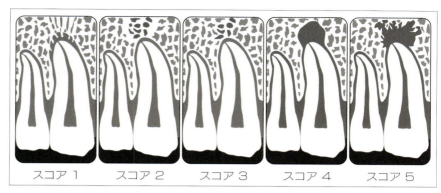

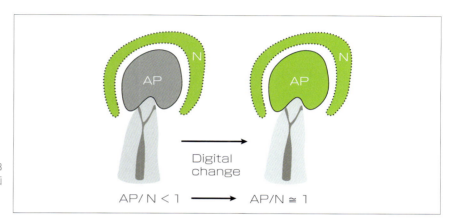

図1-2-2 Densitometric Ratio（文献13より引用改変）。正常な根尖部歯周組織の画像と根尖病変の画像を術前後で重ね合わせ、デジタルサブトラクションを行い評価する。

術前と比較して歯根膜腔の拡大はなく、病変が消失していれば成功、もしそうでなければ失敗となる。つまり歯根膜の構造が正常であれば成功、空隙が拡大または術前と比較して縮小傾向を示していても失敗となる。

その他、成功の基準を示すものとして、PAI（Periapical Index）、Densitometric Ratio、臨床症状、生存率、AAE（American Association of Endodontics：米国歯内療法学会）ガイドラインなどがある。

PAIは、1〜5段階のスコアを術後のエックス線写真の視覚的評価にて割り当てていく方法である（図1-1-1）。スコア2以下で臨床症状がない場合をHealedとし、スコア3以上で臨床症状がある場合をDiseasedと判定する[*2]。一方Densitometric Ratioとは、根管充填後の根尖部組織の画像とその周囲の正常組織の画像を重ね合わせて比較する方法であり、24か月間もしくはそれ以上の予後調査を行うものである（図1-1-2）。

近年、「インプラントの生存率」に対抗して歯内療法も生存率という基準で評価する場合もあるが、基準が甘いために、実際には推奨されていない。そこでAAEが成功の基準をStrindbergのものよりも寛大にしたガイドラインを示し[7]、臨床でのクライテリアとして普及しつつある。AAEのガイドラインでは、

- **Healed**：機能的で症状がなく、エックス線写真で根尖病変がない、もしくは最小
- **Healing**：根尖病変は存在するが無症状で機能的、または根尖病変の有無に関わらず違和感が少し残っているが、本来の機能は損なわれていない
- **Non-healed**：根尖病変の有無に関わらず症状があり、非機能的である

とし、HealedとHealingまでが成功で、Non-healedは失敗となる。これ以外にFunctionalというカテゴリーがあり、歯列中に存在し機能的である場合はこれに含まれる。

このように多くの成功の基準が存在し、どれを採用するかにより結果は異なる。

*2 PAIは下顎の歯や臼歯部の評価には適さない場合もある。

成功に導くためには

根管治療を成功に導くためには、まず無菌的な治療を行い、根管内から多くの細菌を取り除くために根管拡大形成・根管洗浄・根管貼薬を行い、最終的に根管内を緊密に根管充填する、という一連のコンセプトをかならず守り、妥協せずに最善を尽くすことが重要である。

要 Check 論文

根管治療の成功率に影響する因子

Sjögren U, Hagglund B, Sundqvist G, Wing K. Factors affecting the long-term results of endodontic treatment. J Endod 1990;16(10):498-504.（文献8）

【研究の目的】

嫌気的細菌培養によってコントロールされた根管治療の長期経過における、その結果に影響する因子を評価する。

【研究デザイン】

後ろ向きコホート研究（臨床研究）

【材料および方法】

1977～1979年までスウェーデンのウメオ大学にて治療を受けた770名の患者から8～10年の予後調査ができた356名の635歯（849根）について、治療成績に影響を与える因子の調査を行った。患者の年齢は28～82歳で平均54歳であった。267根は生活歯髄、306根は歯髄壊死で204根には根尖病変が存在していた。術前の根管充填歯は267根で94根には根尖病変が見られた。リコール時には疼痛、腫脹、圧痛、打診痛を記録し、これら以外にも動揺、外傷性咬合の有無、歯周ポケット、う蝕、修復の種類も調査された。

治療はすべてエンド専門医の指示のもと歯学部生が行った。ラバーダムは30％過酸化水素水と5％ヨードで消毒したうえで装着した。使用器具はKファイルとHファイルで、根管洗浄は0.5％次亜塩素酸ナトリウム溶液（以下NaOCl）を使用した。根管貼薬には水酸化カルシウムをおもに用い、いくつかの症例でヨウ化カリウムやフェノールカンファが用いられた。

根管充填前にチオグリコレート培地にて嫌気性菌の培養を行い根管充填に移った。根管充填はメインポイントをクロロホルムにて軟化させた側方加圧根管充填法にて行った。

【評価方法】

評価方法にはStrindbergの基準を採用し、2名の評価者により97％の合意率のもとエックス線写真を調査した。もしも両者の合意が得られなければ3人目の評価者により評価した。Cohenの数式を応用しFisherの正確確率検定とカイ二乗検定にて統計処理を行った（$P \leq 0.05$）。またPLR section of BMDPソフトウェアにより、ステップワイズロジスティック回帰分析も行った。

【おもな結果】

根管治療の成功率は、う蝕などで抜髄された場合は96％、歯髄壊死のみでは100％であった。歯髄壊死で根尖病変を有する症例の平均成功率は86％であった（表1-1-1）。しかし、根管充填材の到達位置がレントゲン的根尖から2mmまでのグループは94％、2mm以上アンダーは68％、そしてオーバーフィリングは76％の成功率であった。再根管治療歯で根管充填材の到達位置がレントゲン的根尖から2mmまでのグループでは67％、2mm以上アンダーは65％、オーバーフィリングは50％であった（図1-1-3、1-1-4）。

イニシャルトリートメントでは根管充填材の到達位置による有意差は見られたが、再根管治療では見られなかった。しかし再根管治療で根尖病変を有するグループにおいて、不適切な根管充填（31％）が行われた場合や根尖病変の大きさが5mm以上の場合（38％）、それらの成績は適切な充填（67％）やサイズが5mm以下の病変グループ（65％）に比べて有意に低下していた（表1-1-2、1-1-3）。

なお、年齢や性別、ポケット、う蝕、修復治療の種類による差は見られなかった。

この論文から言えること・わかること

根管治療では、根尖病変の有無が治癒に大きく影響すると考えられる。

表1-1-1 各歯種の治療結果と術前の歯髄と根尖部歯周組織の状態

歯種	術前状況							
	健全歯髄	う蝕による歯髄炎	歯髄壊死	根尖病変を有する歯髄壊死	既根充歯	根尖病変を有する既根充歯	不明	合計
上顎								
中切歯	2/2	5/6	9/9	12/13	2/2	6/7	1/1	37/40
側切歯	11/11	11/11	6/6	17/23	7/7	8/12	-	60/70
犬歯	7/7	8/8	1/1	16/18	10/10	8/9	1/1	51/54
小臼歯	9/9	35/39	13/13	26/30	50/52	13/25	2/2	148/170
大臼歯	19/19	24/24	23/23	14/18	26/26	2/13	2/2	110/125
下顎								
切歯	3/3	5/5	4/4	32/35	3/3	3/6	-	50/56
犬歯	4/5	16/16	5/5	14/15	4/5	1/1	2/2	46/49
小臼歯	8/10	33/33	15/15	27/31	35/36	10/12	1/1	129/138
大臼歯	6/6	51/53	26/26	18/21	32/32	7/9	-	140/147
合計	69/72 (96%)	188/195 (96%)	102/102	176/204 (86%)	169/173 (98%)	58/94 (62%)	9/9	771/849 (91%)

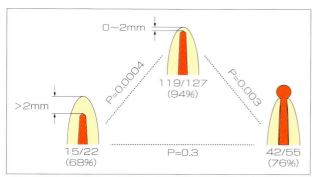

図1-1-3 歯髄壊死症例における充填材の位置の違いによる成功率（文献8より引用改変）。

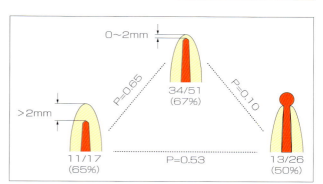

図1-1-4 再治療症例における充填材の位置の違いによる成功率（文献8より引用改変）。

表1-1-2 根尖部透過像を有する歯根で成功と判断された症例の根管充填の封鎖性の効果

	不適切な封鎖	適切な封鎖	Test of Difference
歯髄壊死症例	9/11 (82%)	167/193 (87%)	P=0.36
再治療症例	4/13 (31%)	54/81 (67%)	P=0.03

表1-1-3 成功症例における術前の根尖病変の大きさによる効果

	病変の大きさ		
	≦5mm	>5mm	Test of Difference
歯髄壊死症例	132/151 (87%)	44/53 (83%)	P=0.32
再治療症例	53/81 (65%)	5/13 (38%)	P=0.12

参考文献

1. Ng YL, Mann V, Rahbaran S, Lewsey J, Gulabivala K. Outcome of primary root canal treatment：systematic review of the literature － Part 2. Influence of clinical factors. Int Endod J 2008；41(1)：6-31.
2. Goldfein J, Speirs C, Finkelman M, Amato R. Rubber dam use during post placement influences the success of root canal-treated teeth. J Endod 2013；39(12)：1481-1484.
3. Lin PY, Huang SH, Chang HJ, Chi LY. The effect of rubber dam usage on the survival rate of teeth receiving initial root canal treatment：a nationwide population-based study. J Endod 2014；40(11)：1733-1737.
4. Ng YL, Mann V, Rahbaran S, Lewsey J, Gulabivala K. Outcome of primary root canal treatment：systematic review of the literature - part 1. Effects of study characteristics on probability of success. Int Endod J 2007；40(12)：921-939.
5. Friedman S, Abitbol S, Lawrence HP. Treatment outcome in endodontics：the Toronto Study. Phase 1：initial treatment. J Endod 2003；29(12)：787-793.
6. Strindberg LZ. The dependence of the results of pulp therapy on certain factors：an analytic study based on radiographic and clinical follow-up examinations. Acta Odont Scand 1956；14(Suppl)：1-175.
7. American Association of Endodontists 211 E. Chicago Ave., Suite 1100 Chicago, IL 60611-2691.
8. Sjögren U, Hagglund B, Sundqvist G, Wing K. Factors affecting the long-term results of endodontic treatment. J Endod 1990；16(10)：498-504.
9. Farzaneh M, Abitbol S, Lawrence HP, Friedman S；Toronto Study. Treatment outcome in endodontics-the Toronto Study. Phase II：initial treatment. J Endod 2004；30(5)：302-309.
10. Marquis VL, Dao T, Farzaneh M, Abitbol S, Friedman S. Treatment outcome in endodontics：the Toronto Study. Phase III：initial treatment. J Endod 2006；32(4)：299-306.
11. de Chevigny C, Dao TT, Basrani BR, Marquis V, Farzaneh M, Abitbol S, Friedman S. Treatment outcome in endodontics：the Toronto study － phase 4：initial treatment. J Endod 2008；34(3)：258-263.
12. Orstavik D, Kerekes K, Eriksen HM. The periapical index：a scoring system for radiographic assessment of apical periodontitis. Endod Dent Traumatol 1986；2(1)：20-34.7
13. Orstavik D, Farrants G, Wahl T, Kerekes K. Image analysis of endodontic radiographs：digital subtraction and quantitative densitometry. Endod Dent Traumatol 1990；6(1)：6-11.

Chapter 1　歯内療法の予後に関する迷信

歯内療法よりもインプラントのほうが成功率は高い

エビデンスで検討すると…

生存率では有意差はないが、
そもそもこれらを比較することはできない

　そもそも歯内療法とインプラント治療の成功率は比較できるものであろうか？　歯内療法でさえ、イニシャルトリートメントと再根管治療では治癒に影響を及ぼす因子が異なることから、その両者を比較することすら困難である。にも関わらずインプラント治療と比較するというのは、そもそも無理があるのではないだろうか？

成功の基準とは？

　歯内療法の成功に関する議論の歴史は、1956年に発表されたStrindbergの成功基準[1]から始まり、以降、多くの研究がその基準と照らし合わせて行われてきた。しかしこの基準は極めて厳格であったため、少しハードルを下げたデンタルエックス線写真のみでの評価法が検討されるようになり、やがていくつかの評価基準が生まれた。しかし、根管治療後10〜17年経過したもので好ましい結果が得られなくても、さらに10年経過観察を延長すると治癒傾向を示すLate Successを起こしている症例もあるというFristad et al(2004)[2]の報告があるように、外科的歯内療法も含めて想定外の結果が後々起こる可能性があることから、評価は難しいとされている。

　一方、インプラント治療の成功率は、1986年に発表されたAlbrektsson et al[3]の基準を少し改良したトロント会議(1998年)での基準が採用されている場合が多いようである。しかし、そもそもインプラントは多くのメーカーが取り扱っており、インプラント体やアバットメントの種類も豊富で統一基準を設定することが難しく、またインプラントに関するこれまでの報告は成功率というよりも生存率に近い内容で発表されていることから[*1]、成功率に置き換えると実際はもっと低くなると想定される。

　これらを検討すると、両者の成功率は単純に比較できないことが想像できるだろう。事実、Wennström et al(2005)[4]は、多くのインプラントの治療成績は緩慢な成功基準を使用しているために成功率が高くなっているが、歯内療法は厳しい基準で評価しているので予想よりも低い結果であるかもしれないと述べているし、Zitzmann et al(2009)[5]は、根管治療歯とインプラントの長期の生存率や成功率は簡単に比較できるものではなく、包括的治療の意思決定において治療計画や個々のケース評価などの複数の要因が関与していると報告している。

*1　Salinas TJ & Eckert SE(2007)[6]は「多くのインプラント治療の結果は成功の基準で評価をしていない」と述べている。

成功率は批判的吟味のうえで比較すべき

　両者の成功率を比較する際は、十分な批判的吟味が求められる。まず注目すべきは、「その治療は誰が行ったのか」である。歯内療法の研究では、多くの場合、学生が治療を行う。一方、インプラント治療の研究では専門医が治療を行い、学生が行うことはない。Torabinejad et al(2007)[7]は13,047論文から基準に合う147論文を評価したところ、インプラント治療はすべて専門医が行い、補綴治療は専門医が35%、GPと学生が29%で、歯内療法では専門医29%、GPと学生が63%であったと報告している。

　また、評価者の違いも確認しておきたい項目である。Moradi et al(2006)[8,9]は、インプラントに関する研究では13%しか術者と評価者が異なっていなかったが、歯内療法に関する研究の88%で術者と評価者が異なっているとした。

症例1-2-1 インプラント治療後1年でインプラント周囲炎に罹患した症例

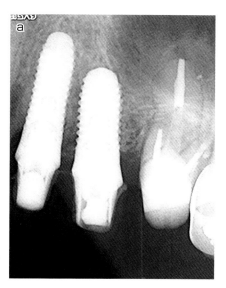
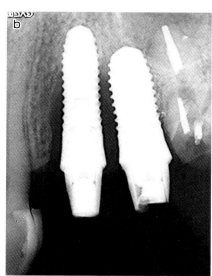

症例1-2-1a かかりつけ医院でインプラント処置を受ける。
症例1-2-1b 1年後2本ともインプラント周囲炎に罹患している。

　さらにこの報告では、インプラント治療では特定のブランドの報告が好まれていると述べ、これらの多くは先入観というバイアスがかかっていると報告している。

インプラント治療と歯内療法の問題点をどう考えるか

　歯内療法後、特に臼歯では破折予防のために歯冠修復を行うが、この優劣が今後の予後に影響する。インプラント治療ではコロナルリーケージが起こっても根尖病変が起こることはなく、この点に関しては有利である。しかし、リーケージが起こっているということはスクリューのどこかに緩みが生じており、補綴物やスクリュー、そしてインプラント体そのものの破折につながることから、インプラントにおいても歯冠修復の優劣は無視できないだろう。なお、破折は歯内療法にとっても致命傷になるが、歯根膜の存在はインプラントに対し大きなアドバンテージである。

　インプラントでは、歯内療法にはない問題点がいくつかある。たとえば近年、インプラント周囲粘膜炎やインプラント周囲炎が問題となっているが（症例1-2-1）、対症療法はいろいろ報告されているものの、どれも原因除去療法ではなく、現在のところ有効な手立てはないようである。また術後最初の1年間で約1mmの骨喪失が起こり、その後も年次的に0.1mmずつ減少する。

　さらに、両者の費用にも大きな差が生じている。やはりインプラント補綴のほうが、総じて高い傾向にある。

　治療法の意思決定においては、成功率の単純な比較だけではなく、これらの問題を包括的に検討することが大事であろう。

要Check論文

単独植立インプラントと根管治療の術後の治療介入の違い

Doyle SL, Hodges JS, Pesun IJ, Law AS, Bowles WR. Retrospective cross sectional comparison of initial nonsurgical endodontic treatment and single-tooth implants. J Endod 2006;32(9):822-827.（文献 10）

【研究の目的】
単独植立されたインプラント修復治療と、イニシャルトリートメントでの歯内療法後の修復処置に関して、後ろ向きに比較検討を行う。

【研究デザイン】
後ろ向きコホート研究

【材料および方法】
1993年1月1日〜2002年12月31日までミネソタ大学で治療を受けた18歳以上の患者のなかから、単独植立インプラント治療群196本と、根管治療歯群196本を比較検討した。

インプラント治療群は外科処置を口腔外科と歯周病科のレジデントが行った。治療法として2回法を選択したが、1回法や即時埋入も含まれた。補綴修復処置は補綴科のレジデントが行った。選択されたインプラントは少なくとも片側隣在歯は天然歯であることが条件であり、補綴終了後1年でリコールを開始した。

根管治療歯群は歯学部生や歯内療法科のレジデントが処置を行い、根管充填後に機能回復を開始した。こちらも少なくとも片側隣在歯は天然歯であることが条件とし、リコールは根管治療終了後1年から開始した。

【評価方法】
インプラント治療群における「成功」は、インプラント体周囲のエックス線透過像や動揺がないこととした。「生存」は治療介入や付加的治療の存在と定義し、「失敗」はインプラント体がすでに撤去されているか、その予定の場合とした。

根管治療歯群ではPAIスコアを用い、「成功」は根尖病変がなく臨床症状がない場合とした。「生存」はPAI≦3で治療介入後に治癒傾向の場合とし、「失敗」は抜歯または抜歯予定を含むものとした。

これら2群は、G1：上顎前歯群、G2：下顎前歯群、G3：上顎大臼歯群、G4：下顎大臼歯群の4つに分けられた。なおG2は、条件が適応しなかったため削除された。

【おもな結果】
おもな結果は**表1-2-1**に、また両群の生存率は**図1-2-1**に示したとおりである。インプラント治療群は根管治療歯群よりも早期に生存率が下がり始めるが、8年目くらいから交互に変動していた。

また、
- 処置部位に関しては結果に影響を与えない
- 最終補綴物が装着されるまでの時間は、インプラントのほうが長くかかっている

ことがわかった。

この論文から言えること・わかること

インプラント治療群と根管治療歯群の成績はほとんど変わらなかった。しかしリコール中の治療介入に関しては、インプラント治療群のほうが多く、通常の歯冠修復とは異なり、補綴修復の複雑性が窺える。

表1-2-1 インプラントと根管治療の成功から失敗までの各結果

結果	グループ	
	根管治療	インプラント
成功	82.1%	73.5%
生存	8.2%	2.6%
治療介入後の生存	3.6%	17.9%
失敗	6.1%	6.1%
	合計196本	合計196本

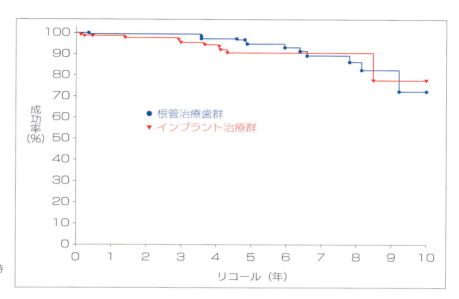

図1-2-1 根管治療とインプラントの継時的な成功率の変化。

参考文献

1. Strindberg LZ. The dependence of the results of pulp therapy on certain factors : an analytic study based on radiographic andclinical follow-up examinations. Acta Odont Scand 1956 ; 14(Suppl) : 1 - 175.
2. Fristad I, Molven O, Halse A. Nonsurgically retreated root filled teeth-radiographic findings after 20-27 years. Int Endod J 2004 ; 37(1) : 12 - 18.
3. Albrektsson T, Zarb G, Worthington P, Eriksson AR. The long-term efficacy of currently used dental implants : a review and proposed criteria of success. Int J Oral Maxillofac Implants 1986 ; 1(1) : 11 - 25.
4. Wennström JL, Ekestubbe A, Gröndahl K, Karlsson S, Lindhe J. Implant-supported single-tooth restorations : a 5-year prospective study. J Clin Periodontol 2005 ; 32(6) : 567 - 574.
5. Zitzmann NU, Krastl G, Hecker H, Walter C, Weiger R. Endodontics or implants? A review of decisive criteria and guidelines for single tooth restorations and full arch reconstructions. Int Endod J 2009 ; 42(9) : 757 - 774.
6. Salinas TJ, Eckert SE. In patients requiring single-tooth replacement, what are the outcomes of implant- as compared to tooth-supported restorations? Int J Oral Maxillofac Implants 2007 ; 22 Suppl : 71 - 95.
7. Torabinejad M, Anderson P, Bader J, Brown LJ, Chen LH, Goodacre CJ, Kattadiyil MT, Kutsenko D, Lozada J, Patel R, Petersen F, Puterman I, White SN. Outcomes of root canal treatment and restoration, implant-supported single crowns, fixed partial dentures, and extraction without replacement : a systematic review. J Prosthet Dent 2007 ; 98(4) : 285 - 311.
8. Moradi DR, Moy PK, Chiappelli F. Evidence-based research in alternative protocols to dental implantology : a closer look at publication bias. J Calif Dent Assoc 2006 ; 34(11) : 877 - 886.
9. Moradi DR, Moy PK, Chiappelli F. Evidence-based research in alternative protocols to dental implantology : a closer look at publication bias. J Calif Dent Assoc 2006 ; 34(11) : 877 - 886.
10. Doyle SL, Hodges JS, Pesun IJ, Law AS, Bowles WR. Retrospective cross sectional comparison of initial nonsurgical endodontic treatment and single-tooth implants. J Endod 2006 ; 32(9) : 822 - 827.

Chapter 1 歯内療法の予後に関する迷信

 根管充填の質は治療失敗との因果関係がある

エビデンスで検討すると…

 失敗の原因は細菌感染である

根管充填の質とは何か

根管充填の質の評価ポイントとして、
- 根管充填材の到達位置
- 充填材の気泡の有無
- シーラーの根尖孔外への溢出

が挙げられる。到達位置に関しては、「根管充填材がレントゲン的根尖からどれくらい離れているのか」または「オーバーフィリングになっているのか」を、充填材の気泡に関しては「エックス線写真で確認できるか否か」を、シーラーの溢出に関しても「エックス線写真で根尖から溢れ出ているのか否か」を観察する。

しかし、根管充填材の到達位置はデンタルエックス線写真でわかるが、どのような充填方法かについては一切鑑別不可能である。気泡に関しては、エックス線写真の検出限界を超えていればまず発見はできない。シーラーの溢出に関しても、シーラーのみか、ガッタパーチャーも一緒かの判断は、非常に困難である。

とはいえ、エックス線写真上での根管充填材の到達位置の確認は重要である。Bergenholtz et al（1973）[1]は、レントゲン的根尖から約2mm離れているほうが病変の罹患率は少なく、オーバーフィリングがもっとも成績が悪かったと報告している。なお、レントゲン的根尖からの飛び出しには、緊密な状態で飛び出しているオーバーフィリングと、隙間があるオーバーエクステンションがあることを理解しておきたい（図1-3-1および症例1-3-1、1-3-2）。

根管充填の質は低くても治癒する

根尖病変は、根管充填を行わなくても治癒する可能性はある。しかしSabeti et al（2006）[2]は、根管内に残存した細菌の増殖に関して、空間と栄養を減少させるためにも根管充填は必要であると報告している。また、根管充填の質が低くても治療する場合があり、根管充填の質のみを追い求めても意味がない。Sjögren et al（1990）[3]は、根尖部に気泡などの空間が存在すると不適切な根管充填となり、特に再根管治療では適切に根管充填された症例と比較して治癒に有意差が見られたと報告している。しかし、それでも31％の治癒が得られているため、根管充填の質が低いと治癒しないというわけではない。

ここで、気泡が生じる原因について整理しておこう。側方加圧根管充填法ではスプレッダートラックがその原因となるが、垂直加圧根管充填法では方法によってやや異なる。筆者らが行っているContinuous Wave Condensation Techniqueではアピカルプラグ形成時やダウンパックとバックパックとの間に気泡が生じたり、バックパックで一気に根管口部まで充填した場合に生じたりする。

根管充填の質は、失敗と関係があるとは断言できない

根管充填の質と治療成績の因果関係は、術前の根管充填状況に関してはde Chevigny et al（2008）[4]のトロントスタディで示されているように影響があると思われるが、術後の状態が反映するかというと、これは判断がつきにくい。つまり、エックス線写真での評価では同じでも、根管充填の方法によりそのプロセスなどの内容が異なることから、断言できないのである。多くの研究から証明されているのは、「オーバーフィリングは予後に影響する」というだけであることを認識しておきたい。

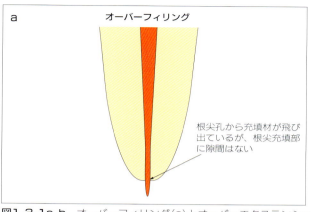
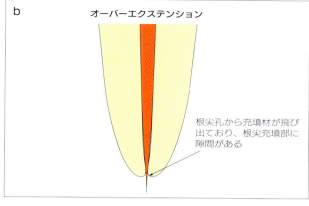

図1-3-1a,b　オーバーフィリング(a)とオーバーエクステンション(b)。

症例 1-3-1　オーバーフィリング症例

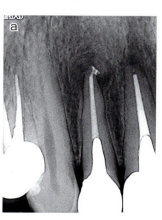
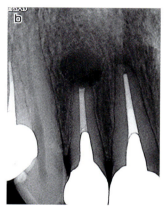
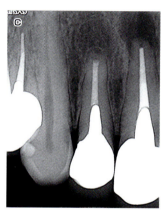

症例1-3-1a　緊密に充填されているが、根尖部から病変に充填材が飛び出ている。2年前に歯冠修復物を装着したため外科的歯内療法を選択した。
症例1-3-1b　歯根端切除後の状態。
症例1-3-1c　予後6か月の状態。治癒が進んでいる。

症例 1-3-2　オーバーエクステンション症例

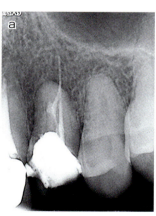
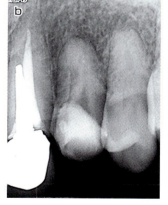
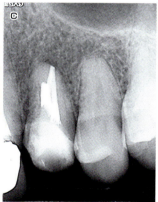

症例1-3-2a　術前の状態。根尖からガッタパーチャーがかなり飛び出している。
症例1-3-2b　ガッタパーチャー除去後の状態。
症例1-3-2c　根尖を破壊せずに根管充填ができた。

　たとえば側枝などが充填できていても、それが治癒に導くとは限らない。われわれ臨床家が行わなければならないことは、主根管をできる限りきれいにし、可能な限り緊密に充填することである。Ricucci et al (2010)[5]は、側枝を充填することばかり考えるよりも、より高レベルの根管消毒を考えるべきであると述べている。また、Sjögren et al (1990)[3]が報告しているように、根管充填にあまり大きく関係することなく、根尖病変の有無などの根尖部周囲組織の状態によって治癒は左右される。すなわち残存している細菌により、治療後の予後は影響を受けるのである。

要Check論文

根管治療失敗の病因論：問題なく治療された歯がなぜ失敗するのか

Siqueira JF Jr. Aetiology of root canal treatment failure: why well-treated teeth can fail. Int Endod J 2001;34(1):1-10.（文献6）

【研究の目的】
典型的にうまく治療された症例での失敗の原因を、これまでの研究から考察する。

【研究デザイン】
レビュー論文

【材料および方法】
本論文が掲載されるまでの期間に発表された研究をレビューし、各原因に関して考察を行った。

【おもな結果】
1. 細菌的要因
＜根管内細菌＞

Kakehashi et al(1965)[7]はラットを用いて根尖性歯周炎の原因は細菌であることを突き止め、その後多くの研究者からこの点を支持する論文が発表された。Lin et al(1991)[8]やSiqueira et al(1997)[9]により、根管治療がうまく行えても、除去しにくい細菌が根管形成や根管洗浄が行き届かないところに生息していると報告されている。また Nair et al(1990)[10]は、エックス線写真でうまく治療されているようでも、手つかずのところには細菌が生息しているかもしれないと論じている。つまり、イスムスやフィン、根尖孔付近そして象牙細管には細菌が残存している可能性が高い。失敗した症例では混合感染が多く報告され、Sundqvist et al(1998)[11]は感染根管の38％でグラム陽性通性嫌気性菌である E. faecalis が検出され、この細菌は水酸化カルシウムに対して耐性をもち、初期の感染よりも二次的な単独での感染でよく見られると述べている。また Waltimo et al(1999)[12]は、真菌もこれら貼薬剤に対して耐性をもつとも述べている。

＜根尖孔外感染＞

1990年頃、Tronstad et al(1987)[13]は、治療した歯や治療を施していない歯でも根尖孔外感染を起こしているかもしれないと報告し、生体の免疫機構から逃れて細菌が根尖孔から出たところで生息できる可能性を示唆した。Actinomyces や Propionibacterium という細菌群は菌体外マトリックスで覆われているバイオフィルムの状態で生存している。しかし Siqueira & Lopes(1998)[14]はこれらの頻度は低いと報告している。よってこれらの感染は臨床的に診断することは困難かつ不可能であり、根管内からの貼薬剤は細胞毒性があり抗菌作用を中和させている。

2. 細菌が関連する特殊環境
＜オーバーフィリング＞

Strindberg(1956)[15]は、オーバーフィリングでは成功率が低下すると述べており、根管充填材の毒性を考えなければならない。しかし、根管充填に関する大多数の材料は生体親和性があり、初期の硬化時に毒性を示す程度であると Barbosa et al(1993)[16]など多くの研究者が報告している。明白な点は、根尖孔を超えて多量のオーバーフィリングを起こすと、術後の疼痛のような偶発症を招くので慎むべきであり、オーバーフィリングは根管内感染や根尖孔外感染の原因になりうる。また根尖病変や継続的な根尖部の感染が発症している状況では、オーバーインスツルメンテーションを起こすと感染象牙質やデブリスを根尖孔外に押し出し、細菌は生体の防御機構から逃れて生存できる。

＜歯冠側の封鎖＞

コロナルリーケージは、根管治療の失敗のなかでも重要な要因である。根管治療された歯の口腔内からの感染では、暫間および永久修復物の崩壊、歯根破折、う蝕の再発、永久修復処置の遅延が挙げられる。根管充填の方法や材料に関して、短期間の細菌感染の関連を示した報告はある。しかし、歯冠側からの封鎖が破壊されると側枝や根尖孔から細菌が到達し、治療成績に影響を及ぼす。

3. 非細菌的要因

根管治療の失敗症例の多くは細菌が関与しているが、これ以外に少なからず細菌以外の原因が関与している場合がある。これらは根尖病変内の異物反応に起因している。多くのコレステロール結晶は嚢胞様上皮層に見られ、これらは赤血球やリンパ球、形質細胞やマクロファージを含みながら融合している生体細胞から沈

症例1-3-3 　根尖病変を有する歯髄壊死症例で通常の根管治療で治癒しなかった症例

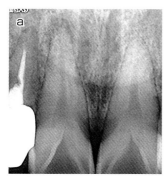
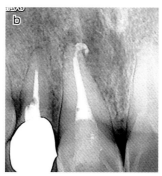
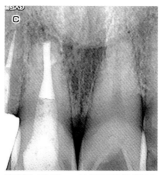
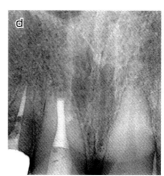

症例1-3-3a　術前。　　症例1-3-3b　術後。　　症例1-3-3c　外科処置後（近心の側枝を処置）。　　症例1-3-3d　術後6か月（治癒している）。

殿、堆積したと考えられている。歯根嚢胞にはTrue CystとPocket Cystがあり、True Cystは根管治療で治癒しないと言われているが、現在では嚢胞の原因が上皮の増殖であれば通常の根管治療に反応する可能性はあると考えられており、Pocket Cystのほうが感染リスクは高い。またガッタパーチャーの雲母の汚染、ペーパーポイントや綿栓に含まれるセルロースは異物反応を引き起こし、根尖病変の原因となる。

4. 失敗した場合の治療

　感染の予防とコントロールは再治療を成功に導くキーとなる。それらは厳密な無菌処置、完全な化学的根管洗浄と形成、根管貼薬、適切な根管充填、確実な仮封、そして永久修復処置をできる限り早期に行うことである。外科的歯内療法の適応は、再治療ができない場合や再治療の失敗、そして非外科的再治療の予後が思わしくない場合などが挙げられる（**症例1-3-3**）。

この論文から言えること・わかること

根管治療の失敗は根管充填の質だけで判断はできない。失敗の原因の多くは細菌感染である。

参考文献

1. Bergenholtz G, Malmcrona E, Milthon R. Endodontic treatment and periapical state. I. Radiographic study of frequency of endodontically treated teeth and frequency of periapical lesions. Tandlakartidningen 1973 ; 65(2) : 64 - 73.
2. Sabeti MA, Nekofar M, Motahhary P, Ghandi M, Simon JH. Healing of apical periodontitis after endodontic treatment with and without obturation in dogs. J Endod 2006 ; 32(7) : 628 - 633.
3. Sjögren U, Hagglund B, Sundqvist G, Wing K. Factors affecting the long-term results of endodontic treatment. J Endod 1990 ; 16(10) : 498 - 504.
4. de Chevigny C, Dao TT, Basrani BR, Marquis V, Farzaneh M, Abitbol S, Friedman S. Treatment outcome in endodontics : the Toronto study--phase 4 : initial treatment. J Endod 2008 ; 34(3) : 258 - 263.
5. Ricucci D, Siqueira JF Jr. Fate of the tissue in lateral canals and apical ramifications in response to pathologic conditions and treatment procedures. J Endod 2010 ; 36(1) : 1 - 15.
6. Siqueira JF Jr. Aetiology of root canal treatment failure : why well-treated teeth can fail. Int Endod J 2001 ; 34(1) : 1 - 10.
7. Kakehashi S, Stanley HR, Fitzgerald RJ. The effects of surgical exposures of dental pulps in germ-free and conventional laboratory rats. Oral Surg Oral Med Oral Pathol 1965 ; 20 : 340 - 349.
8. Lin LM, Pascon EA, Skribner J, Gängler P, Langeland K. Clinical, radiographic, and histologic study of endodontic treatment failures. Oral Surg Oral Med Oral Pathol. 1991 ; 71(5) : 603 - 611.
9. Siqueira JF Jr, Venturim K. Infecção periapical : como provável causa de insucesso endodôntico. RGO 1997 ; 45(3) : 152 - 154.
10. Nair PN, Sjögren U, Krey G, Sundqvist G. Therapy-resistant foreign body giant cell granuloma at the periapex of a root-filled human tooth. J Endod 1990 ; 16(12) : 589 - 595.
11. Sundqvist G, Figdor D, Persson S, Sjögren U. Microbiologic analysis of teeth with failed endodontic treatment and the outcome of conservative re-treatment. Oral Surg Oral Med Oral Pathol Oral Radiol Endod 1998 ; 85(1) : 86 - 93.
12. Waltimo TM, Orstavik D, Sirén EK, Haapasalo MP. In vitro susceptibility of Candida albicans to four disinfectants and their combinations. Int Endod J 1999 ; 32(6) : 421 - 429.
13. Tronstad L, Barnett F, Riso K, Slots J. Extraradicular endodontic infections. Endod Dent Traumatol 1987 ; 3(2) : 86 - 90.
14. Siqueira JF Jr, Lopes HP. Biofilme perirradicular : estrutura, implicação no insucesso endodôntico e estratégias de tratamento. Rev paul odontol 1998 ; 20(6) : 4 - 8.
15. Strindberg L. The dependence of the results of pulp therapy on certain factors. Acta Odontol Scand 1956 ; 14(Suppl. 21) : 1 - 175.
16. Barbosa SV, Araki K, Spångberg LS. Cytotoxicity of some modified root canal sealers and their leachable components. Oral Surg Oral Med Oral Pathol 1993 ; 75(3) : 357 - 361.
17. Nair PNR. Pathology of apical periodontitis. In : Ørstavik D, Pitt Ford T (eds). Essential Endodontology. Oxford : Blackwell Science Ltd, 1998 : 68 - 105.

Chapter 1 歯内療法の予後に関する迷信 ❹

迷 マイクロスコープを使用すると、歯内療法の成功率はかなり向上する

エビデンスで検討すると…

真 外科的歯内療法では向上するが、非外科的再治療では現在のところまだわからない(しかし、可能性はある)

マイクロスコープは外科的歯内療法の成功率を上げる

近年、マイクロスコープの普及[*1]に伴い、さまざまな迷信を聞くようになった。

- マイクロスコープを使用すると成功率が上がり、予後がよい
- これからの根管治療には、マイクロスコープが必須である

このようなうたい文句が、まさにそれである。これらは本当なのであろうか?

マイクロスコープを使用すると、根管治療の精度は向上するが、成功率が向上するとは限らない。Sjögren et al(1990)[1]は、イニシャルトリートメントではこれまでマイクロスコープを使用しなくても90%以上の成功率を報告している。つまり、歯冠側からの根管治療(Orthograde Treatment)では無菌的治療を実践することで、以前からこれだけの成功率を達成しているのである。つまり、メーカーの言いなりや受け売りは危険といえよう。

しかし、Tsesis et al(2009)[2]やSetzer et al(2010)[3]は、マイクロスコープを用いた外科的歯内療法の成功率は従来型の外科的歯内療法に比べて成績がよいと述べており、またその差も大きかったことから、われわれ臨床家が外科的歯内療法にマイクロスコープを応用することは意義があると考えられる。

[*1] とはいえ現在でも普及率は10%にも満たない。

裸眼 VS 拡大鏡 VS マイクロスコープ

一般的に、現在でも多くの臨床家は裸眼で治療を行うことが多いと思われるが、実際にどれくらい見えているのだろうか?

裸眼では、特に石灰化している根管口や、イスムスやフィンの取り残し、小さなパーフォレーション、再治療でのガッタパーチャーの取り残しなどは、おそらく見えないであろう。

上顎大臼歯におけるMB2の発見率を報告した研究によると、Baldassari-Cruz et al(2002)[4]は裸眼でのMB2発見率は51%であったのに対し、マイクロスコープを使用すると82%であったと報告した。拡大鏡(図1-4-1)とマイクロスコープ(図1-4-2)の使用を比較したSchwarze et al(2002)[5]の研究では、拡大鏡でのMB2発見率は41.3%であるのに対し、マイクロスコープの使用では93.7%とかなり差を有していたと報告している。一方Burhley et al(2002)[6]は、拡大鏡とマイクロスコープではMB2発見率に差はなく、どちらも効果的であると報告し、拡大しないと18.2%の根管しか確認することができなかったとも述べている。またStropko(1990)[7]やKulild & Peters(1990)[8]も、マイクロスコープの使用による上顎大臼歯のMB2の発見率は90%以上であると報告している。

その他、de Carvalho & Zuolo(2000)[9]は、マイクロスコープの使用は拡大と照明により根管の探索を容易にし、象牙質と髄床底の色調の変化にも有効であると述べた。またGördysus et al(2001)[10]は、マイクロスコープの使用は根管へのネゴシエーションを容易にすると結論づけているなど、裸眼よりもマイクロスコープ使用のメリットが多数示されている。

マイクロスコープとエンドスコープの臨床的な差

歯科用マイクロスコープとエンドスコープに内蔵されているファイバースコープは、どちらも観察に関し

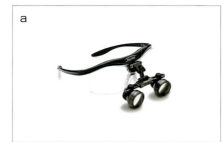
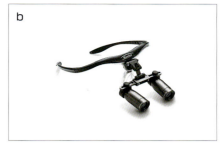

図1-4-1a,b 拡大鏡。
a：ガリレアンタイプ。
b：パノラミックタイプ。

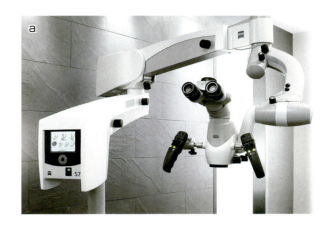
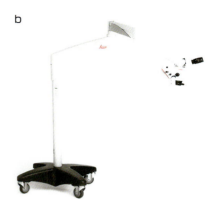
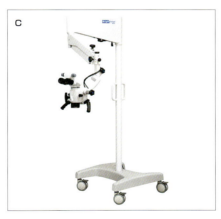
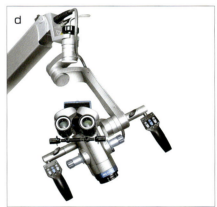

図1-4-2a〜d マイクロスコープ。
a：プロエルゴ（カールツァイス製／白水貿易、ジーシー）。
b：ライカ M320（モリタ）。
c：ブライトビジョン（ペントロンジャパン）。
d：アレグラ330（ヨシダ）。

ては非常に有効的な機器である。臨床的に、両者に差はあるのだろうか？

マイクロスコープは多くの場合でミラーテクニックを使用するが、エンドスコープはファイバースコープに照明とカメラが内蔵されており、直接そのカメラで観察できることがマイクロスコープに対してすぐれている点である。しかし、マイクロスコープではミラーで観察しながらの器具操作が可能だが、エンドスコープは現在のところ観察がおもな目的であり、実際の器具操作には限界がある[*2]。

von Arx et al（2010）[11]は、エンドスコープはマイクロスコープよりも象牙質クラックを検出するが、それとともに偽陽性もマイクロスコープより高くなるので注意が必要であると述べている。また Bahcall et al（2002）[12]によると、エンドスコープは根管内探索時に NaOCl が存在すると反射して観察の障害となり、出血や浸出液があると適切な観察はできないと述べている。

これらを総合的に判断すると、今のところマイクロスコープのほうが臨床には向いていると考えられる。

＊2 小さな円柱の空間の中に照明とカメラ、洗浄器具と電気メスなどの治療機器を搭載させるとかなりの大きさになり、前歯では可能かもしれないが、大臼歯ではほとんど操作は不可能になる。

要Check論文

トロントスタディ：再治療においてマイクロスコープの使用は成功率を上げられるのか？

de Chevigny C, Dao TT, Basrani BR, Marquis V, Farzaneh M, Abitbol S, Friedman S. Treatment outcome in endodontics: the Toronto study--phases 3 and 4: orthograde retreatment. J Endod 2008;34(2):131-137. （文献 13）

【研究の目的】

トロントスタディにおいて、再治療後4～6年の予後の評価と治療成績に影響を与える因子との関係を根管内から調査した。

【研究デザイン】

後ろ向きコホート研究（臨床研究）

【材料および方法】

1998～2001年までにカナダ・トロント大学歯内療法学科に紹介された383人の再治療された477歯を調査した（**表1-4-1**）。うち124歯分の患者とは連絡が取れず、209歯分の患者はリコールを中断したり応じなかったため、144歯が残った。しかし18歯はすでに抜歯されており（補綴的な理由：9歯、重度歯周病：6歯、詳細不明：3歯）、最終的には126歯が本研究の対象となった（リコール率は41％。うち4本は破折のため除外された）。

治療は歯内療法科大学院生がすべてマイクロスコープ下にて行った。前回までの治療（Phase 1、2）と今回での治療（Phase 3、4）の違いは、Ni-Ti（ニッケルチタン）製ロータリーファイルとマイクロスコープの使用であり、治療技術では
① 作業長の決定にレントゲン的根尖ではなく電気根管長測定器による根尖を重要視した
② Ni-Ti製ロータリーファイルの使用
③ 複根管では順番に治療するのではなく同時に治療を行った

という3点である。

ポスト除去には超音波チップを使用し、必要に応じてGonon Post ExtractorやRuddle Post Removal Systemを応用した。ガッタパーチャー除去には手用ファイルとNi-Ti製ロータリーファイルを用いて、クロロホルムを使用する場合と使用しない場合があった。シルバーポイントや破折ファイルの除去はバイパス形成を行い、可能であれば超音波チップやMasserann System、the Instrument Removal Systemを使用した。

前回までの研究ではパーフォレーションに対して改良型レジングラスアイオノマーセメントを使用していたが、今回の研究ではMTAセメントを使用した。手用ファイルとNi-Ti製ロータリーファイルを用いてクラウンダウン形成を行い、根管洗浄には2.5％ NaOClを使用し、時折2％クロルヘキシジンを使用した。スメアー除去には17％エチレンジアミン四酢酸（以下EDTA）を使用し、治療は1回以上で水酸化カルシウムをレンツロにて貼薬した。

根管充填にはフィンガースプレッダーを用いた側方加圧根管充填法、Touch'n HeatやSystem BとObtura2を用いた垂直加圧根管充填、Ketac-Endoを用いたシングルポイント法、根尖部のみにインジェクタブルガッタパーチャーで充填を行う方法を採用した。根管充填後は、紹介元や学生に修復処置を依頼した。

【評価方法】

術前に患歯の状態をデータ化して管理し、術後と比較検討した。術後4～6年でリコールを行い、2名の大学院生が評価した。評価基準はPAIを用い、Cohen Kappa係数にてデータの再現性を評価した。PAI≦2で臨床症状がない場合を治癒（Healed）とし、PAI≧3で臨床症状がある場合を失敗（Diseased）とした。

結果はフィッシャー正確確率検定にて統計処理を行い、治癒に影響する因子はロジスティック回帰モデルにて分析した（SPSS15.0ソフトウェアを5％信頼区間にて使用）。

【おもな結果】

今回の研究では83％（104歯／122歯）が治癒（Healed）、17％（22歯／122歯）が失敗（Diseased）となった。前回と今回の結果を合わせると、82％（187歯／229歯）が治癒、18％（42歯／229歯）が失敗（Diseased）となった。

統計学的に有意差が生じたのは、術前の根管充填の状態、パーフォレーション、治療回数であった。多変量解析では、術前根管充填の状態、根尖病変の有無、パーフォレーションに有意差が見られた（**表1-4-2、1-4-3**）。多変量分散分析では、治療回数と術前根管充填の質に有意差が見られた（**表1-4-4、1-4-5**）。

表1-4-1 Phase3、4とPhase1〜4の術前、術中、術後の変数因子一覧

変数因子	Phases 3、4 起始コホート %（n=477）	Phases 3、4 研究対象 %（n=126）	Pooled Phases 1〜4 起始コホート %（n=1,008）	Pooled Phases 1〜4 研究対象 %（n=229）
術前の調査				
年齢				
45歳以下	50	37	56	35
46歳以上	50	63	44	65
性別				
男性	39	32	40	34
女性	61	68	60	66
歯種				
前歯	27	28	29	27
臼歯	73	72	71	73
上下顎				
上顎	55	53	59	57
下顎	45	47	41	43
歯根数				
単根	42	48	43	45
2根以上	58	52	57	55
臨床症状				
なし	62	69	56	62
あり	38	31	44	38
レントゲン透過像				
なし	29	35	29	33
<2mm	17	20	19	18
2〜5mm	33	28	32	32
>5mm	21	17	20	17
歯周疾患				
なし	94	94	94	94
あり	6	6	6	6
根管充填密度の状態				
良好	32	33	29	27
不良	47	48	48	47
未充填	21	19	23	26
根管充填材の到達位置				
適切	37	42	35	37
短い	55	51	57	56
長い	8	7	8	7
根管充填材料				
ガッタパーチャー	72	73	72	71
その他	28	27	28	29
穿孔				
なし	94	96	93	92
あり	6	4	7	8
術後観察期間				
≧1年	92	92	89	87
<1年	8	8	11	13
術前の外科処置の有無				
なし	98	98	97	96
あり	2	2	3	4
術中の調査				
治療回数				
1回	21	24	17	21
≧2回	79	76	83	79
根管充填方法				
側方加圧根管充填	36	33	43	40
垂直加圧根管充填	62	66	55	57
その他	2	1	2	3
根管充填材の到達位置				
適切	77	73	76	75
短い	10	10	12	11
長い	13	17	12	14
根管充填での気泡の有無				
なし	93	94	89	87
あり	7	6	11	13
シーラーの押し出し				
なし	51	53	50	52
あり	49	47	50	48
偶発症				
なし	86	89	85	86
あり	14	11	15	14
術中暫間充填材				
暫間充填	56	52	60	56
永久的充填	44	48	40	44
術後の調査				
術後疼痛の有無				
なし		91		92
あり		9		8
レントゲン透過像				
なし		84		83
あり		16		17
破折				
なし		97		97
あり		3		3
予後観察時の修復状況				
暫間充填		11		11
最終修復充填		29		26
歯冠修復処置		60		63
ポストの有無				
なし		65		56
あり		35		44

術前のパーフォレーションは7%（16歯／229歯）で、14歯には病変が見られ、4歯はMTAにて3歯はレジン改良型グラスアイオノマーセメントで修復された。

表1-4-2 Phase1〜4までの通常の再治療後4〜6年における関連因子の関係

関連因子	n	治癒率(%n)	P値
術前			
レントゲン透過像			
なし	74	93	.012
あり	147	80	
根管充填の質			
適切	35	66	.001
不適切	186	88	
穿孔			
なし	205	87	.005
あり	16	56	
治療中			
治療回数			
1回	46	96	.020
≧2回	175	82	

表1-4-3 Phase1〜4までの通常の再治療後4〜6年における結果

指標	病態のオッズ比 95%信頼区間	P値
術前		
レントゲン透過像 (0：なし、1：あり)	3.33 1.19〜9.36	.022
根管充填の質 (0：不適切、1：適切)	4.18 1.72〜10.12	.002
穿孔 (0：なし、1：あり)	4.01 1.28〜12.62	.017

表1-4-4 Phase1〜4までの術前に根尖病変が存在していた症例の再治療後4〜6年における関連因子の関係

関連因子	n	治癒率(%n)	P値
術前			
根管充填の質			
適切	22	50	<.001
不適切	125	86	
穿孔			
なし	133	84	.007
あり	14	50	
治療中			
治療回数			
1回	21	100	.014
≧2回	126	77	

表1-4-5 Phase1〜4までの術前に根尖病変が存在していた症例の再治療後4〜6年における結果

指標	病態のオッズ比 95%信頼区間	P値
術前		
根管充填の質 (0：不適切、1：適切)	7.68 2.36〜26.89	<.001
治療中		
治療回数 (0：1回、1：複数回)	12.08 1.84〜infinity	.005

この論文から言えること・わかること

マイクロスコープの使用により、若干の成功率の増加につながっているかもしれない。また、治療では術前に根尖病変やパーフォレーションがなく、根管充填の不適切な充填の場合は、その使用により良い結果を導いた。

参考文献

1. Sjögren U, Hagglund B, Sundqvist G, Wing K. Factors affecting the long-term results of endodontic treatment. J Endod 1990；16(10)：498-504.
2. Tsesis I, Faivishevsky V, Kfir A, Rosen E. Outcome of surgical endodontic treatment performed by a modern technique：a meta-analysis of literature. J Endod 2009；35(11)：1505-1511.
3. Setzer FC, Shah SB, Kohli MR, Karabucak B, Kim S. Outcome of endodontic surgery：a meta-analysis of the literature − part 1：Comparison of traditional root-end surgery and endodontic microsurgery. J Endod 2010；36(11)：1757-1765.
4. Baldassari-Cruz LA, Lilly JP, Rivera EM. The influence of dental operating microscope in locating the mesiolingual canal orifice. Oral Surg Oral Med Oral Pathol Oral Radiol Endod 2002；93(2)：190-194.
5. Schwarze T, Baethge C, Stecher T, Geurtsen W. Identification of second canals in the mesiobuccal root of maxillary first and second molars using magnifying loupes or an operating microscope. Aust Endod J 2002；28(2)：57-60.
6. Buhrley LJ, Barrows MJ, BeGole EA, Wenckus CS. Effect of magnification on locating the MB2 canal in maxillary molars. J Endod 2002；28(4)：324-327.
7. Stropko JJ. Canal morphology of maxillary molars：clinical observations of canal configurations. J Endod 1999；25(6)：446-450.
8. Kulild JC, Peters DD. Incidence and configuration of canal systems in the mesiobuccal root of maxillary first and second molars. J Endod 1990；16(7)：311-317.
9. de Carvalho MC, Zuolo ML. Orifice locating with a microscope. J Endod 2000；26(9)：532-534.
10. Görduysus MO, Görduysus M, Friedman S. Operating microscope improves negotiation of second mesiobuccal canals in maxillary molars. J Endod 2001；27(11)：683-686.
11. von Arx T, Kunz R, Schneider AC, Bürgin W, Lussi A. Detection of dentinal cracks after root-end resection：an ex vivo study comparing microscopy and endoscopy with scanning electron microscopy. J Endod 2010；36(9)：1563-1568.
12. Bahcall JK, Barss JT. Fiberoptic endoscope usage for intracanal visualization. J Endod 2001；27(2)：128-129.
13. de Chevigny C, Dao TT, Basrani BR, Marquis V, Farzaneh M, Abitbol S, Friedman S. Treatment outcome in endodontics：the Toronto study − phases 3 and 4：orthograde retreatment. J Endod 2008；34(2)：131-137.

CHAPTER 2

診査・診断に関する迷信

Chapter 2　診査・診断に関する迷信

迷 エックス線写真で根尖部に透過像がなければ根尖病変はない

エビデンスで検討すると…

真 根尖病変は位置や大きさにより判断できない場合があり、また評価者によりその判断も異なる

デジタルとアナログ、どちらがすぐれているか？

近年、デジタルデンタルエックス線写真撮影装置が普及しているが、アナログのデンタルエックス線写真撮影装置もいまだ現役である。アナログデンタルエックス線写真といえば、現像液の温度管理と交換が重要であり、その日の温度により左右される。また、定着不足などで画像にムラが生じたり、パソコンへの取り込みの煩雑さもある。さらに現像液の廃液の問題もあることから、今後はデジタルに移行すると考えられる。しかし、アナログが消えることはないだろう。なぜならデジタル機器の不具合で急遽エックス線写真撮影ができなくなることも予想されるからである。

デジタルデンタルエックス線写真撮影装置のエックス線検出器は、CCD方式とIP方式の2つに分けられる。

CCD方式では、エックス線検出器として蛍光体とCCDセンサーを組み合わせている。被写体を透過したエックス線は蛍光体により可視光の情報となり、CCDで電気信号に変換され、さらにデジタル情報に変換されてコンピュータに表示される。この表示されるまでの時間が非常に短時間で行われ便利である一方、センサーが厚く一般的にケーブルで接続されていることから、目的とする部位への位置づけが難しいことが欠点である。

一方のIP方式では、エックス線検出器として蛍光体からなるイメージングプレートを利用している。IPの蛍光体はエックス線が照射されると吸収し、撮影により得られた画像情報を保持する。撮影済みのIPをレーザー光でスキャンするとエックス線を吸収した位置から蛍光を発し、これをデジタル情報に変換してコンピュータに表示する。フィルム感覚で使用できるので臨床には大変便利であるが、現像までに時間が少々かかることが欠点である。

では、デジタルとアナログで解剖学的特徴や病変などの検出に差はあるのだろうか？ Barbat et al（1998）[1]は献体を用いて人工的に根尖部に病変を作り、その検出度をデジタルとアナログで比較したところ、デジタルは検出精度を高める結果に至らなかったと報告している。またNaoum et al（2003）[2]は、アナログのほうがデジタルよりも解剖学的形態をよく示していたと述べているものの、実験のデザインによる影響が出ているのではないかと考察している。つまり、検出に関しては両者間で優劣をつけることはできないと考えられる。

デンタルエックス線写真診査の精度は高いのか

デンタルエックス線写真は歯を取り巻く病態を正確に診断できるのだろうか？ 根尖病変は、周囲の皮質骨の破壊が進まなければ視覚的に確認することができない[*1]。

Estrela et al（2008）[3]は、パノラマやCBCT、デンタルエックス線写真を用いて治療歯と非治療歯を撮影し、精度の違いを調べたところ、デンタルエックス線写真では、根管治療歯の根尖病変を有する発現頻度は35.3％であり、病変がない場合は64.7％とし、非治療歯も同じぐらいであったと述べた。また、感度は55％で特異度は98％、陽性適中率は98％で陰性適中率は55％であり、診断精度は70％であったと報告している。

しかし誰が評価するのかによってこの精度は変化すると考えられる。Tewary et al（2011）[4]は、放射線専門医なのか歯内療法専門医なのか、大学院生なのか

1. 通常のデンタルエックス線写真撮影では、側枝などの複雑な形態が疑われる場合の確認のため
2. 根管の形態異常や湾曲の確認のため
3. 根尖病変が存在する歯をもつ患者で、非特異的臨床症状や兆候を示す場合に、デンタルエックス線写真撮影ではその因果関係が確認できない場合や、歯根または顎顔面領域の解剖学的形態による鑑別診断のため
4. 非歯原的領域に病態が疑われる場合に、その病変の拡大や構造体による影響を確認するため
5. オーバーフィリング・破折器具・石灰化根管・穿孔の部位などの根管治療中または術後の偶発症の評価のため
6. 外傷による歯根破折・歯の脱臼・歯の位置変異・歯槽骨破折の診断と治療のため
7. 外部吸収や内部吸収、侵襲的歯頸部吸収の位置および鑑別診断、そしてその治療と予後の診断のため
8. 外科的歯内療法における術前の根尖の位置診断および隣在歯との解剖学的位置関係の確認のため
9. インプラント治療のため

図2-1-1 CBCT撮影のコンセンサスレポート（文献6より引用改変）。

によって評価に変化が生じると述べている。

*1 病変が存在していても撮影方向によっては病変の存在がフィルムに映し出されない可能性もある。正放線撮影と偏心撮影を行うことによりこの問題をカバーする。

CBCTでの診断が求められる症例とは

CBCT（Cone Beam Computed Tomography）は、従来の医科用の直方体ボクセルではなく立方体ボクセルを使用することにより、解剖学的な情報をより正確に診断できるようになった*2。

しかし放射線被曝が生じるため、片っ端から撮影することは慎むべきである。使用する際は、最小のFOV（Field of View：照射野）で撮影し、影響を最小限に止める努力が必要である。照射時間や管電圧、FOVを考慮して線量を可能な限り低く設定して撮影するALARAの法則（As Low As Reasonably Achievable）に従うべきである。Okano et al（2009）[5]は、いくらCBCTであってもFOVが最大では医科用の被曝量と差がないとの報告をしている。

では、日常臨床で、どのような場合にCBCTで撮影すべきなのだろうか？ AAE（American Association of Endodontists）とAAOMR（American Acadamey of Oral and Maxillofacial Radiography）[6]は、CBCTによる撮影についてコンセンサスをまとめている（図2-1-1）。

*2 ボクセルサイズや照射線量は各社で異なる。

CBCTで治癒の判断ができるか

CBCTでは、術前の診査から診断、そして術前・術後の比較評価が可能であると考えられる。しかし根尖病変における術前診断では、歯根嚢胞か歯根肉芽腫との鑑別は困難である。根管治療歯のCBCTによる評価を行ったEstrela et al（2008）[3]は、根管治療歯の根尖病変を有する発現頻度は63.3％で、病変がない場合は36.7％であり、非治療歯では病変が見られる場合が74.7％で、病変がない場合は25.3％であったと報告している。また、根尖病変の治癒に関しては、デンタルエックス線写真撮影よりもCBCTのほうが高い評価が得られるが、Tsai et al（2012）[7]は、あまり小さな病変に関しては検出できない場合もあると述べている。

なお、CBCTの読影に際してはアーチファクト（障害陰影）について理解する必要がある。アーチファクトには、モーションアーチファクト、メタルアーチファクト、シェーディングアーチファクト、ビームハードニングアーチファクトなどがある。メタルアーチファクトはもっとも読影に関わるが、管電圧を下げ過ぎず撮影すると、もともと濃度分解能が低いため金属アーチファクトがあまり目立たなくなる。モーションアーチファクトに関しては、患者にできるだけ緊張を与えないように撮影することがポイントである。

要 Check 論文

骨内病変におけるエックス線撮影での影響
Bender IB. Factors influencing the radiographic appearance of bony lesions. J Endod 1982;8(4):161-170.（文献8）

【研究の目的】
　臨床でう蝕はデンタルエックス線写真にて確認できるが、骨内に存在する根尖病変はしばしば観察できない場合がある。それらの原因と骨組織中のミネラル分の喪失がどのように関わっているのかを検証する。

【研究デザイン】
　死体解剖を用いた観察研究

【材料および方法】
　5つの献体から下顎骨を取り出し、骨体の骨膜から骨内膜へとさまざまな大きさの骨欠損を人工的に形成し、エックス線写真撮影を行って硬組織中のミネラル分の喪失量を計測した。撮影条件は10mV、65KV、撮影時間0.4秒である。フィルムはKodakのD感度フィルムを使用した。
　20のサンプルに対し、ハイスピード用のバーとロースピード用のバー、ファイルを使用して人工的病変や溝を形成した。溝は3〜6つの異なった深さで作られ、骨の厚みは0.25mmずつで計測された。骨膜上の溝の深さは0.5〜1.25mmで変化し、皮質骨の幅は2つの皮質骨層板を計測することにより算出され、3〜8mmの厚みに変化していた。人工的な病変の幅は皮質骨内膜側から0.5mmずつで計測され、海面骨内の人工的な病変は根尖部から5mmの深さでその幅は1.0mmから7.0mmと変化していた。

【評価方法】
　3人の観察者によりエックス線写真が評価された。病変内のミネラル分喪失量測定には正常値の平均値である52.5%に各測定値を乗算して求めた。

　観察された病変は以下の4グループに分けられた。
① DV：病変が明確に確認できる：灰色から黒色に見える。
② V：病変が明確ではないが確認できる：灰色に見える。
③ RV：病変の確認は明確ではなく懐疑的。
④ NV：病変が明白に見られない。
　エックス線写真の評価では、3人の意見が一致した場合はプラス、一致しない場合はマイナスと記載する。

【おもな結果】
　異なる骨の厚みや深さなど20に及ぶ観察点で見られた結果は、皮質骨喪失量のもっとも低い場合には12.5%、ミネラル喪失率は6.6%であった。そしてレントゲン的可視化でもっとも大きな病変の場合は、皮質骨喪失量が14.3%または12.5%以上で、ミネラル喪失率は平均7.1%あった。実際の臨床では、歯根膜や筋組織、脂肪などの障害物が重なって映し出されるために、この数字以上にミネラル喪失率がなければ確認できないと考えられる。
　海綿骨内の病変は、20個のサンプルの中で18個体に作られた。皮質骨の幅が8mmの厚さのサンプルでは、病変の幅が1〜7mmと変化してもエックス線写真では確認できなかった。この厚みでも、病変の幅が6mmかつエックス線の主線と病変が重なれば確認できた。しかし皮質骨幅が8mmのサンプルでも、病変の幅が4mmと6mmの2つはエックス線写真で確認できた。これら2つのサンプル以外では、皮質骨の幅が2〜4mmで病変の幅が4〜6mmになるとエックス線写真で確認できた。この研究から、海綿骨のMBL（骨喪失量）の割合を直接求めることはできなかった。

この論文から言えること・わかること

　海綿骨だけの骨吸収では病変を確認することは困難であり、皮質骨にまで及ぶミネラル分の喪失がある程度起こらなければ、エックス線写真では根尖病変を確認できない。一般的に30〜50%のミネラル喪失がなければ病変がエックス線写真では確認できないとの考えは、歯科の限局した領域では応用できない。

ヒト乾燥骨中の根尖病変の検出精度に関するデジタルエックス線写真撮影機器とCBCTの比較検討

Patel S, Dawood A, Mannocci F, Wilson R, Pitt Ford T. Detection of periapical bone defects in human jaws using cone beam computed tomography and intraoral radiography. Int Endod J 2009;42(6):507-515.（文献9）

【研究の目的】

ヒト乾燥骨中の根尖病変の検出精度に関して、デジタルデンタルエックス線写真とCBCT画像を比較し、検討を行う。

【研究デザイン】

死体解剖を用いた観察研究

【材料および方法】

乾燥した下顎骨つきのヒト下顎第一大臼歯6本に、歯肉の代わりにワックスを塗布した。歯を近遠心的に分割後、遠心根を抜根し、ダイヤモンドバーを用いてソケット部の海綿骨内に直径2mmの円形の骨欠損を形成し、デンタルエックス線写真撮影（CCD）とCBCT撮影を行った。その後、同様の4mmの窩洞を形成し再度撮影を行った。

【評価方法】

歯内療法専門医2名、大学院生4名の合計6名で、デンタルエックス線写真による観察（セッション1）、CBCT画像観察（セッション2および3）を行った。各画像は以下の5つのランクに分けて評価を行った。

表2-1-1　根尖病変の検出におけるデジタルエックス線写真とCBCTの感度・特異度・陽性的中率・陰性的中率の比較

	感度	特異度	陽性的中率	陰性的中率
デジタルエックス線写真	0.248 (0.10)	1 (0.0)	1 (0.0)	0.384 (0.02)
CBCT	1	1	1	1

$P = 0.026$

①明らかに病変が見られない
②おそらくないであろう
③わからない
④おそらく見られる
⑤明らかに病変が見られる

【おもな結果】

デンタルエックス線写真での感度は約25％で特異度は100％であり、CBCT画像では感度・特異度ともに100％であった。陽性適中率はともに100％であったが、陰性適中率はデンタルエックス線写真では38％で、CBCTでは100％であった（表2-1-1）。

ROC曲線から、デンタルエックス線写真の精度は79％であった。

この論文から言えること・わかること

デンタルエックス線写真では観察が困難な病変でも、CBCT撮影によりその検出が可能な場合がある。

参考文献

1. Barbat J, Messer HH. Detectability of artificial periapical lesions using direct digital and conventional radiography. J Endod 1998；24(12)：837-842.
2. Naoum HJ, Chandler NP, Love RM. Conventional versus storage phosphor-plate digital images to visualize the root canal system contrasted with a radiopaque medium. J Endod 2003；29(5)：349-352.
3. Estrela C, Bueno MR, Leles CR, Azevedo B, Azevedo JR. Accuracy of cone beam computed tomography and panoramic and periapical radiography for detection of apical periodontitis. J Endod 2008；34(3)：273-279.
4. Tewary S, Luzzo J, Hartwell G. Endodontic radiography：who is reading the digital radiograph? J Endod 2011；37(7)：919-921.
5. Okano T, Harata Y, Sugihara Y, Sakaino R, Tsuchida R, Iwai K, Seki K, Araki K. Absorbed and effective doses from cone beam volumetric imaging for implant planning. Dentomaxillofac Radiol 2009；38(2)：79-85.
6. American Association of Endodontists；American Acadamey of Oral and Maxillofacial Radiography. AAE and AAOMR joint position statement. Use of cone-beam-computed tomography in endodontics. Pa Dent J (Harrisb) 2011；78(1)：37-39.
7. Tsai P, Torabinejad M, Rice D, Azevedo B. Accuracy of cone-beam computed tomography and periapical radiography in detecting small periapical lesions. J Endod 2012；38(7)：965-970.
8. Bender IB. Factors influencing the radiographic appearance of bony lesions. J Endod 1982；8(4)：161-170.
9. Patel S, Dawood A, Mannocci F, Wilson R, Pitt Ford T. Detection of periapical bone defects in human jaws using cone beam computed tomography and intraoral radiography. Int Endod J 2009；42(6)：507-515.

Chapter 2　診査・診断に関する迷信

痛みの程度が強ければ抜髄すべきである

エビデンスで検討すると…

痛みの程度で歯髄の不可逆性は判断できない

歯髄の状態を正確に診断することが重要

歯髄の痛みは、さまざまな強度や様相を呈する。われわれ臨床家は、その痛みの特徴から歯髄の病理学的状態を経験的に推測しているが、臨床症状から歯髄の状態について正確に病理学的診断を下すことは困難であることが、多くの研究で示されている〔Baume (1970)[1]、Seltzer(1972)[2]〕。しかしながら、痛みの症状や臨床所見、さまざまな診査によって、できる限り正確に歯髄の状態を診断することは、たとえ推測の域を超えないにしても、非常に重要である。特に歯髄の病態が可逆性であるのか不可逆性であるのかを適切に診断することは、その後の治療計画を決定する大切な意思決定となる。MTAなど歯髄温存療法のためのすぐれたマテリアルが開発され、さまざまな手法が確立されてきた現代において、このような歯髄に対する診断力こそ、臨床家にとってもっとも求められる要件であろう。

痛みの程度と歯髄病態との関係

歯髄は周囲を硬組織に囲まれているという特殊性から、一度炎症が生じると循環障害を引き起こしやすい。血流が停止し一部に壊死が生じた慢性一部性歯髄炎のような歯髄病態が可逆性と不可逆性の境界と考えられるが、そのような病態を臨床所見・症状から正確に判定することは困難である。

Seltzer et al(1968)[3]は、さまざまな臨床所見と歯髄の組織学的所見との関連性を詳細に調べている。いろいろな理由により抜歯予定の歯166本を対象に、抜歯前の痛みの症状と抜歯後の歯髄の病理学的状態を比較したところ、痛みの強度と歯髄の病態とに明らかな相関は認められなかった。しかしながら、病理学的に炎症が増悪するほど痛みが出やすく、重度の痛みは不可逆性歯髄炎を示す傾向があった(**表2-2-1**)[4]。また痛みの性状(鋭痛、鈍痛、拍動痛)と歯髄の病理学的状態との相関は認められなかった。自発痛を訴える患者の92%に過去に痛みの既往があり、これらの患者の80%に重度の歯髄炎または歯髄壊死が認められた。このことは、痛みの既往の有無が可逆性と不可逆性の診断のための1つの指標になることを示唆している。壊死を伴う不可逆性慢性歯髄炎では、さまざまな性状の痛み(放散的、持続的)が増強する傾向にあった。

また、打診痛は一部もしくは全部性の歯髄壊死に有意に認められ、不可逆性の判断の重要な指標となることが示唆された。

必要のない抜髄は極力回避すべき

術前の痛みが強いからといって、不可逆性の歯髄炎とはいえない。しかしながら、痛みの頻度、既往、強度、あるいは間欠的か持続的か、打診痛の有無など、詳細に問診することは診断のための重要な指標になる。また、臨床においては、誘発痛(温冷痛、打診痛、電気歯髄診断)などの診断テストの結果も加味し、総合的に歯髄の病態を診断しなければならない(**図2-2-1**)。

われわれ歯科医師は、慎重な診査診断のもと、必要のない抜髄を極力回避すべきである。

表2-2-1 抜歯前の痛みの症状と抜歯後の歯髄の病理学的状態を比較(文献4より引用改変)

病理所見	痛みの強度			痛みの既往	打診痛
	発生率(%)	軽度—中等度(%)	重度(%)		
可逆性					
健康	13	13		−	4
移行期	11	11		−	5
歯髄萎縮	25	25		−	8
急性歯髄炎	25	25		−	
壊死のない慢性一部性歯髄炎	42	37	5	+	17
不可逆性					
壊死を伴う慢性一部性歯髄炎	64	21	43	+	43
慢性全部性歯髄炎	78	60	18	+	36
全部性歯髄壊死	54	29	25	+	38

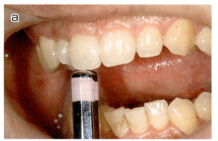

図2-2-1a 強い打診痛は歯髄の一部に壊死が生じている場合に見られることが多い。不可逆性の兆候の1つと考えられる。

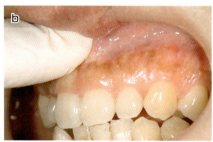

図2-2-1b 根尖部の圧痛は根尖性歯周炎の兆候である。

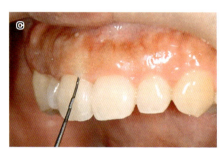

図2-2-1c プロービングにより、エンド−ペリオ病変、垂直性歯根破折の診断を行う。

図2-2-1d Cold試験、Hot試験をかならず併用して行うことが、診断精度を上げる重要なポイントである。ともに持続的な誘発痛が強くみられるときは、不可逆性の歯髄炎である疑いが強い。

図2-2-1e 電気歯髄診断で歯髄の有無を診断する。しかしながら、さまざまな要因の影響でかならずしも正確とは限らないため、上述のCold試験と併用し正確な診断を行うよう、心がける必要がある。

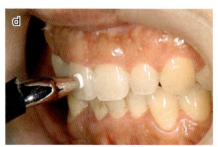

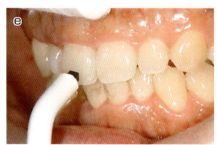

要 Check 論文

診断データと実際の歯髄における病理所見との相関について

Seltzer S, Bender IB, ZIONTZ M . The dynamics of pulp inflammation: correlations between diagnostic data and actual histologic findings in the pulp. Oral Surg. Oral Med. Oral Pathol 1963 ; 16 : 969-977.（文献3）

【研究の目的】
歯髄の診断データと実際の組織学的所見との相関性についての考察。

【研究デザイン】
臨床研究

【研究対象および方法】
抜歯予定の166本の歯を研究対象とした。

まず名前、年齢、職業、歯科と医科の既往歴、自覚症状、他覚症状、露髄の有無と原因、修復の有無を記録し、電気歯髄診断、温度診、エックス線写真撮影が行われた。抜歯後、根尖側1/3を切り取り、10％のホルマリン溶液に浸漬し歯を脱灰させ、パラフィンに包埋し、切片を作製した。

【評価方法】
患者名、年齢、仕事、歯科的医科的既往歴について記録した。痛みについては、痛みの有無、性状、誘発痛の有無、持続時間、既往などを問診した。他覚症状として、口腔内外の腫脹、瘻孔の有無、リンパ節、歯の変色、打診痛、動揺度、触診による根尖部の圧痛を記録した。また露髄の原因、修復物の有無も記録した。

診査項目として、電気歯髄診断、温熱痛、レントゲン的診査を行った。抜歯後に根尖側1/3から切片を作製し、光学顕微鏡にて観察を行った。

【おもな結果】
臨床症状と組織学所見の関連性において、痛みは組織学的状態の酷さとともに増大し、部分的な壊死を伴う慢性全部性歯髄炎で78％とピークに達するが、さらなる進行期である全部性壊死で痛みの発生率は54％に減少した（表2-2-2）。

痛みの性状との関連性について、明らかなサインは認められなかった（表2-2-3）。打診痛は壊死を起こしたときに高頻度に認められた（表2-2-4）。温熱刺激、甘味、酸味などの刺激による関連性は認められなかった。臨床診査と組織学的結果との関連性では、電気歯髄診は全部性壊死の存在との関連がみられた（表2-2-5）。温度診での異常反応と組織学的診断の間には関連は認められなかった。エックス線写真像との関係は、歯根吸収や肉芽種、う蝕など、どれも大きくならないとエックス線写真像で確認できず、組織学的診断との関

表2-2-2 痛みの頻度と強度：病理学的に炎症が増悪するほど痛みが出やすい。重度の痛みは不可逆性歯髄炎を示す傾向がある。

組織的分類	痛みの発生頻度	痛みの強度	
		軽度〜中程度	重度
健康な非炎症性歯髄	13%	13%	-
移行期	11%	11%	-
歯髄萎縮	25%	25%	-
壊死のない慢性一部性歯髄炎	42%	37%	5%
一部壊死を伴う慢性一部性歯髄炎	64%	21%	43%
慢性全部性歯髄炎	78%	60%	18%
全部性歯髄壊死	54%	29%	25%

表2-2-3 痛みの性状：痛みの性状と歯髄の病理学的状態との相関は認められない。

組織的分類	鋭痛	鈍痛	拍動痛
健康な非炎症性歯髄	9%	4%	-
移行期	5%	5%	-
歯髄萎縮	5%	15%	-
壊死のない慢性一部性歯髄炎	8%	21%	4%
一部壊死を伴う慢性一部性歯髄炎	29%	14%	7%
慢性全部性歯髄炎	32%	32%	9%
全部性歯髄壊死	8%	25%	8%

※該当する歯の数を％で表示。　□可逆性　□不可逆性

表2-2-4 打診痛：慢性一部性歯髄炎では、さまざまな性状の痛みが増大する。

組織的分類	局在的	放散的	間欠的	持続的
健康な非炎症性歯髄	4%	4%	4%	-
移行期	5%	-	5%	-
歯髄萎縮	3%	3%	8%	8%
壊死のない慢性一部性歯髄炎	13%	8%	8%	13%
一部壊死を伴う慢性一部性歯髄炎	7%	21%	7%	21%
慢性全部性歯髄炎	27%	14%	14%	23%
全部性歯髄壊死	17%	17%	17%	17%

表2-2-5 打診痛と根尖部付近の圧痛：打診痛(+)は一部もしくは全部性の歯髄壊死を示唆する。

組織的分類	打診痛	根尖部付近の圧痛
健康な非炎症性歯髄	4%	-
移行期	5%	-
歯髄萎縮	8%	15%
壊死のない慢性一部性歯髄炎	17%	8%
一部壊死を伴う慢性一部性歯髄炎	43%	14%
慢性全部性歯髄炎	36%	23%
全部性歯髄壊死	38%	21%

※該当する歯の数を％で表示。　□可逆性　□不可逆性

表2-2-6 痛みの既往歴：痛みの既往は破壊的変化すなわち不可逆性歯髄炎の存在を示す。

組織的分類	痛みの既往
健康な非炎症性歯髄	無
移行期	無
歯髄萎縮	無
壊死のない慢性一部性歯髄炎	有
一部壊死を伴う慢性一部性歯髄炎	有
慢性全部性歯髄炎	有
全部性歯髄壊死	有

Normal pulp
症状がなく歯髄診断に正常

Reversible pulpitis
主観的・客観的所見からも炎症は消退すべきもので、歯髄が正常に戻るもの

Symptomatic irreversible pulpitis
主観的・客観的所見からも生活歯髄の炎症が消退しないもので、長引く温度痛、自発痛、関連痛を有するもの

Asymptomatic irreversible pulpitis
主観的・客観的所見からも生活歯髄の炎症が消退しないので、臨床症状はないがう蝕やう窩、外傷により起こる炎症のあるもの

Pulp necrosis
歯髄死。歯髄診断に応答しないもの

Previously treated
根管治療のしてあるもので、貼薬以外の種々の根管充填がなされているもの

Previously initiated therapy
すでに根管治療がしてあるもので、部分的な歯内療法がなされているもの(例：pulpotomy, pulpectomy)

図2-2-2 病理学的病態と臨床指針を兼ね備えた歯髄診断名(AAE Consensus Conference)。

連性は乏しかった。痛みの既往との関連では、痛みを有する患者の92%に痛みの既往があり、これらの患者の80%に重度の歯髄炎または歯髄壊死が認められた(表2-2-6)。

この論文から言えること・わかること

臨床的に、歯髄の病理組織学的所見と臨床症状・診査の結果を予測することは困難である。ゆえに歯髄の臨床的診断名は、病理組織学的診断名よりも、より客観的な診断名をつけるほうが合理的であると考えられる。
なお、American Association of Endodontists(AAE)の臨床的診断名は、臨床を行ううえで非常にわかりやすいものとなっている(図2-2-2)。

参考文献

1. Baume LJ. Diagnosis of diseases of the pulp. Oral Surg Oral Med Oral Pathol 1970；29(1)：102-116.
2. Seltzer S. Classification of pulpal pathosis. Oral Surg Oral Med Oral Pathol 1972；34(2)：269-287.
3. Seltzer S, Bender IB, Ziontz M. The dynamics of pulp inflammation：correlations between diagnostic data and actual histologic findings in the pulp. Oral Surg Oral Med Oral Pathol 1963；16：969-977.
4. Bender IB. Pulpal pain diagnosis -a review. JOEN 2000；26：175-179.

Chapter 2 診査・診断に関する迷信 ❸

迷 電気歯髄診断により歯髄の生死は判断できる

エビデンスで検討すると…

真 電気歯髄診断はかならずしも正確ではないので、他の臨床検査との併用が必要である

歯髄の診断の困難さ

臨床医が何かしらの処置を行うとき、まず最初に行うことが診査・診断である。正しい診査・診断なくして有効な治療法を患者に提示することはできないし、良好な予後に導くことも困難であろう。しかし、われわれが歯髄診断を行う際には、診査結果を誤って判断し、診断が不正確になりやすい状況にあるということを認識しなくてはならない。

なぜ歯髄診断は不正確になりやすいのだろうか？

まず、歯髄は硬組織に囲まれた内部に存在するということが、歯髄診断が難しい理由の1つである。そもそも臨床医は、歯髄を診断するために対象の歯を抜歯して、歯髄を組織学的診査に基づく診断を行うわけにはいかない。臨床医は保存的な方法で正しい診査診断を行わなければならないのである。言い換えると、臨床で行うことのできる歯髄診断は、すべて硬組織を介した刺激で間接的に歯髄の反応を判断していることに過ぎず、直接的に歯髄の血流の有無を判断しているわけではないということである。一部にレーザードップラーやパルスオキシメータなどを歯髄診断に応用し、歯髄の血流を判断しようと試みるものもあるが、いまだ開発段階である。

2つめの理由は、臨床医が歯髄診断を行わなければならないような状況下では、歯髄に炎症がある状態であるということである。炎症歯髄の組織学的分類と臨床所見を一致させることの困難性は、Dummer et al (1980)[1] など多くの研究者によって示されている。そして、炎症時の歯髄は各種炎症性ケミカルメディエータの放出により、痛覚過敏(アロディニア)状態であることもしばしば見受けられる。

これら歯髄の存在する部位的特殊性、炎症歯髄の痛覚反応の特異性などにより、歯髄診断がさらに困難なものになるのである。

電気歯髄診断の正確性

結論からいえば、電気歯髄診断器を用いて痛みを誘発する検査は、歯髄の病理的状態を把握するためには不十分である。

Matthews et al (1974)[2] は、疼痛の有無や疼痛を感じるまでの反応閾値と歯髄の状態との間には相関関係がないとしている。Seltzer et al (1963)[3] は電気歯髄診断器は歯髄の生死の決定には役に立つが、歯髄の病理組織学的な状態を反映するものではないとしている。また、Peterson et al (1999)[4] は、電気歯髄診断器を用いた検査で正常歯髄の84%は疼痛を感じたが、壊死歯髄の12%も疼痛を感じたとしている。

そもそも臨床上のさまざまな診査の正確性を知るためには、それぞれの検査の感度[*1]と特異度[*2]と正確度[*3]を知る必要がある(**図2-3-1**)。しかし、残念なことに感度、特異度、正確度が100%の診査法は存在しない。それゆえ、複数の診査法を組み合わせることで精度を高めていくことが重要である。

Chachapan et al (2013)[5] によると、電気歯髄診断は特異度が0.93と高く(感度0.72、正確度0.81)、疾患であることを確定することができるとしている。つまり、電気歯髄診断で反応がない場合は歯髄が失活していることを示す確率が高いといえる。しかし、感度、特異度、正確度が100%でないことからも、他の温熱診や冷温診なども組み合わせて、より精度の高い診査になるように努めなければならない。

[*1] 感度が高い診査：診査により疾患を漏れなく検出することができる診査法であり、疾患でないことを確定したいときに有効。

36

	疾患あり	疾患なし	
検査陽性	真陽性 A	偽陽性 C	陽性数＝A+C
検査陰性	偽陰性 B	真陰性 D	陰性数＝C+D
	感度＝A/(A+B)	特異度＝D/(C+D)	正確度＝(A+D)/(A+B+C+D)

正確度：真陽性と真陰性が全体に占める割合

<計算式>

感度(sensitivity) ＝ A/(A+B)
特異度(specificity) ＝ B/(C+D)
陽性的中率(positive predictive value) ＝ A/(A+C)
陰性的中率(negative predictive value) ＝ B/(B+D)
正確度(accuracy) ＝ (A+D)/(A+B+C+D)

図2-3-1　診査の有用性を評価する指標。

＊2　特異度の高い診査：検査により疾患だけを漏れなく検出することのできる検査で、疾患のあることを確定したいときに有効。

＊3　正確度の高い診査：正確度とは、診査の真陽性と真陰性が全体に占める割合のこと。正確度が高い診査とは、その疾患かどうかを高い確立で判断できることを示す。

温熱診と冷温診

温度診（温熱診、冷温診）は、多くの研究者たちによって感度、特異度にばらつきがあることが示されている。Weisleder et al(2009)[6]によると、温度診（冷温診）とEPTを組み合わせることで感度0.96、特異度0.92となり、診断精度が高くなることを示している。このことからも、1つの検査結果だけを診断に反映するよりも、複数の検査を行ったほうが診断精度が高くなるということが理解できる。

参考文献

1. Dummer PM, Hicks R, Huws D. Clinical signs and symptoms in pulp disease. Int Endod J 1980；13(1)：27‐35.
2. Matthews B, Searle BN, Adams D, Linden R. Thresholds of vital and non-vital teeth to stimulation with electric pulp testers. Br Dent J 1974；137(9)：352‐355.
3. Seltzer S, Bender IB, Ziontz M. The dynamics of pulp inflammation：correlations between diagnostic data and actual histologic findings in the pulp. Oral Surg Oral Med Oral Pathol 1963；16：969-977.
4. Petersson K, Söderström C, Kiani-Anaraki M, Lévy G. Evaluation of the ability of thermal and electrical tests to register pulp vitality. Endod Dent Traumatol 1999；15(3)：127‐131.
5. Chachapan, Dayl. "Sensitivity Vs Vitality：A Comprehensive Review on Pulp Vitality Tests." RESEARCH & REVIEWS：JOURNAL OF DENTAL SCIENCES 1.3 (2013)：27‐33.
6. Weisleder R, Yamauchi S, Caplan DJ, Trope M, Teixeira FB. The validity of pulp testing：a clinical study. J Am Dent Assoc 2009；140(8)：1013‐1017.

要 Check 論文

歯髄診断の有効性についての臨床研究
Weisleder R, Yamauchi S, Caplan DJ, Trope M, Teixeira FB. The validity of pulp testing: a clinical study. J Am Dent Assoc 2009;140(8):1013–1017.（前頁文献6）

【研究の目的】

一般的に臨床で行われている冷温痛試験と電気歯髄診断について、その有効性を検討すること。

【研究デザイン】

横断研究

【研究対象】

米国・ノースカロライナ大学の学生クリニックにおいて、歯内療法が必要とされる18～76歳の150名の患者。フルクラウンや大きな修復物が装着されている歯、歯髄腔の狭窄や石灰化が認められる歯、および中等度から重度の疼痛を訴えている患者は除外。

【検査方法】

根管治療を行う前に以下の3つの診断テストを実施。

①テトラフルオロエタンによる温冷痛試験

2つのコットンペレットに冷却剤（テトラフルオロエタン）を吹き付け、歯冠部に約15秒押し付けた。冷温痛を感じた時点で患者に手を挙げさせた。

②ドライアイスによる温冷痛試験

①と同様に、ドライアイス・スティックを15秒間あるいは患者が挙手するまで歯冠部に押し当てた。

③電気歯髄診断器による歯髄診断

コットンロールで防湿後に電気歯髄診断器（Analytic Technology Pulp Tester）を用いて患歯に電気パルスを与えた。電気歯髄診断器が80以下の数値で反応した場合は、生活歯髄と判断した。

ゴールドスタンダードとの比較検証として、検査後、学生により浸潤麻酔下にて髄腔開拡を行い、歯髄の生死は出血の有無により判定した。また髄腔開口部の歯髄は壊死しているものの、根尖部では生活歯髄が認められた場合でも、壊死と判断した。

【評価方法】

それぞれの診断テストについて、感度、特異度、陽性的中率、陰性的中率を計算し、またそれらを組み合わせた場合の診断の有効性について、比較検討した。

【おもな結果】

温冷痛試験、歯髄診断試験の両者とも、歯髄の生死の判定に有効である（図2-3-2）。さらに両者を合わせて実施することにより、より診断精度が向上する（表2-3-1）。

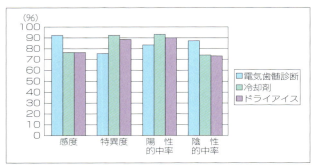

図2-3-2 診断テストの感度、特異度、陽性的中率、陰性的中率。

表2-3-1 診断テストの正確性（n=150）

方法	歯数	歯髄の状態（％）	
		生活歯髄	壊死
電気歯髄診断、冷却剤、ドライアイス			
陽性的中率	63（42％）	97	3
陰性的中率	50（33％）	10	90
組み合わせた場合	37（25％）	54	46

この論文から言えること・わかること

痛みの強さだけでは歯髄の可逆性・不可逆性は判断できない。痛みの既往や痛みの性状など詳細な問診を行うこと、また打診痛、温冷痛、電気歯髄診断などさまざまな診断テストを行うことにより、総合的に歯髄の病態を判断する必要がある。安易な抜髄処置は控えるべきである。

CHAPTER 3

根管拡大・形成に関する迷信

Chapter3　根管拡大・形成に関する迷信

ラバーダム防湿の代わりに、ワッテや吸引器などの簡易防湿で十分である

エビデンスで検討すると…

簡易防湿では不十分である

無菌的処置の重要性

近年の歯内療法に関するテクノロジーの進歩は著しい。根管形成おいては、さまざまなNi-Ti製ロータリーファイルが開発され、かつては困難であった湾曲根管の根管形成が誰でも容易に規格形成できるようになった。またマイクロスコープが歯内療法の分野に導入され、今まで盲目的に行っていた根管内の治療が可視化されたことは、大きなイノベーションであろう。それに伴う超音波チップ等のさまざまなインスツルメントが開発され、根管形成の手技は大きく様変わりしてきている。

しかしながら、そのような器材の発展が果たして歯内療法の成績を飛躍的に向上させたのであろうか？残念ながら今のところ、これらの器材の臨床効果について明らかな優位性は証明されていない。そもそも抜髄のような初回治療(initial treatment)においては、Ni-Tiファイルなど存在しないずっと以前から、すでに良好な臨床成績が得られていたのが事実である。このことは根管拡大の手技手法について論ずる前に、歯内療法において守るべき原則を理解することが重要であることを示唆している。まずはその大原則として、「無菌的処置」について考えたい。

根尖性歯周炎の主たる病因は、根管内の細菌感染である。したがって、治療中もしくは治療後に根管内への細菌の侵入を防ぐために、われわれは最大限の配慮を行わなければならない。

具体的には、ラバーダム防湿によって感染をコントロールし、滅菌された器具器材で可能な限り無菌的処置を心がけることが重要である。また、アポイント間の細菌漏洩を防止するため、十分な仮封を施す必要がある。

これらの無菌的処置の原則を厳守しない限り、歯内療法の成績向上が望めないことは容易に想像できる。とりわけ、治療中の唾液や細菌の混入もしくは術者の手指やファイル等の器具が汚染されることを防ぐために、ラバーダム防湿は必須である。

ところが日本の歯科医療の現場では、ラバーダムの使用率がけっして高くないのが現状であろう。吉川ら(2003)[1]は、根管治療を専門もしくは得意とする日本歯内療法学会の会員においても、およそ半数がラバーダムをまったく使用しておらず、一般の歯科医師においては、かならずラバーダムを使用しているのはわずか5％であったと報告している。それに対しWhitten et al(1996)[2]は、米国の歯内療法専門医のラバーダム装着率は92％と報告しており、根管治療において「ラバーダムの使用は常識」と捉えられていることが見て取れる。

われわれは多くの器材やテクニックに惑わされることなく、まずはラバーダムを使用すること、可及的に無菌的環境下で治療を行うこと、の重要性を改めて認識すべきであろう。

ラバーダム防湿が治療結果に及ぼす影響

ラバーダムは歯科医師であるBarnumらによってすでに1864年から臨床応用されている。歯内療法においてラバーダムを使用するメリットとしては、

・感染のコントロール
・周囲組織の排除や治療スペースの確保による治療の効率化
・根管洗浄剤の口腔内への漏洩や、インスツルメントの落下などを防止

などが挙げられる。

Kakehashi et al(1965)[3]は無菌ラットを使った

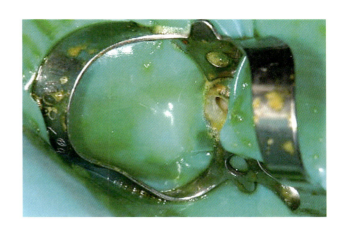

図3-1-1 クランプを用いてラバーダムを装着した状態。高濃度の消毒剤（30％過酸化水素水と10％イソジン®）により施術エリアを可能な限り滅菌に近い状態にすることができる。
　簡易防湿ではあくまで唾液の混入を防ぐことしかできず、術野の消毒は困難である。また器具操作中に手指やファイル等が口腔粘膜に触れ、汚染される可能性がある。無菌的環境下で治療を行うためにはラバーダム防湿は必須である。

動物実験で、根尖性歯周炎の成立に細菌が関与することを明確に示した。歯内療法が無菌的環境下で行われない限り、その予後は期待できるものではないだろう。術中の感染のコントロールのためにはラバーダム防湿は必須である。米国歯内療法学会（AAE）やヨーロッパ歯内療法学会（ESC）のガイドラインにおいても根管治療時のラバーダムの使用が推奨されている。

　ラバーダム防湿の有無がどの程度根管治療の予後に影響するかについては十分なエビデンスは存在しない。Jokinen et al（1978）[4]は、ラバーダムなしで施術した抜髄もしくは歯髄壊死症例の2〜7年予後（2,459根管）は、53％の成功率であったと報告している。

　また Lin et al（2014）[5]は、抜髄処置を行った約50万本の大規模調査を行ったところ、ラバーダムを使用して根管治療を行った歯の生存率は90.3％（平均観察期間3.4年）であったのに対し、ラバーダムを使用しなかった場合の生存率は88.8％であったと報告している。ラバーダム使用群のほうが有意に生存率が高い（ハザード比：0.81　95％CI 0.79〜0.84）と結論づけており、ラバーダムの有無は既根管治療歯の予後に影響を与えることを指摘している。再治療においては、Van Nieuwenhuysen et al（1994）[6]が612本の再治療歯の予後を調査したところ、ラバーダムを使用したほうがコットンロールのみの簡易防湿の場合と比較して有意に予後良好であったと報告している。

　Abbot（1994）[7]は、歯内療法後の術後疼痛に影響する要因を調べたところ、ラバーダムの使用の有無がもっとも疼痛発現に関与したと報告している。また、Siren et al（1997）[8]は、80本の感染根管に対し細菌培養検査を行ったところ、ラバーダム防湿を実施しないケースでは難治性根尖性歯周炎に関与しているとされるエンテロコッカス類が有為に多く検出されたと報告している。これらの臨床研究からも、ラバーダム防湿の有無が治療結果にさまざまな影響を及ぼすことは明らか

表3-1-1 術野の滅菌に要する薬剤とその洗浄時間（文献9より引用改変）

30% H$_2$O$_2$	10%イソジン®
2分	8分
3分	4分
4分	2分
5分	1分

であろう。

　また、高濃度のヒポクロ（次亜塩素酸ナトリウム）などの漏洩防止、ファイルなどの器具誤嚥などを未然に塞ぐためにも、ラバーダム防湿が有効であるのはいうまでもない。

無菌的環境を得るためには

　クランプを用いてラバーダムを装着するだけでは、無菌的環境を得るには不十分である。さまざまな薬剤を用いて患歯ならびに術野を消毒・殺菌することにより、可及的に無菌的環境が得られるといえる（図3-1-1）。

　Möller et al（1966）[9]は、30％過酸化水素水と10％イソジン®による塗布清掃が、術野の滅菌にもっとも有効であったことを述べている（表3-1-1）。このような強力な抗菌薬によって無菌的環境が得られることが、ラバーダム防湿の大きな利点である。

　コットンロールや唾液吸引管のような簡易防湿では、唾液の排除はできたとしても、高濃度の抗菌薬で歯周囲を清掃することはできない。このような簡易防湿は、けっしてラバーダム防湿の代用にはならないであろう。

要Check論文

再治療の成功率と不十分な根管充填であった場合のレントゲン的推移

Van Nieuwenhuysen JP, Aouar M, D'Hoore W. Retreatment or radiographic monitoring in endodontics. Int Endod J 1994;27(2):75-81.（文献6）

【研究の目的】

再治療の成功率および成功率に影響を与える臨床的因子を検討すること。また、根管充填が不十分（ショートもしくはオーバー充填、死腔がある粗な根管充填）な場合のレントゲン的推移について検討すること。

【研究対象】

1人の歯科医師によって治療された既根管治療歯612根。

【評価方法】

性別や年齢、術前の透過像や臨床症状、ラバーダムの有無、根管貼薬剤、根管充填のテクニック（単一ポイント、側方加圧）、根管充填の質（充填材の種類、根管充填材の到達度）、透過像の有無や大きさ、アポイントの回数、ポストの有無、根管形成のエラーの存在、を評価項目に設定した。

治療後にエックス線写真と臨床診査項目について定期的（6か月、1年、2年、それ以上）に評価し、予後判定を行った。

【おもな結果】

レントゲン的に十分な根管充填が施された歯は52.3%で、術前に比べ根管充填の質が改善された根管は33.8%であった。

再治療の成功率は71.8%であった。

術前の透過像の大きさ、ラバーダム使用の有無、根管充填材の到達度が統計学的に有意に予後に影響した。

初回治療においてラバーダム使用の有無は歯の生存率に影響するのか

Lin PY, Huang SH, Chang HJ, Chi LY. The effect of rubber dam usage on the survival rate of teeth receiving initial root canal treatment: a nationwide population-based study. J Endod 2014;40(11):1733-1737.（文献5）

【研究の目的】

ラバーダム使用の有無が歯の生存率に及ぼす影響を調査すること。

【研究デザイン】

後ろ向き観察研究

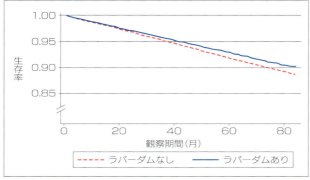

図3-1-2　2005〜2011年に治療された根管治療歯のラバーダム使用群と不使用群の累積生存率。

【研究対象】

台湾の全国地域人口データベースを元に2005〜2011年に初回治療（抜髄もしくは歯髄壊死）を受けた既根管治療歯51万7,234本。

【評価方法】

ラバーダムの有無、年齢、性別、歯種、ホスピタルレベル、RCT後のメインテナンスの頻度、全身的疾患（糖尿病、高血圧など）の因子が生存率に影響するか、Cox比例ハザード分析で検討する。

【おもな結果】

ラバーダムの有無は根管治療後の生存率に有意に影響する（ハザード比：0.81、95%信頼区間0.79〜0.84／図3-1-2）。ラバーダムの使用は根管治療のアウトカムを改善する。

ポストコアを築造する際にラバーダムの使用の有無は根管治療の予後に影響するのか

Goldfein J, Speirs C, Finkelman M, Amato R. Rubber dam use during post placement influences the success of root canal-treated teeth. Journal of Endodontics 2013 ; 39 : 1481-1484.（文献10）

【研究の目的】

鋳造ポストコアを合着する際にラバーダムを使用した場合と使用しない場合では、根管治療の成功率にどの程度影響するのか調査すること。

【研究デザイン】

後ろ向き観察研究

【研究対象】

米国・タフツ大学歯内療法クリニックにて、学生もしくは歯科医師が2008～2011年に根管治療とポストコアを施術した185名の患者を対象とした。以下の基準に従い研究対象歯を選択した。

- 術前に根尖透過像あるいは歯根膜腔の拡大が認められない（PAI≦2）
- 根管治療のクオリティが良好
- 鋳造ポストコアのセット時から少なくとも6か月以上の経過観察期間を経ている
- 6か月以内に抜歯された歯、ポスト形成時にパーフォレーションなど医原性のエラーが生じて予後不良と思われる歯などは対象外

表3-1-1　ポストコア合着の際にラバーダムを使用した場合と使用しなかった場合の成功率

	歯数（本）	観察期間中に透過像が認められた歯	成功（PAI≦2）	成功率（%）
ラバーダムなし	174	46	128	73.6
ラバーダムあり	30	2	28	93.3

【評価方法】

ラバーダム使用の有無は、ポストコア時にエックス線写真にクランプが写っているかどうかで判断した。根尖部透過像の有無は、最新のリコール時のエックス線写真で評価した。その有無と成功率の相関は、二変量一般化推定方程式モデルを用いて統計分析を行った。

【おもな結果】

ラバーダムなしグループの成功率は73.6%、ありグループの成功率は93.3%であり、両グループの間には統計学的有意差が認められた（**表3-1-1**）。根管治療においてはラバーダムを使用することが一般的であるが、加えて根管が開口状態になるポストコア築造時にもラバーダムの使用が必要であると示唆された。

3つの論文から言えること・わかること

ラバーダムの使用は根管治療の予後に影響を及ぼす。予知性の高い根管治療を実践するためには、無菌的環境で治療を行うことが重要であり、そのためにはラバーダム防湿を行うことが必須と認識すべきである。

参考文献

1. 吉川剛正，佐々木るみ子，吉岡隆知，須田英明．根管処置におけるラバーダム使用の現状．日本歯内療法学会雑誌 2003；24(3)：83-86.
2. Whitten BH, Gardiner DL, Jeansonne BG, Lemon RR. CURRENT TRENDS IN ENDODONTIC TREATMENT : REPORT OF A NATIONAL SURVEY. JADA 1996；127(9)：1333-1341.
3. Kakehashi S, Stanley HR, Fitzgerald RJ. The Effects of Surgical Exposures of Dental Pulps in Germ-Free and Conventional Laboratory Rats. Oral Surg Oral Med Oral Pathol 1965；20：340-349.
4. Jokinen MA, Kotilainen R, Poikkeus P, Poikkeus R, Sarkki L. Clinical and radiographic study of pulpectomy and root canal therapy. Scand J Dent Res 1978；86(5)：366-373.
5. Lin PY, Huang SH, Chang HJ, Chi LY. The effect of rubber dam usage on the survival rate of teeth receiving initial root canal treatment : a nationwide population-based study. J Endod 2014；40(11)：1733-1737.
6. Van Nieuwenhuysen JP, Aouar M, D'Hoore W. Retreatment or radiographic monitoring in endodontics. Int Endod J 1994；27(2)：75-81.
7. Abbott PV. Factors associated with continuing pain in endodontics. Aust Dent J 1994；39(3)：157-161.
8. Siren EK, Haapasalo MP, Ranta K, Salmi P, Kerosuo EN. Microbiological findings and clinical treatment procedures in endodontic cases selected for microbiological investigation. Int Endod J 1997；30(2)：91-95.
9. Möller AJ. Microbiological examination of root canals and periapical tissues of human teeth. Methodological studies. Odontol Tidskr 1966；74(5)：1-380.
10. Goldfein J, Speirs C, Finkelman M, Amato R. Rubber dam use during post placement influences the success of root canal-treated teeth. Journal of Endodontics 2013；39：1481-1484.

Chapter3　根管拡大・形成に関する迷信

  Ni-Ti製ロータリーファイルを使えば、十分な機械的拡大が可能である

エビデンスで検討すると…

  Ni-Ti製ロータリーファイルを使用したとしても機械的拡大には限界がある

機械的拡大の重要性

　根尖性歯周炎の原因は、根管内の細菌感染である。細菌を除去または減少させる手段として、機械的拡大、根管洗浄、根管貼薬の3つのオプションがある。このなかで機械的拡大が、もっとも重要な手段であることに異論はないであろう。

　Siqueira et al（1999）[1]の in vitro 実験では、細菌感染させた抜去歯を用いて根管形成前後でどのくらい細菌数が減少するかを評価したところ、生理的食塩水による洗浄と根管拡大により根管内細菌の90％以上を除去できたと報告されている。また Dalton et al（1998）[2]の根尖病変を有する歯牙を対象とした in vivo 実験においても、生理的食塩水による洗浄と機械的拡大によって根管内細菌の90％以上を除去できることを示唆している。しかしながら、ある程度拡大すると、それ以上大きく拡大しても細菌の減少効果にあまり変化がないことも示された。そのほかにも多くの文献では、根管形成を大きく拡大するほど、根管内の細菌除去効果が高まることが示唆されている。

　機械的拡大が根管内から細菌を除去する最も有効な手段であり、また拡大号数が大きくなるほどより多くの細菌が除去できることは明確である。一方で、歯種により一定以上拡大号数を大きくしても細菌数の減少には限界もある。

　いくつかの要因により機械的拡大の限界が存在することを理解しておかなければならない。

なぜ機械的拡大に限界があるのか

①歯の解剖学的要因

　Byström et al（1981）[3]は、根尖病変を有する単根歯を対象に次亜塩素酸ナトリウム（以下 NaOCl）など根管消毒剤は用いず、機械的拡大（拡大サイズ#40）のみでどこまで細菌の除去ができるか調べたところ、細菌数は1/100～1/1,000に減少できるものの、根管を無菌化（細菌培養陰性）できたのは対象歯の約半数であったと報告している。同様に Ørstavik et al（1991）[4]は拡大号数を大きく（拡大サイズ#45～80）した場合の効果を観察したところ、75％の根管が無菌化（細菌培養陰性）できたと報告している。これらは SS（ステンレススチール）製手用 K ファイルで根管拡大が行われたが、それに対し Dalton et al（1998）[2]は湾曲した下顎大臼歯近心根なども含めた根尖病変を有する根管を対象に Ni-Ti 製ロータリーファイルを用いて機械的拡大のみ行った。その結果28％の根管しか無菌化（細菌培養陰性）できなかったと報告している。機械的拡大でかなりの細菌数の減少が期待できるものの、すべての根管を無菌化（細菌培養陰性）することは実際のところ不可能である。Peters et al（2001）[5]は根管形成による根管形態の変化をマイクロ CT を用いて評価した。SS製手用 K ファイルと2種類の Ni-Ti 製ロータリーファイルで根管形成を行い、術前と根管形成後の容積と根管壁面の変化を比較したところ、根管壁の35％以上が未形成であったと報告している。どの程度、未形成エリアが残存するかは歯固有の根管形態に大きく影響を受け、逆にいうとインスツルメントによる差異はほとんどなかった。たとえ湾曲に追随しやすい Ni-Ti 製ロータリーファイルを用いて根管形成を行ったとしても、複雑な形態を有する根管系の全エリアを機械的に

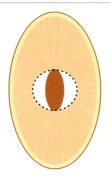
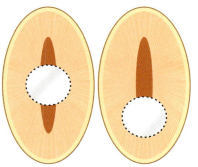
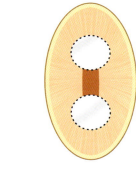

根管長径が短い場合	根管長径が長い場合
根管形成が可能である。	根管系をすべて形成すると歯質が非常に薄くなる部分ができたり、パーフォレーションが生じる危険性がある。おのずと根管形成が不可能なエリアが残存し、鍵穴状やダンベル状の形成にならざるをえない。

図3-2-1　楕円形根管の根管形成の限界。

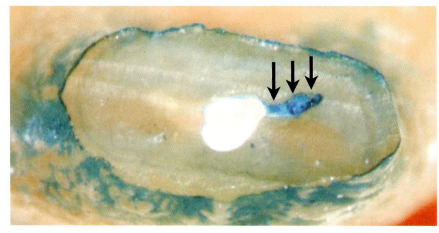

図3-2-2　楕円形根管形成の実際。円根管形成を行った抜去歯を根尖部1/3で切断した断面である。矢印の部分に注目。非切削エリアが残存し、鍵穴状の根管形成で止まっている。矢印部まで同心円状の根管形成を行うと、歯質の厚みを超えてパーフォレーションが生じてしまう。SS製手用KファイルやNi-Ti製ロータリーファイルを用いた根管形成法では、楕円形の根管形成を確実に行うことは困難である。

拡大するのは困難であることが証明されている。

②根管拡大の技術的限界

Wu et al (2000)[6]は180本の抜去歯の水平断面から根管形態と根管径を調べたところ、根管の半数以上は楕円形もしくはイレギュラーな形態を示していることを報告している。Ni-Ti製ロータリーファイルを用いて根管形成を行ったとしても、湾曲根管への追随性は高いものの、根管を同心円状にしか拡大できない。たとえ全周ファイリングなどのテクニックを用いたとしても、根尖部付近にはあまり有効ではない。現在の根管形成のテクニックでは根尖部付近の根管を円形にしか拡大することができず、楕円形の根管では未形成のエリアが残存してしまう可能性が高い。またKerekers & Tronstad (1977)[7〜9]は、根管の最大径と歯根の太さを比較したところ、そもそも根管の最大径に応じた十分な根管形成が不可能な歯が大多数であったと報告している（図3-2-1）。近年では楕円形に拡大形成を行うための新しいコンセプトをもつNi-Ti製ロータリーファイルが登場してきているが、ほとんどの製品は同心円状の拡大しかできず、楕円形根管を十分かつ安全（パーフォレーションなどを起こさないよう）に形成する術がないのが現状であろう（図3-2-2）。

たとえNi-Ti製ロータリーファイルを用いて根管形成を行ったとしても、その根管系すべてを十分に機械的に拡大するのはほぼ不可能であることを、われわれは認識しなければならない。

機械的拡大の限界を補うために

機械的拡大ができない非切削エリアについては、根管洗浄や貼薬で、残存する感染源に可能な限り対処せざるをえない。またそれでもどうしても残存してしまう細菌については、緊密な根管充填により細菌そのものを埋葬し、臨床的に不活性化することで対応することになる。したがって根管形成は、機械的拡大のみならず、根管洗浄や根管充填のためのスペースを作ることも重要な目的である。

要Check論文

マイクロCTを用いた4つの根管形成テクニックによる根管形態の変化の評価

Peters OA, Schönenberger K, Laib A. Effects of four Ni-Ti preparation techniques on root canal geometry assessed by micro computed tomography. Int Endod J 2001;34(3):221-230.（文献5）

【研究の目的】

4つの根管形成テクニックが、どの程度根管の体積と表面積を変化させるか比較検討すること。

【研究デザイン】

抜去歯を用いたin vitro研究。

【研究対象】

ヒト上顎大臼歯抜去歯40本。

【評価方法】

標本となる120根管を以下の4つのグループ（30本／グループ）に振り分け、それぞれの根管形成テクニックを評価した。根管の湾曲度は可能な限り均等に振り分けるよう考慮した。またすべての根管は、Gates-Gliddenburs(#1〜4)を用いてstep down法にて根管上部4mmをフレア形成し、作業長を決定した。

・グループ1：GTファイル

＃35(.12テーパー)でフレア形成後、クラウンダウン形成を行い、最終拡大は＃20(.08〜10テーパー)とした。

・グループ2：Ni-Ti製Kファイル

Balanced forceモーションで使用した。ステップバック法によりMB、DB根は＃40まで、P根は＃45まで拡大形成を行った。

・グループ3：Lightspeed

メーカー推奨の手順に従い、ステップバック法により根管形成を行った。MB、DB根は＃40、P根は＃45にてアピカルストップを形成した。

・グループ4：Profile

Profile.04を用いて、No.60からNo.15までクラウンダウン形成を行い、MB、DB根は＃40、P根は＃45にてアピカルストップを形成した。

すべての根管は2.5%NaOClと17%エチレンジアミン四酢酸(以下EDTA)で、1本のファイルを使用するごとに根管洗浄を行った。

また、すべての根管はマイクロCTを用いて術前・術後の根管を重ね合わせ（図3-2-3）、surface voxel数の変化を根管形成された部分として計算した。

【おもな結果】

おもな結果は表3-2-1に示したとおりである。根管形成により、根管の体積と表面積は増大した。根管形成前後を比べると、有意に根管形態は円形化され、根管径は増大し、根管全体が直線化される傾向にあった。しかしながら、どのファイルを使用したとしても根管表面積の35〜40%は未形成であった。

使用するファイルやテクニックによる有意差はなく、根管形態の差が大きく影響することが示唆された。

この論文から言えること・わかること

湾曲根管に対して追従性の高いNi-Ti製ロータリーファイルを用いて根管形成を行ったとしても、根管壁の多くに未形成エリアが残存している。機械的拡大が及ばない部分には、根管洗浄や根管貼薬、根管充填などで細菌の除去もしくは不活化を図ることが重要である。機械的拡大には限界があることを認識しなければならない。

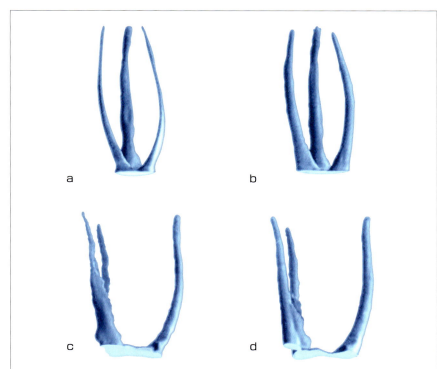

図3-2-3 マイクロCTによる根管形成前後の根管形態の比較(文献5より引用改変)。
近遠心方向での観察(**a**：根管形成前、**b**：根管形成後)。
頬舌方向での観察(**c**：根管形成前、**d**：根管形成後)。

表3-2-1 根管形成前後の根管ボクセルデータを重ね合わせて得られた相対値

	GTファイル n=29	Kファイル n=29	Lightspeed n=30	Profile .04 n=29	トータル n=117
voxels(×10³)	14.4±14.3	12.5±12.2	13.9±15.9	12.3±13.3	13.3±13.9
voxels(%)	43.1±21.8	35.1±18.6	37.5±22.4	36.8±20.6	38.1±20.8

根管形成前後の表面積を計算することにより、相対的な根管形態の変化を示している。各ファイル群における有意差はなかった。根管形成前後において根管内壁面のおよそ35～40%に変化がないことが示唆されている。

参考文献

1. Siqueira JF Jr, Lima KC, Magalhães FA, Lopes HP, de Uzeda M. Mechanical reduction of the bacterial population in the root canal by three instrumentation techniques. J Endod 1999；25(5)：332-335.
2. Dalton BC, Orstavik D, Phillips C, Pettiette M, Trope M. Bacterial reduction with nickel-titanium rotary instrumentation. J Endod 1998；24(11)：763-767.
3. Byström A, Sundqvist G. Bacteriologic evaluation of the efficacy of mechanical root canal instrumentation in endodontic therapy. Scand J Dent Res 1981；89(4)：321-328.
4. Ørstavik D, Kerekes K, Molven O. Effects of extensive apical reaming and calcium hydroxide dressing on bacterial infection during treatment of apical periodontitis: a pilot study. Int Endod J 1991；24(1)：1-7.
5. Peters OA, Schönenberger K, Laib A. Effects of four Ni-Ti preparation techniques on root canal geometry assessed by micro computed tomography. Int Endod J 2001；34(3)：221-230.
6. Wu MK, R'oris A, Barkis D, Wesselink PR. Prevalence and extent of long oval canals in the apical third. Oral Surg Oral Med Oral Pathol Oral Radiol Endod 2000；89(6)：739-743.
7. Kerekes K, Tronstad L. Morphometric observations on root canals of human anterior teeth. J Endod 1977；3(1)：24-29.
8. Kerekes K, Tronstad L. Morphometric observations on root canals of human premolars. J Endod 1977；3(2)：74-79.
9. Kerekes K, Tronstad L. Morphometric observations on the root canals of human molars. J Endod 1977；3(3)：114-118.

Chapter3 根管拡大・形成に関する迷信

 根管拡大は、できるだけ小さいサイズに留めたほうがよい

エビデンスで検討すると…

 細菌除去や根管洗浄を考慮すると、ある程度の拡大サイズが必要であろう

Wide or Narrow?

根管拡大に関して、どこまで拡大したらよいのか？という疑問については、議論の分かれるところである。そもそも従来のスチールファイルでは、根尖部を拡大しようとするとジップやパーフォレーションといった根管形成のエラーが生じやすく、実際には大きく拡大することができなかった。しかし、超弾性の特性を生かしたNi-Tiファイルの登場により、湾曲根管でもエラーなく拡大することが可能になった。意図する号数までエラーなく拡大できるインスツルメントの登場により、近年あらためて拡大サイズに関する議論が再燃してきている。

Saini et al (2012)[1] のランダム化比較試験では、根尖病変を有する歯髄壊死症例において、拡大号数が大きいほど治療の予後は良好であったと報告されている。しかし、根管治療の予後と拡大号数の大きさの関係を調べた信頼できる縦断研究はほとんどなく、この議論を結論づける十分なエビデンスは、いまだ存在しないといってよいであろう。

臨床研究による科学的根拠が乏しいなら、根管拡大号数を大きくするべきか、小さくてよいのかについて、どちらが生物学的あるいは解剖学的に妥当であるか、われわれは改めて考え直す必要がある。

拡大号数と細菌除去効果

拡大号数が大きいほど根管内の細菌除去効果が高いことは、多くの *in vitro*、*in vivo* 研究が示唆している。Dalton et al (1998)[2] は、根管洗浄剤を使用せず機械的拡大のみでどの程度細菌除去効果があるのか調べたところ、SS製手用Kファイルもしくは Ni-Ti 製ロータリーファイルのいずれを用いても、拡大号数が大きくなるほど顕著に細菌数が減少することを報告している。また Card et al (2002)[3] は、Dalton らの研究よりもさらに拡大号数を大きくした場合、拡大後の細菌培養陰性率が向上したと報告している。さらに Usman et al (2004)[4] は、拡大号数と根尖部デブリスの残存量との関係を調べたところ、根尖側付近は拡大号数が大きいほどデブリスの残存量が少なく、清掃効果が高いと報告している。

これらから、根管内に侵入した細菌を除去するためには、拡大号数が大きいほど有利であり、結果として根管治療の予知性が向上すると考えるのは妥当であろうと思われる。

ただし、拡大号数を大きくすると細菌除去効果が高まるものの、近代的な化学的機械的根管形成をいかなる拡大サイズまで行おうとも、細菌を完全に根管から排除することはできない（**表3-3-1**）[5]。

拡大号数と根管洗浄

機械的拡大には限界があり、根管洗浄の併用が重要であることはいうまでもない。根管形成の目的として、根管洗浄の効率を高めるために、必要な根管内スペースを確保することが挙げられる。

根管洗浄のためには、洗浄針がより根尖方向深く挿入できることが重要である。Falk et al (2005)[6] は、抜去した犬歯の根管内に蛍光菌を感染させ、その発光量を測定することによって、根管洗浄によりどの程度細菌数が変化するのか調査した。その結果、#60程度の拡大を行えば有意に細菌除去効果が高いこと、洗浄針が作業長終末より1mmアンダーの位置まで届くこ

表3-3-1　根管拡大と細菌の減少についてのレビュー（文献5より引用改変）

論文、著者	サンプルサイズ	対象歯	方法	細菌の減少量（機械的拡大）	細菌の減少量（化学的機械的拡大）	拡大サイズ	テーパー	洗浄剤
McGurkin-Smith et al, 2005	31	根尖性歯周炎＆歯髄壊死	滅菌ペーパーポイント	1.01 9 107-6.60 9 106	1.01 9 107-8.25 9 101	45〜90	0.08〜0.12	5.25% NaOCl,EDTA & Ca(OH)$_2$
Nair et al, 2005	16	根尖性歯周炎＆歯髄壊死	組織学的調査	NA	Microbes in ML=MB canals =8 specimens	25	0.02	5.25% NaOCl & 17% EDTA.
Card et al, 2002	40	根尖性歯周炎＆歯髄壊死	滅菌ペーパーポイント	6.0 9 107-NA (only it was significant S1-S2, P < 0.0001)	6.0 9 107-NA (only it was significant S1-S3 P < 0.0001)	36〜59	0.04	1% NaOCl, Ca(OH)$_2$
Shuping et al, 2000	42	根尖性歯周炎＆歯髄壊死	滅菌ペーパーポイント	Log10 5.5 log10 4.03	Log10 5.5 - log10 1.27	35<	0.04	1.25% NaOCl
Dalton et al, 1998	48	根尖性歯周炎＆歯髄壊死	滅菌ペーパーポイント	Log10 4.60 log10 3.02	Log10 4.60 - log10 2.22	35〜60	0.02, 0.04	Saline, Ca(OH)$_2$
Yared & Bou Dagher, 1994	60	根尖性歯周炎＆歯髄壊死	滅菌ペーパーポイント	Size 25: Log10 〜6.8 log10 〜2.6	Log10 〜6.8 - log10 〜0.5	25	0.02	1% NaOCl, Ca(OH)$_2$
Ørstavik et al, 1991	23	根尖性歯周炎＆歯髄壊死	滅菌ペーパーポイントとリーマー先端をカット	Log10 4.8 log10 4.1	Log10 4.8 - log10 3.5	35〜	0.02	Saline, Ca(OH)$_2$

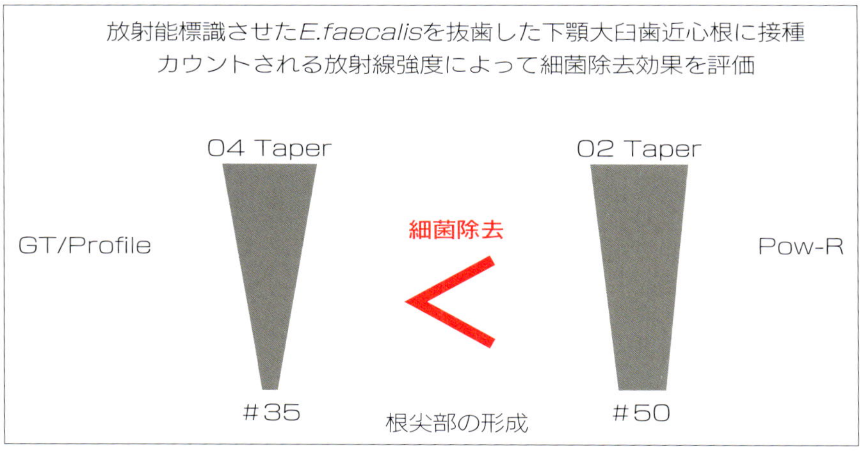

図3-3-1　根管形成のテーパーと拡大サイズによる細菌除去効果の違い（文献6より引用改変）。テーパーを付与することよりも、拡大号数を大きくすることのほうが細菌除去効果が高いことが示されている。

とが重要であると結論づけている。

一般的に根管洗浄に使われる洗浄針の外径がおよそ0.3〜0.6mmであることを考慮すると、少なくとも#35以上の根管拡大が必要であることは容易に想像できる。

拡大号数 vs テーパー形成 どちらが重要か？

拡大号数を大きくしようとすると、ジップ形成やエルボー形成など根管形成のエラーが生じやすい。また歯質の過剰切削に対し、拡大号数をできるだけ最小限にとどめ、その代わりにテーパー形成を十分に付与するという考え方がある。臨床的に果たしてどちらの考え方が有効であろうか？

Rollison et al（2002）[7]の in vitro 研究では、テーパーを付与することよりも、拡大号数を大きくすることのほうが細菌除去効果が高いことが示されている（図3-3-1）。ファイルのテーパーが増大すると、ファイル自体の柔軟性が大きく損なわれ、結果的に根管形成のエラーが生じやすい。また根管上部の歯質の過剰切削につながる。それに対し、テーパーの弱いファイルを用いて、拡大号数を大きくすれば、エラーの少ない根管形成で十分な細菌除去が達成できる。

根管拡大のメリット

根管を拡大することは、以下のような点で有利であると考えられる。
①根管内の細菌をより多く除去できる
②洗浄針を根尖近くまで挿入することが可能になり、根尖部の洗浄効果が向上する
③根尖部のマスターコーンの適合が改善される

実際の臨床では、根管の感染程度や歯根の形態などを考慮しながら、過剰切削にならない範囲で可及的に大きく拡大することが重要と考えられる。

要Check論文

根管拡大サイズが予後に及ぼす影響について：ランダム化比較研究

Saini HR, Tewari S, Sangwan P, Duhan J, Gupta A. Effect of different apical preparation sizes on outcome of primary endodontic treatment: a randomized controlled trial. J Endod 2012;38(10):1309-1315.（文献1）

【研究の目的】

下顎第一大臼歯において、根管拡大サイズが根管治療のアウトカムに及ぼす影響について評価する。

【研究デザイン】

ランダム化比較研究

【研究対象】

インド・Sharma大学に2009～2011年に紹介された患者の中で、根尖性透過像（2mm以上）が存在する歯髄壊死した下顎第一大臼歯を有する167名の患者。

【材料および方法】

167名の患者をランダムに以下のグループに振り分けた。

A：Initial Binding File *1 から2号上まで拡大
B：Initial Binding File から3号上まで拡大
C：Initial Binding File から4号上まで拡大
D：Initial Binding File から5号上まで拡大
E：Initial Binding File から6号上まで拡大

*1 Initial Binding File（IBF）：最初に狭窄感を感じたファイル。臨床的に計測される根管径。

GGバーを用いてストレートラインアクセスを形成し、終了後に電気的根管長測定器（Root ZX）を用いて作業長を決定した。その後、スチールファイルで0.5mmずつステップバック法にて根管形成し、各サイズで拡大形成ごとに3%NaOCl（洗浄針27G）5mlで根管洗浄を行った。また、ファイリングごとに#10-Kファイルで作業長を0.5～1.0mm超える程度に穿通確認（patency filing）を行った。

最終形成後に17%EDTA 5mlと3%NaOCl 5mlで根管洗浄を行い、1週間の水酸化カルシウム貼薬（2%クロルヘキシジン配合）を行った。根管貼薬後に側方加圧充填（ガッタパーチャー＋ユージノールシーラー）にて根管充填を行った。

【評価方法】

129名の患者が治療後12か月経過時のリコールに応じ、主要評価項目である根尖透過像についてPAI scoresによる評価を行った。あわせて、疼痛、打診痛、根尖相当部の触診痛、瘻孔、歯肉の腫脹、動揺の有無や歯周ポケットの悪化などの臨床評価も行った。

PAIスコアについては、Wilcoxonの順位和決定法による統計解析を行った。性別や年齢、喫煙の有無、Initial Binding File、最終拡大号数などの項目と治療の結果との関係について、多変量解析を行った。

【おもな結果】

すべてのグループでPAIスコアの改善が認められた。それぞれのグループの成功率は A：48%、B：71.43%、C：80%、D：84.61%、E：92%であった。

グループA（Initial Binding Fileから2号上まで拡大）だけが、統計学的に有意に成功率が低かった（**表3-3-2**）。回帰分析の結果、最終拡大号数とPAIスコアの改善には正の相関があった（β=0.037 P=.001、**表3-3-3**）。

この論文から言えること・わかること

サンプル数が少ないことや脱落者の扱いなど、いくつかの問題点があるが、臨床的根管径からどれだけ大きく拡大すればよいのかを検討した本論文の意義は大きい。

病変が存在する感染根管治療では、拡大号数をある程度大きくしたほうが予後が良いと思われる。

表3-3-2 12か月後に治癒しているかどうかの評価

グループ	治癒（PAIスコア2以下）（%）	治癒不全（PAIスコア3以上）（%）	改善（%）
A（IBFから2号上まで拡大）(n=25)	48 (n=12)	52 (n=13)	100
B（IBFから3号上まで拡大）(n=28)	71.43 (n=20)	28.57 (n=8)	100
C（IBFから4号上まで拡大）(n=25)	80 (n=20)	20 (n=4)	100
D（IBFから5号上まで拡大）(n=26)	84.61 (n=22)	15.38 (n=4)	100
E（IBFから6号上まで拡大）(n=25)	92 (n=23)	8 (n=2)	100

　拡大号数が大きくなるほど、治癒率が高いことが示唆される。カイ二乗検定にてグループA（IBFから2号上まで拡大）が他グループと比べ有意に治癒率が低いことが示された。

表3-3-3 PAIスコアにおける病変の改善と従属要因との相関（重回帰分析）。成功率と強い相関を示すのは最終拡大号数であり、年齢、性別、喫煙、initial binding file（IBF）は成功率にあまり影響を及ぼさないことが示された。

決定要因	標準誤差	標準回帰係数	P値
IBF	0.028	−0.24	0.787
最終拡大号数	0.01	0.323	c
年齢	0.006	0.044	0.627
性別	0.154	0.13	0.193
喫煙	0.196	−0.8	0.417

参考文献

1. Saini HR, Tewari S, Sangwan P, Duhan J, Gupta A. Effect of different apical preparation sizes on outcome of primary endodontic treatment：a randomized controlled trial. J Endod 2012；38(10)：1309-1315.
2. Dalton BC, Orstavik D, Phillips C, Pettiette M, Trope M. Bacterial reduction with nickel-titanium rotary instrumentation. J Endod 1998；24(11)：763-767.
3. Card SJ, Sigurdsson A, Orstavik D, Trope M. The effectiveness of increased apical enlargement in reducing intracanal bacteria. J Endod 2002；28(11)：779-783.
4. Usman N, Baumgartner JC, Marshall JG. Influence of instrument size on root canal debridement. J Endod 2004；30(2)：110-112.
5. Aminoshariae A, Kulild J. Master apical file size - smaller or larger：a systematic review of microbial reduction. Int Endod J 2015；48(11)：1007-1022.
6. Falk KW, Sedgley CM. The influence of preparation size on the mechanical efficacy of root canal irrigation in vitro. J Endod 2005；31(10)：742-745.
7. Rollison S, Barnett F, Stevens RH. Efficacy of bacterial removal from instrumented root canals in vitro related to instrumentation technique and size. Oral Surg Oral Med Oral Pathol Oral Radiol Endod 2002；94(3)：366-371.

Chapter3　根管拡大・形成に関する迷信

　根管径をもとに拡大サイズを決定するべきである

エビデンスで検討すると…

　適切な拡大サイズを決める方法はない

適切な拡大サイズを決める方法はない

根管拡大をどこまで行うかという問題について考えると、
- 十分な感染除去と根管内の清掃が達成されている
- 根管洗浄のための十分なスペースが確保されている
- 緊密な根管充填が可能な根管形態に整えられている
- 歯の脆弱化をできるだけ予防する最小限の切削量

などが具備すべき要件であると考えられる。しかしながら、具体的な拡大号数について、臨床的に決定する方法はいまだ確立されていない。

解剖学的平均値から拡大号数を考える

一般的に、作業長終末位置は根尖最狭窄部付近に設定されることが多い。そのためかねてより、根尖最狭窄部の解剖学的平均値に準じて拡大サイズを決定するという考えかたが提唱されている。

Kuttlerr et al(1955)[1]の研究によると、根尖付近の解剖は加齢により象牙質・セメント質が添加され、さまざまに変化するが、根尖最狭窄部付近の径は一様に218〜331μmであったと報告している(図3-4-1)。この古典的研究に準ずると、どの根管も#25〜35の拡大で十分という解釈になってしまう。

Wu et al (2000)[2]は、180本の抜去歯を用いて根管の水平断面を観察した。根尖付近の根管形態は、多くの根管が楕円形であった。特に長径が短径の倍以上である長楕円形根管は、実に4分の1の根管に観察されたと報告している(図3-4-2)。

近年の報告では、根管の多くが楕円形もしくはイレギュラーな形態をしており、その根管幅径は大きなバラツキがあることが示されている。したがって、解剖学的研究で報告されている根管径の平均値から拡大サイズのガイドラインをつくることは難しい。

また Baugh & Wallace(2005)[3]が指摘するように、それぞれの研究においてサンプル数が少なかったり、あるいは湾曲した根尖部付近の根管長軸に対して垂直的な断面を得るのが難しいなど、研究上の問題も考慮しなければならない。すなわち、多くの研究で計測された根管径自体が、かならずしも真の根管径を表しているとはいえないのである。

根管径の実測値から拡大号数を考える

Weine et al (1972)[4]は、実際の臨床において個々の根管に応じて拡大号数を決定すべきであり、最初に狭窄感を感じたファイル(Initial Binding File)から3号上まで拡大するという基準を提唱した。この考えかたでは、以下の2点について検討しなければならない。
- 根管径の計測は可能か？(Initial Binding File は正確か？)
- 3号上まで拡大すれば十分なのか？

Wu et al(2002)[5]は、湾曲した抜去予定の下顎小臼歯を対象に、作業長で狭窄感を感じるファイル号数(Intial Blinding File)と根管径が一致するか調査したところ、90%以上の根管でファイルは根管短径より小さかったと報告している。すなわち Initial Binding File による根管径の計測は、小さく測定される傾向にあり、それをもとに拡大サイズを決定することは不確かな結果になりやすい。また、「たとえ根管径が正確に測定できたとしても、3号上まで拡大すれば十分であろうか？」という問題を考えなければならない。

特に感染根管などでは、象牙細管内に侵入した細

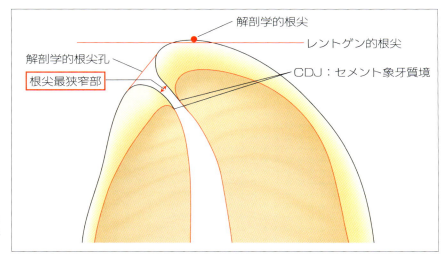

図3-4-1 根尖部の解剖。Kuttler et al（1955）[1]の古典的概念では、根尖再狭窄部の平均値は0.25〜0.35mm。

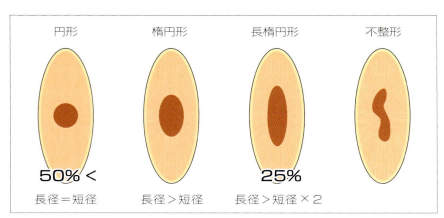

図3-4-2 Wu et al（2002）[2]の解剖学的研究によれば、多くの根管が楕円形もしくはイレギュラーな形態をしており、その場合、根管径は長径と短径に分けて考える必要がある（文献2より引用改変）。

菌のことも考慮に入れる必要があろう。Love et al（1996）[6]は、in vitroの研究において根尖部で細菌が60μmほど象牙細管内へ侵入したと報告している。また、Baugh & Wallacel（2005）[3]は、細菌の侵入深度は部位や細菌種によってさまざまであると述べている。細菌が象牙細管内に侵入することは明らかであるが、どこまで侵入しているかを臨床上知ることはできない。

したがって、細管内に侵入した細菌は、できるだけ除去することが理想であるが、そのための適正な拡大サイズを決定することは不可能であり、過剰な歯質の切削はその後の歯根破折などのトラブルを起こすリスクを高めることになる。

単純に3号上まで拡大すれば、残存歯髄組織や感染象牙質まで除去できるという保証はまったくない。適切な拡大サイズを正確に決定する方法は今のところないといってもよいであろう。

実際の臨床では

根管や根尖孔の多くは円形ではなく楕円形をしている。したがって作業幅径は、根管の短径と長径を分けて考える必要がある。

最初に作業長終末点で根管にバインド（適合）するファイル号数を測定する。このファイルをIBF（Initial Bind File）とし、これは根管短径の近似値である。この際、根管にバインドするファイルをより正確に触知するためには、フレア形成を十分に行い、上部の規制をできるだけ取り除くことが重要である。根管の長径を正確に知る方法はないが、根尖部の根管の多くは楕円形であることを考え、IBFからISOサイズで3〜5号（0.15〜0.25mm）までサイズアップした号数を作業幅径とする。また解剖学的研究に示された根尖孔の大きさも重要な参考値となる。くわえて、根管洗浄に必要な拡大サイズ、根管の湾曲度、歯根の太さなども考慮したうえで、総合的に判断することになろう。

要Check論文

根尖部の顕微鏡を用いた観察研究

Kuttler Y. Microscopic investigation of root apexes. J Am Dent Assoc 1955 ; 50 : 544-552.（文献1）

【研究の目的】
根尖部の解剖学的構造を顕微鏡観察に基づいて検討すること。

【研究デザイン】
死体解剖を用いた観察研究。

【研究対象】
18～25歳と55歳以上の検体から抜去した歯のうち402本の根管。

【観察方法】
およそ半数を頬舌的、残り半数を近遠心的に分割し光学顕微鏡で観察した。

【おもな結果】
根尖最狭窄部（minor diameter）は解剖学的根尖孔から平均524～359μm内側に位置し、その平均直径は254～299μmであった（図3-4-3）。

根尖1/3長楕円形根管の発生頻度と根管形態に関する研究

Wu MK, Roris A, Barkis D, Wesselink PR.Prevalence and extent of long oval canals in the apical third. Oral Surgery, Oral Medicine, Oral Pathology, Oral Radiology, and Endodontology 2000 ; 89(6) : 739-743.（文献2）

【研究の目的】
根尖部の根管径を調べ、楕円形根管の頻度と楕円の広がりについて検討すること。

【研究デザイン】
180本のヒト抜去歯。

【研究対象】
根尖から歯冠側方向に1、2、3、4、5mmの部位で水平断面の切片を作製し、光学顕微鏡にて根管径を測定した。

【おもな結果】
1,181個の水平断面切片のうち293個（25％）が長楕円形（長径が短径の2倍以上）の根管であった（表3-4-1）。歯種によっては50％以上の根管が長楕円形を呈していた。ほとんどの根管では根尖に近づくほど楕円形から円形の形態を示していた。根管径はかなり広いばらつきを示した。

根尖部5mmの多くの根管は楕円形であり、特に長楕円形根管では、パーフォレーションや歯質を薄くすることなく拡大形成を行うことは不可能である。

2つの論文から言えること・わかること

根管径は水平断面で観察すると、多くの根管では楕円形をしている。ファイルの抵抗感などにより根管径を測定することは不確実であり、そもそもそれで計測できるのは短径である。どの程度の楕円の広がりがあるのかを臨床的に知ることは不可能であり、適切な根管拡大号数を決定する方法は存在しない。円形にしか拡大する術がない現状においては、楕円形根管の機械的拡大は、どうしても不十分な部位が残存してしまうことを認識すべきである。

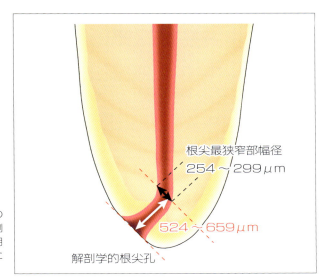

図3-4-3 根尖最狭窄部 (minor diameter) の解剖学的根尖孔からの位置。根尖最狭窄部は解剖学的根尖孔から平均524～659μm 内側に位置し、その平均直径は254～299μmであった (文献1より引用改変)。加齢によりセメント質が添加され、根尖最狭窄部はより内側に位置するようになる。

表3-4-1 根尖から1、2、5mm 歯冠側寄りの根管系の中央値 (range)

	頬舌径			近遠心径		
	1mm	2mm	5mm	1mm	2mm	5mm
上顎						
中切歯	0.34 (0.15～0.69)	0.47 (0.19～0.94)	0.76 (0.30～1.20)	0.30 (0.14～0.59)	0.36 (0.17～0.72)	0.54 (0.27～0.99)
側切歯	0.45 (0.27～0.83)	0.60 (0.30～1.18)	0.77 (0.46～1.30)	0.33 (0.19～0.54)	0.33 (0.17～0.51)	0.47 (0.24～0.76)
犬歯	0.31 (0.16～0.58)	0.58 (0.31～0.89)	0.63 (0.41～1.26)	0.29 (0.11～0.50)	0.44 (0.24～0.57)	0.50 (0.29～0.67)
小臼歯						
単根管	0.37 (0.16～1.35)	0.63 (0.27～1.26)	1.13 (0.47～2.24)	0.26 (0.14～0.37)	0.41 (0.23～0.67)	0.38 (0.29～0.49)
頬側	0.30 (0.23～0.33)	0.40 (0.12～0.67)	0.35 (0.29～1.16)	0.23 (0.20～0.27)	0.31 (0.07～0.52)	0.31 (0.20～0.62)
舌側	0.23 (0.17～0.29)	0.37 (0.26～0.80)	0.42 (0.23～0.67)	0.17 (0.17～0.19)	0.26 (0.20～0.51)	0.33 (0.18～0.50)
大臼歯						
近心単根管	0.43 (0.09～0.99)	0.46 (0.34～0.96)	0.96 (0.34～2.67)	0.22 (0.13～0.39)	0.32 (0.13～0.53)	0.29 (0.15～0.56)
MB1	0.19 (0.12～0.26)	0.37 (0.29～0.91)	0.46 (0.23～1.11)	0.13 (0.08～0.18)	0.27 (0.11～0.41)	0.32 (0.16～0.50)
MB2	0.19 (0.14～0.23)	0.31 (0.22～0.60)	0.38 (0.19～1.21)	0.16 (0.15～0.16)	0.16 (0.09～0.23)	0.16 (0.09～0.35)
遠心根	0.22 (0.07～0.73)	0.33 (0.18～1.33)	0.49 (0.24～1.54)	0.17 (0.07～0.39)	0.25 (0.15～0.31)	0.31 (0.20～0.60)
口蓋根	0.29 (0.09～0.45)	0.40 (0.12～0.59)	0.55 (0.31～0.91)	0.33 (0.11～0.72)	0.40 (0.27～0.94)	0.74 (0.31～1.45)
下顎						
切歯	0.37 (0.13～0.80)	0.52 (0.28～0.98)	0.81 (0.29～1.80)	0.25 (0.12～0.33)	0.25 (0.12～0.51)	0.29 (0.19～0.49)
犬歯	0.47 (0.18～0.75)	0.45 (0.28～0.71)	0.74 (0.48～1.68)	0.36 (0.18～0.72)	0.36 (0.28～0.63)	0.57 (0.34～0.85)
小臼歯						
単根管	0.35 (0.20～0.80)	0.40 (0.29～1.01)	0.76 (0.52～1.67)	0.28 (0.16～0.54)	0.32 (0.17～0.67)	0.49 (0.26～0.80)
頬側	0.20 (0.20～0.62)	0.34 (0.27～0.62)	0.36 (0.20～1.05)	0.23 (0.23～0.28)	0.29 (0.28～0.48)	0.41 (0.30～1.10)
舌側	0.13 (0.12～0.15)	0.32 (0.24～0.38)	0.37 (0.16～1.08)	0.18 (0.10～0.23)	0.21 (0.17～0.34)	0.17 (0.12～0.54)
大臼歯						
近心単根管	0.45 (0.06～0.60)	0.80 (0.37～1.45)	2.11 (0.48～2.89)	0.22 (0.11～0.54)	0.30 (0.14～0.55)	0.29 (0.17～0.50)
近心頬側根管	0.40 (0.20～0.52)	0.42 (0.28～0.77)	0.64 (0.41～1.26)	0.21 (0.19～0.39)	0.26 (0.18～0.38)	0.32 (0.24～0.42)
舌側頬側根管	0.38 (0.32～0.67)	0.44 (0.24～1.08)	0.61 (0.12～0.89)	0.28 (0.23～0.37)	0.24 (0.16～0.42)	0.35 (0.12～0.63)
遠心根	0.46 (0.28～1.69)	0.50 (0.23～1.73)	1.07 (0.58～2.78)	0.35 (0.18～0.69)	0.34 (0.18～0.61)	0.59 (0.33～0.82)

参考文献

1. Kuttler Y. Microscopic investigation of root apexes. J Am Dent Assoc 1955; 50: 544-552.
2. Wu MK, Roris A, Barkis D, Wesselink PR. Prevalence and extent of long oval canals in the apical third. Oral Surgery, Oral Medicine, Oral Pathology, Oral Radiology, and Endodontology 2000; 89(6): 739-743.
3. Baugh D, Wallace J. The role of apical instrumentation in root canal treatment: a review of the literature. J Endod 2005; 31(5): 333-340.
4. Weine F. Endodontic therapy. St. Louis: C.V. Mosby, 1972.
5. Wu MK, Barkis D, Roris A, Wesselink PR. Does the first file to bind correspond to the diameter of the canal in the apical region? Int Endod J 2002; 35(3): 264-267.
6. Love RM. Regional variation in root dentinal tubule infection by Streptococcus gordonii. J Endod 1996; 22: 290-293.

Chapter3　根管拡大・形成に関する迷信

作業長は電気的根管長測定器で正確に決定できる

エビデンスで検討すると…

エックス線写真を併用しながら慎重に決定するべきであろう

作業長終末位置とは

根管治療のゴールは、根管内のデブライドメントと封鎖による感染のコントロールといえる。根管内の歯髄組織や細菌を可及的に過不足なく除去し、かつ根尖外歯周組織にダメージを与えないためには、作業長の終末位置を正しく決定することが重要である。

作業長終末位置は、一般的に解剖学的根尖孔（図3-5-1）より内側に設定することが多い。Sjögren et al（1990）[1]は根管充填の質が根管治療の予後にどのような影響を及ぼすか調査したところ、レントゲン的根尖から2mm アンダー以内までに根管充填されている場合が最良であったと報告している。同様に、エックス線写真上でややアンダーに根管充填されている場合がもっとも予後がよいことが、多くの疫学調査で示唆されている。

解剖学的にいえば、根尖最狭窄部に作業長終末を設定するのが生物学的にみてもっとも妥当であると思われる〔Ricucci（1998）[2]、Ricucci & Langeland（1998）[3]〕。しかし、Dummer et al（1984）[4]によると、根尖最狭窄部の位置と形態はさまざまであり、その位置を正確に特定することは困難である（図3-5-2）。

したがって、作業長終末は、解剖学的根尖孔から内側の位置に術者が便宜的に決定せざるをえない。臨床的には、解剖学的根尖孔から0.5〜1.0mm 歯冠側の位置が妥当であると思われる。

電気的根管長測定器の歴史

作業長（根管長）を測定する方法として、
①解剖学的平均歯根長
②手指感覚による探索
③エックス線写真による測定
④電気的根管長測定器による測定

などが挙げられる。特に現代では、電気的根管長測定器を用いた測定法が標準となってきている。

電気的根管長測定器については、抜歯予定歯を対象にしたin vivo 研究から、口腔内環境を模倣したin vitro 研究まで、さまざまな見地からその正確性が検証されてきている。第一世代のものはエックス線写真と比べけっして正確なものではなかったが、第二世代になり抵抗値測定からインピーダンス測定の周波数タイプに変化して正確性が増した（しかしNaOClなど根管洗浄剤の併用はできなかった）。第三世代になると、多周波数法の採用により根管末端からの距離が予測できるようになった。

原理的に考えると、電気的根管長測定器はファイルが根尖孔を飛び出て歯根膜に触れたところがもっとも測定値が安定している。Ounsi & Naaman（1999）[5]は、抜去歯を用いた実験で電気的根管長測定器（RootZX）を用いてAPEXと0.5値の位置のどちらが正確に計測できるか比較したところ、APEXでの計測値のほうがバラツキが少なかったと報告している。APEXとはファイルが歯根膜に到達した値であり、それは解剖学的根尖孔の位置と解釈できる。そこから歯冠側寄りの位置に作業長終末位置を設定すれば、バラツキも少なく安定した計測ができる。

作業長決定の実際

電気的根管長測定器は、根尖部の吸収がある場合や穿通の有無などによって影響を受ける。

したがって、電気的根管長測定器の値を鵜呑みにせず、

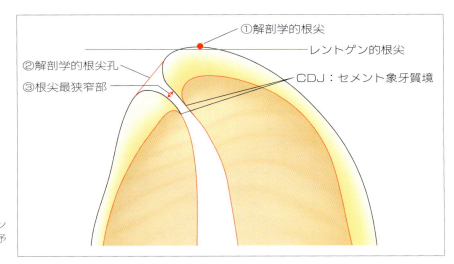

図3-5-1 根尖部の解剖学的模式図。
①解剖学的根尖（レントゲン的根尖）
②解剖学的根尖孔
③根管再狭窄部（生理的根尖孔）
　レントゲン的根尖から1～2mmアンダーの位置まで根管充填されている場合が予後が良いとされている。

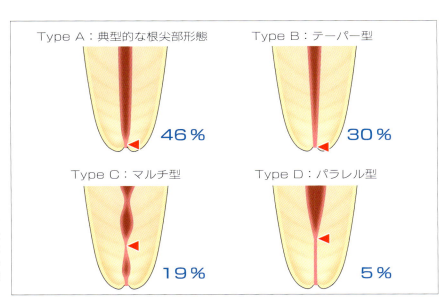

図3-5-2 根尖最狭窄部の解剖（文献4より引用改変）。典型的な根尖最狭窄部の形態を有する根は半分にも満たない。手指感覚による探索だけでなく、電気的根管長測定器やエックス線写真など、いくつかの手法も併用して作業長終末位を決定する必要がある。

エックス線写真の併用により、誤差を防ぎ正しい作業長を決定することが重要である。
　実際の臨床においては電気的根管長測定器でApex（解剖学的根尖孔）を測定し、そこから根尖再狭窄部が存在しているであろう位置として－1mm引いた距離を作業長終末位として便宜的に決定する。エックス線写真上の根尖から1～2mmアンダーの位置であり、アウトカム研究でもっとも予後良好とされる位置とおおよそ一致するであろう。あわせて、デンタルエックス線写真にて根管長測定が正確に行われているかを併用して確認することで、臨床上のエラーは回避できる。

要 Check 論文

Root ZX の信頼性に関する *in vitro* 研究

Ounsi HF, Naaman A. In vitro evaluation of the reliability of the Root ZX electronic apex locator. Int Endod J 1999;32(2):120-123.（文献 4 ）

【研究の目的】
　電気的根管長測定器 Root ZX で測定した根管長と実際の根管長を比較することにより、その正確性を検討する。

【研究デザイン】
　In vitro 研究

【研究対象】
　39本の抜去した単根歯。

【材料および方法】
・対象歯の歯冠をセメント - エナメル境（CEJ）で歯冠をカットし、根尖部は歯周組織の状態を再現するため、0.9％塩化ナトリウムジェルの中に植立した。
・根管内は5.25％NaOClを満たした状態で根管長を測定した。
・根管長は#10-K ファイルを用いて、メーター表示の"Apex"ポイントと"根尖孔から0.5mm ショート"ポイントでの長さを測定した。次に #15- K ファイルを用いて6倍拡大視野にて根尖孔からファイル先端が確認されるまで挿入し、そのときの長さを真の根管長とした。術者は2人で行った。
・電気的根管長測定器で計測された根管長と真の根管長の差を計測した。

【評価方法】
　根管長の差は Student t 検定で比較し、その平均値と標準偏差で正確さを検討した。

【おもな結果】
・術者や観察者による差はなかった。
・±0.5mm を許容される誤差とするならば、"APEX"ポイントの計測値の85％は正しく計測されていた。それに対し、"根尖孔から0.5mm ショート"ポイントでは50％程度しか正しく計測されていなかった（**図3-5-3**）。
・Root ZX は根尖孔から0.5mm の位置を正確に測定する性能はない。あくまで根尖孔（解剖学的根尖孔 major diameter）を計測するために用いるべきである。

この論文から言えること・わかること

　電気的根管長測定器は、歯髄組織と歯根膜組織の境界となる解剖学的根尖孔の位置がもっとも正確に測定できる。したがって臨床では、そこから0.5〜1.0mm アンダーの位置を作業長終末と便宜的に決定すればよい（**図3-5-4**）。

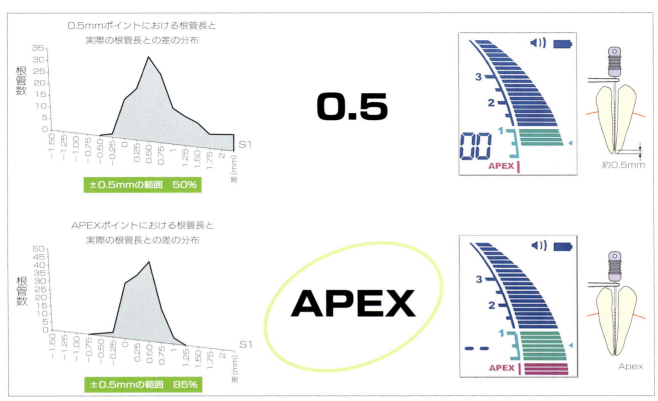

図3-5-3 メーター表示の"Apex"ポイントと"根尖孔から0.5mmショート"ポイントの、各計測点における実際の根管長との差の分布。±0.5mmを許容される誤差をするならば、"APEX"ポイントの計測値の95%は正しく計測されていた。それに対し、"0.5"ポイントでは50%程度しか正しく計測されていなかった（文献4より引用改変）。

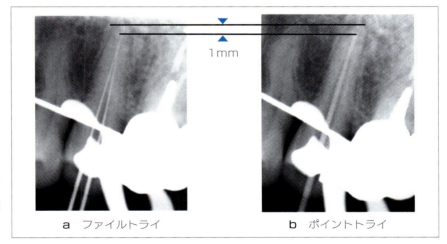

図3-5-4a, b ファイルトライとポイントトライ。
「ファイルが適切な位置に設定されているか？」
「ポイントがファイルトライの－1mm付近にストップしているか？」
に注目する。

参考文献

1. Sjögren U, Hagglund B, Sundqvist G, Wing K. Factors affecting the long-term results of endodontic treatment. J Endod 1990；16(10)：498-504.
2. Ricucci D. Apical limit of root canal instrumentation and obturation, part 1. Literature review. Int Endod J 1998；31(6)：384-393.
3. Ricucci D, Langeland K. Apical limit of root canal instrumentation and obturation, part 2. A histological study. Int Endod J 1998；31(6)：394-409.
4. Dummer PM, McGinn JH, Rees DG. The position and topography of the apical canal constriction and apical foramen. Int Endod J 1984；17(4)：192-198.
5. Ounsi HF, Naaman A. In vitro evaluation of the reliability of the Root ZX electronic apex locator. Int Endod J 1999；32(2)：120-123.

Chapter3　根管拡大・形成に関する迷信

細菌培養検査は根管拡大の目安として有効である

エビデンスで検討すると…

臨床的意義は少ない

歯内病変の主な原因は細菌である。根管内の細菌学的状態と根管治療の予後との関係はいくつかの研究で示されている。

根管内の細菌培養陰性を「根管充填のタイミング」の指標とする考えかたは、実に50年前から議論されている。近年では嫌気培養に対応したシステムも販売され、根管形成の終了を細菌培養の結果で判断する臨床家も少なくない。細菌培養試験が実際の臨床で重要な指針となりうるのか検討してみたい。

細菌培養の陽性・陰性と治療結果の相関

根管内細菌の存在と根尖病変の発症についての因果関係は疑う余地がないが、臨床における細菌培養検査の結果と治療成績との関係は複雑である。

Sjögren et al(1997)[1]は53本の感染根管を1回で根管治療を終了させ(根管貼薬なし)、その際、根管充填前に細菌培養を行った。充填時に細菌培養陽性の根管では、陰性の根管と比較して有意に治癒率が悪かった。

しかしながら、いくつかの無作為臨床試験を対象にした Sathorn et al(2005)[2]のメタ分析において、1回で根管治療を終了する場合と水酸化カルシウムによる貼薬を行い複数回の根管治療を行った場合の治療成績を比較すると、その治癒率において有意差は認められなかった。

Shuping et al(2002)[3]が報告しているように、NaOCl 溶液による根管洗浄や水酸化カルシウム貼薬により、多くの根管が細菌培養陰性に転ずることが示されている。しかし、臨床結果に影響を及ぼす因子は、根管充填前の細菌培養試験の結果だけではない。術前の透過像の有無や根管充填の質、根管治療後の修復物のクオリティなど、宿主と細菌との関係に影響を受ける、さまざまな因子が治療結果を左右すると考えられる。また、一度だけの細菌培養の結果だけで、果たして根管内の細菌学的状態を正しく反映しているかというと疑問である。現に、前述のようなさまざまな臨床研究では、根管充填前の根管内培養試験の結果と治療の成功不成功には強い相関はなさそうである。

細菌培養は根管内の細菌の状態を正しく反映しているか

Molander et al(1998)[4]は、病変が存在する54本の既根管治療歯を対象に、厳密な嫌気培養法を用いて、細菌学的状態とレントゲン的病変の有無について関係を検討している。彼らの報告では、臨床的に成功している例(透過像なし)のうち45%の根管が細菌培養陽性であり、臨床的に失敗している例(透過像あり)のうち32%の根管が細菌培養陰性であり、細菌培養の結果の差と臨床成績には相関関係がないことを示唆している。

また、根管内培養検査にはかならず偽陽性、偽陰性が生じうるという問題も考慮しなければならない。**表3-6-1**に示したように、培養検査の感度、特異度はけっして高いものではない。

根管充填前の一度の検査で細菌の有無を判断するのは、診断試験としての信頼性という点から妥当なものではないだろう。

臨床的観点から

たとえ細菌培養の正確性が高いと仮定しても、臨床的には、われわれのできることは限られているのが現実である。

表3-6-1 根管内培養検査における感度、特異度、陽性的中率、陰性的中率（文献4より引用改変）

研究	根管貼薬	歯数	感度	特異度	陽性的中率	陰性的中率	正診率
Reit & Dahlen, 1988	水酸化カルシウム	35	33（7.5～70）	81	38	78	69
Molander et al, 1990	クリンダマイシン	24	50（12～88）	94	75	85	83
Reit et al, 1999	ヨウ化カリウム	50	68（45～86）	75	69	75	72

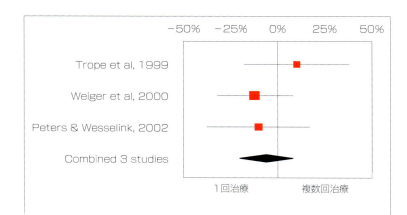

図3-6-1 根管内細菌の有無が臨床成績に及ぼす影響（文献2より引用改変）。1回治療と複数回治療（根管貼薬あり）の治療成績におけるメタ分析から得られたフォレストプロット。根管貼薬を行ったほうがやや治療成績が良い傾向にあるが、1回治療との有意差はない。

根管貼薬を行ったほうが根管内細菌の除去に有効であることは多くの *in vivo* 研究で示されている。しかしながら、実際の臨床では完全に細菌を根絶することよりも、可能な限りの細菌除去と根管充填による静菌化で十分な治癒が得られると考えられる。このことは、細菌培養検査が陰性となるまで治療を繰り返すことにあまり意義はなく、臨床的にできる限りの細菌除去を試みた後は、速やかに根管充填すべきであることを示唆している。

　根尖分枝や側枝、象牙細管内に入り込んだ細菌を除去することは不可能であるし、主根管でさえ残存歯質の量や歯根のボリュームなどを考慮すると、おのずと根管拡大にも限界がある。
　われわれは極端な歯質の脆弱化を避けつつ、かつ感染の程度に応じて可能な限りの根管拡大を行う。根管拡大の限界域については、根管洗浄や根管貼薬により、できる限り除菌を試み、それでも残存する細菌については、速やかに根管充填を行い、できるだけ無力化を図るしかない。
　歯内療法の臨床は、細菌培養検査の結果により変わるものではないことを認識すべきであろう。細菌培養検査の臨床的意義については、あまり有効とはいえないのが現状である（**図3-6-1**）[2]。

要Check論文

根尖病変を有する歯において、根管充填時に残存する細菌感染が治療の結果に及ぼす影響について

Sjögren U, Figdor D, Persson S, Sundqvist G. Influence of infection at the time of root filling on the outcome of endodontic treatment of teeth with apical periodontitis. International Endodontic Journal 1997 ; 30 : 297-306.（文献1）

【研究の目的】
根管形成と根管充填を1回で治療した場合、根管内に残存した細菌感染が予後にどのような影響を及ぼすのか調査すること。

【研究デザイン】
コホート研究

【研究対象】
根尖病変が存在する、歯髄壊死した未処置の単根歯55本。

【評価方法】
対象歯はラバーダム下で無菌的に治療を行った。根管上部は超音波装置拡大装置でファイリングを行い、根尖部はHファイルで40号以上拡大した。根管洗浄には0.5% NaOClを用いた。機械的拡大と根管洗浄終了後に残存する0.5% NaOClを5%チオ硫酸ナトリウムで中和した。根管内の細菌培養サンプリングを行い、側方加圧充填法にて根管充填を行った。

根管内の細菌サンプリングは、根管内を滅菌生理食塩水で満たした後、木炭紙のペーパーポイントで吸水させサンプリングチューブに移送後、PYG培地とTGC培地にて37℃10日間、嫌気培養を行った。

患者は5年間の経過観察を行い、リコール時にはレントゲン的評価と臨床的評価を行った。

治癒しなかった3症例においては、生検標本を採取し、病理学的観察を行った。

【おもな結果】
根尖病変を有するすべての対象歯において、細菌培養陽性であった。

根管形成後には55本の対象歯のうち、22本で細菌が検出された（表3-6-2）。

根管充填時に細菌培養陰性であった歯のうち、94%は完全な根尖周囲の治癒が生じた。

それに対し、根管充填時に細菌培養陽性であった場合は、治癒率は68%であり、細菌培養陰性であった場合と比較し、統計学的有意差が認められた。

根尖病変が治癒しなかった経過不良例においては、放線菌の関与が認められた。

表3-6-2 根管充填後の根管内残存細菌が予後に及ぼす影響

	治癒不全（%）	治癒（%）	合計
細菌培養　陽性	7本（32%）	15本（68%）	22本
細菌培養　陰性	2本（6%）	29本（94%）	31本
合計	9本	44本	53本

リスク差：25.4%（信頼区間4.6〜36.3%）　オッズ比：6.8（信頼区間1.4〜32）

この論文から言えること・わかること
根管内に残存した細菌が予後に影響を及ぼすことに異論はないであろう。この研究において、根管充填時に細菌培養陰性の場合は高い治癒率（94%）を示すが、一方で細菌培養陽性であっても68%の成功率を示している。かならずしも細菌培養陰性にならなければ治癒しないわけではなく、臨床的にやるべきことをきちんとやれば、十分に治癒の可能性はある。

参考文献
1. Sjögren U, Figdor D, Persson S, Sundqvist G. Influence of infection at the time of root filling on the outcome of endodontic treatment of teeth with apical periodontitis. International Endodontic Journal 1997 ; 30 : 297-306.
2. Sathorn C, Parashos P, Messer HH. Effectiveness of single - versus multiple - visit endodontic treatment of teeth with apical periodontitis : a systematic review and meta - analysis. International Endodontic Journal 2005 ; 38 : 347 - 355.
3. Shuping G, Ørstavik D, Sigurdsson A, Trope M. Reduction of Intracanal Bacteria Using Nickel-Titanium Rotary Instrumentation and Various Medications. Journal of Endodontics 2000 ; 26 : 751 - 755.
4. Molander A, Reit C, Dahlén G, Kvist T. Microbiological status of root-filled teeth with apical periodontitis. Int Endod J 1998 ; 31(1) : 1 - 7.
5. Sathorn C, Parashos P, Messer H. How useful is root canal culturing in predicting treatment outcome? Journal of Endodontics 2007 ; 33 : 220 - 225.

CHAPTER 4

根管洗浄／貼薬に関する迷信

Chapter4 根管洗浄／貼薬に関する迷信

機械的拡大を十分に行えば、
根管洗浄剤は使用しなくてもよい

エビデンスで検討すると…

機械的拡大だけでは不十分なので、
根管洗浄剤は必要である

Bacterial reduction

根尖性歯周炎の原因は、Kakehashi(1965)[1]が明らかにしたように細菌感染である。そこで、根尖性歯周炎の治療には細菌の除去または減少(Bacterial reduction)が重要となる。われわれが臨床を行ううえでもっているBacterial reductionの手段は

・根管の機械的拡大
・根管洗浄
・根管貼薬

であり、この3つの手段を駆使することで根尖性歯周炎の治療を行っている。まずはこの3つの手段の細菌除去効果を理解することが重要である。

機械的拡大の細菌除去効果とその限界

Dalton et al(1998)[2]は、Ni-Ti製ロータリーファイルとSS製手用Kファイルによるステップバック法の細菌除去効果に差があるかどうかを調べた。その結果、両者の細菌除去効果に統計学的有意差は認められないとしつつも、機械的拡大の細菌除去効果を認めた。またDaltonらは、SS製手用KファイルでもNi-Ti製ロータリーファイルでも拡大号数の増加に伴い細菌除去効果が高くなったと報告している。しかし、両者のいずれの方法においても細菌をなくすことはできなかった(図4-1-1)。

Daltonらの調査から機械的拡大による細菌除去効果に期待がかかるが、臨床上、拡大号数を増加させることには制限がある。たとえば、根管の湾曲度、歯種、根管内のフィンやイスムスの存在、拡大号数の増加に伴う歯質の脆弱化などである。そして、Wu et al (2000)[3]による報告でも、根管根尖部付近の根管形態が長楕円を呈していることが多いという解剖学的な事実から、根管の長径に十分な拡大号数を付与することはストリップパーフォレーションなど根管形成に伴う偶発症を招くおそれが高く、臨床上困難であるとしている(図4-1-2)。

また、Peters et al(2001)[4]は、40本の大臼歯を用いた実験で3種類のNi-Ti製ロータリーシステムとSS製手用Kファイルを用いた機械的拡大法を行い、機械的拡大前後のCT像を比較したところ、平均で38.1%の根管壁にファイルが触れていない根管未形成部分があることを示した。

これらの事実から、切削器具による根管の機械的拡大は根管内の細菌除去において高い効果を示す手段ではあるものの、

・解剖学的な限界の存在
・超弾性を有し高い柔軟性をもつNi-Ti製ロータリーファイルを用いたとしても触れられない、根管壁の存在

により、限界があるということが理解できる。

機械的拡大の限界を補う手段とは？

根管の機械的拡大の限界を補う手段として、Shuping et al(2000)[5]は、洗浄液に生理食塩水を用いたDalton et al(1998)[2]の研究に

・1.25%次亜塩素酸ナトリウム(以下NaOCl)による根管洗浄
・水酸化カルシウムによる根管貼薬

を加えた感染根管に対する細菌除去効果を比較・検証した結果、拡大終了時には61.9%の症例で細菌培養試験陰性が得られ、水酸化カルシウム貼薬後には

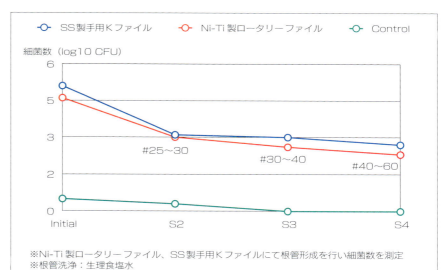

図4-1-1 Ni-Ti製ロータリーファイルとSS製手用Kファイルによるステップバック法の細菌除去効果（文献2より引用改変）。根管拡大形成自体は細菌除去効果が高いが、Ni-Ti製ロータリーファイルとSS製手用Kファイルの両者において、細菌除去効果に統計学的有意差は認められない。

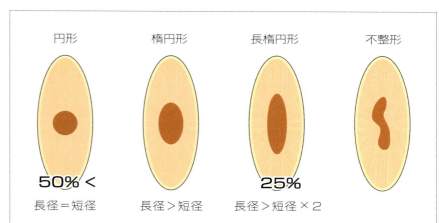

図4-1-2 根尖1/3の歯根形態（文献3より引用改変）。根管形態が正円であるものは少なく、根管形態の多くは楕円形である。われわれが用いる回転切削器具は円形にしか根管形成ができないため、根管の長径を含んだ根管形成を行うと根管の短径でストリップパーフォレーションを起こす可能性が高い。

92.5％の症例で細菌培養試験陰性が得られたと報告し、NaOClを用いた機械的拡大の優位性を報告している。

この論文を考察すると、細菌の除去または減少（bacterial reduction）において機械的拡大は大きなウエイトを占めており、洗浄効果を高めるためには、ある程度の拡大号数が必要であることが理解できる。洗浄剤が効果を発揮するためには最低でもISO規格で#35～#40の機械的拡大が必要ということである。このことは、根尖部における洗浄剤の到達深度に必要な根管拡大形成の大きさが、ISO規格で#35～#40であると報告したZehnder et al(2006)[6]の研究からも理解することができる。

要Check論文

Ni-Ti製ロータリーファイルによる機械的拡大、根管洗浄、根管貼薬を用いた根管内細菌の減少

Shuping GB, Ørstavik D, Sigurdsson A, Trope M. Reduction of intracanal bacteria using nickel-titanium rotary instrumentation and various medications. J Endod 2000;26(12):751-755.（文献5）

【研究の目的】

洗浄剤に生理食塩水を用いた場合と、1.25% NaOClを用いた場合のNi-Ti製ロータリーファイルによる機械的拡大における細菌除去効果を比較・検証するとともに、NaOClでの洗浄後、水酸化カルシウムによる1週間の貼薬の効果を検証する。

【研究デザイン】

臨床実験

【研究対象】

歯髄診断（温度診、電気診）に反応せずレントゲン的に根尖部透過像を有する下顎第一・第二小臼歯（単根管）、大臼歯（近心頬側根のみ）の42本。

【実験方法】

S1（拡大前）、S2（軽度）、S3（中等度拡大）、S4（拡大終了）、S5（1週間水酸化カルシウム貼薬）のそれぞれで根管内から細菌検体を採取し、7日間の嫌気培養後、CFU数を対数化した（表4-1-1）。

【評価方法】

それぞれのフェーズ（S1～S5）で対数化されたCFU値を比較し評価する。

【おもな結果】

S1→S2→S3→S4→S5に至るにつれて、対数化されたCFU値は有意に減少した。S4の拡大終了時には61.9%（26本/42本）の歯で無菌化が達成され、S5の水酸化カルシウム貼薬後には92.5%（37本/40本）の歯で無菌化が達成された（図4-1-3）。

また、生理食塩水を洗浄剤に用いた群（Dalton Study）[2]と比較して、1.25%NaOClを洗浄剤に用いた群は、S1→S4において対数化されたCFU値の減少に統計学的有意差を認めた。

この論文から言えること・わかること

細菌の除去または減少（bacterial reduction）において、機械的拡大は中心的な役割を果たすが、機械的拡大だけではBacterial reductionを効果的に行うことはできない。NaOClを用いて機械的拡大を行うことでBacterial reductionの効果をさらに高めることが理解できる。

臨床上、われわれがもっているBacterial reductionの3つの手段（機械的拡大・根管洗浄・根管貼薬）を適切に使用する必要がある。

表4-1-1 本研究における拡大サイズ

	S2	S3	S4
湾曲根管 臼歯	#4	#5	#6
ストレート根管 臼歯	#5	#6	#7
湾曲根管 小臼歯	#5	#6	#7
ストレート根管 小臼歯	#6	#7	#8

先端径
#4：0.216mm　#5：0.279mm　#6：0.360mm
#7：0.465mm　#8：0.600mm

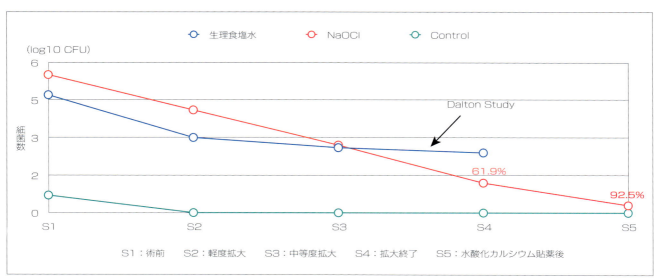

図4-1-3　細菌除去効果。Ni-Ti製ロータリーファイルとNaOClを洗浄剤に用いた根管形成は根管内からの細菌除去に有効である。グラフのS3(中等度拡大：0.279〜0.465mm)を超えたところから洗浄液に生理食塩水を用いたDaltonらの実験のグラフの傾きに対して洗浄液にNaOClを用いたグラフの傾きがより急になっている。このことは、洗浄液の効果を発揮するためにはある程度の拡大号数が必要になることを示している。

参考文献

1. Kakehashi S, Stanley HR, Fitzgerald RJ. The effects of surgical exposures of dental pulps in germfree and conventional laboratory rats. J South Calif Dent Assoc 1966；34(9)：449-451.
2. Dalton BC, Orstavik D, Phillips C, Pettiette M, Trope M. Bacterial reduction with nickel-titanium rotary instrumentation. J Endod 1998；24(11)：763-767.
3. Wu MK, R'oris A, Barkis D, Wesselink PR. Prevalence and extent of long oval canals in the apical third. Oral Surg Oral Med Oral Pathol Oral Radiol Endod 2000；89(6)：739-743.
4. Peters OA, Schönenberger K, Laib A. Effects of four Ni-Ti preparation techniques on root canal geometry assessed by micro computed tomography. Int Endod J 2001；34(3)：221-230.
5. Shuping GB, Ørstavik D, Sigurdsson A, Trope M. Reduction of intracanal bacteria using nickel-titanium rotary instrumentation and various medications. J Endod 2000；26(12)：751-755.
6. Zehnder M. Root canal irrigants. J Endod 2006；32(5)：389-398.

Chapter 4 根管洗浄／貼薬に関する迷信

根管洗浄には濃度の高い次亜塩素酸ナトリウムがよい

エビデンスで検討すると…

濃度0.5〜5.25％の次亜塩素酸ナトリウムが妥当である

根管洗浄に求められる能力とは

Zehnder（2006）[1]によると、根管洗浄剤には下記の特性が求められる。

- 抗菌作用
- 組織溶解性
- スメアー層除去能力
- 細胞毒性がない

しかし、これらの要件を高いクオリティですべて満たす根管洗浄剤は、残念ながら存在しない。根管洗浄剤を選択する際は、一方を追求すると他方が犠牲となるtrade-offの関係であることを理解しなければならない。

現在、もっとも一般的な根管洗浄剤はNaOClとエチレンジアミン四酢酸（以下EDTA）である。NaOClは抗菌作用、組織溶解性を有しているが、スメアー層除去能率を有していないため、それを補うためにEDTAを用いることで、よりよい根管洗浄を実践できると考えられている。しかし、単にNaOClとEDTAを組み合わせて使用すればよい、というわけではない。NaOClの能力を最大限に利用するには、その濃度が非常に重要な要因となる。

NaOClの濃度に関する研究

NaOClの根管洗浄剤としての能力は、濃度に依存したtrade-offの関係にある。はたして、臨床で妥当な濃度とは、どれくらいなのであろうか？ NaOClの濃度の変化による抗菌性、組織溶解性、毒性の変化について、これまで行われてきた研究を紐解いてみよう。

まず抗菌性についてであるが、Siquera et al（1998）[2]とByström et al（1985）[3]が報告している。Siqueraらはin vitroの実験にて、それぞれ4.0％、2.5％、0.5％ NaOClの濃度と抗菌力を比較したところ、濃度の高いNaOClほどより高い抗菌力を示したと報告している。一方Byströmらは、in vivoにてNaOClの濃度と抗菌力の関係を調べた結果、0.5％と5.25％ NaOClの抗菌力に差はなかったと報告している。

次に組織溶解性については、Hand et al（1978）[4]とThé et al（1979）[5]、そしてAbou-Rass et al（1981）[6]が報告している。Handらによるとin vitroの実験では、組織溶解力は5.25％＞2.5％＞1.0％≧0.5％＞生理食塩水であったと報告している。一方Théらの研究では、3.0％のNaOClは壊死組織の溶解に十分な能力をもつと報告している。またAbou-Rassらの研究では、5.25％と2.5％ NaOClにおいて、生活歯髄では5.25％のほうが組織溶解力が有意に高かったが、壊死歯髄においては両者の濃度で組織溶解力に有意差はなかったと報告している。

最後に細胞毒性については、Thé et al（1980）[7]とSpångberg et al（1973）[8]が報告している。Théらの研究では、2.0〜8.0％ NaOClでは起こした炎症に有意差はなく、0.9％ NaOClであるとそれらよりも炎症の度合いが低かったと報告している。同様にSpångbergらの研究でも、0.5％ NaOClは細胞毒性が低いと報告している。

臨床で妥当なNaOClの濃度は？

以上の報告をまとめると、抗菌力に関しては0.5〜5.25％NaOClによる差はなく、組織溶解性では2.5〜5.25％NaOClが推奨され、細胞毒性に関しては

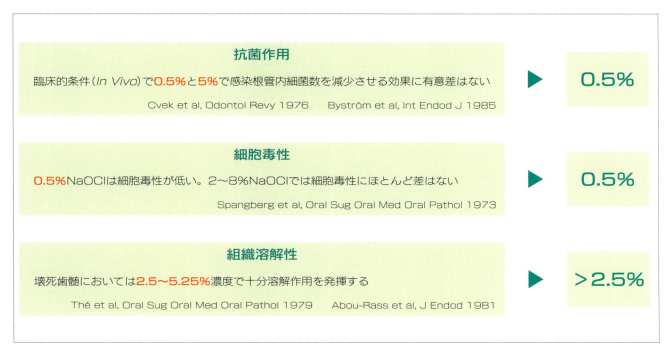

図4-2-1 NaOClの濃度。0.5〜5.25％の濃度で使用。

0.5％NaOClで有意に弱いが2.0〜8.0％NaOClでは差はないということが理解できる（**図4-2-1**）。これらを総合的に判断した結果、筆者らは、臨床で一般的に用いるNaOClの濃度としては2.5％が推奨されると考えている。もちろん、前述したとおりNaOClの能力は濃度とtrade-off関係であるため、術者が何を求め、何を犠牲にするかによって考えかたが異なるであろう。

たとえば、根未完成歯や根尖が大きく開いてしまっている症例など、よりコンサバティブな対応をしなければならないような条件下では、組織溶解性は続く水酸化カルシウムによる貼薬に担保してもらうので、抗菌性と細胞毒性の観点から0.5％NaOClの使用を支持することもできる。また、根管からNaOClが滲出しないという条件下（つまり細胞毒性を無視できる条件下）では、より高い組織溶解性を求め5.25％NaOClを支持することもできるかもしれない。

とはいえ、いずれの考えかたを支持したとしても、濃度10％などあまりにも高濃度のNaOClを用いることは危険を伴うため、避けるべきであることはいうまでもない。

要 Check 論文

壊死組織を溶解するために効果的な次亜塩素酸ナトリウム濃度の評価

Hand RE, Smith ML, Harrison JW. Analysis of the effect of dilution on the necrotic tissue dissolution property of sodium hypochlorite. J Endod 1978 ; 4(2) : 60-64.(文献4)

【研究の目的】

壊死組織を溶解するために必要なNaOClの濃度を調べること。また、さまざまな濃度のNaOClと生理食塩水、蒸留水、3%過酸化水素水の壊死組織溶解能について比較検討すること。

【研究デザイン】

実験

【研究対象】

9匹のラットの皮膚を採取し、毛・筋・脂肪を取り除き、表層の上皮ー結合組織のみ残した径13mmの壊死組織標本(合計63本)。

【実験方法】

標本は、試験薬に浸した際に水和作用によって重量が増さないように、あらかじめ蒸留水に7分間浸漬した後に吸水した。

標本の重量を測定した後、ビーカーに移し、10mgの標本組織に対して1mlの割合で試薬(5.25%、2.5%、1.0%、0.5% NaOCl、生理食塩水、蒸留水、3%過酸化水素水)を加えた。試薬を加えた後、7分間室温で撹拌した。その後、残存した未溶解の標本組織の重量を測定した(表4-2-1、図4-2-2)。

【評価方法】

重量の変化から、各試薬の組織溶解能をt検定にて統計学的に分析した。

【おもな結果】

5.25% NaOClは、壊死組織溶解能が有意に高いが、希釈することにより溶解能は大きく減少することがわかった。また、生理食塩水、蒸留水、3%過酸化水素水、0.5% NaOClの組織溶解能については、有意差はなく、ほぼ効果はないことがわかった。

1.0%と0.5% NaOClでは、壊死組織溶解能に有意差はなかった。しかし、2.5% NaOClは、1.0%と0.5%のものと比べ、壊死組織溶解能は有意に高いことがわかった(表4-2-3〜4-2-8)。

表4-2-1 壊死組織標本を各水溶液に浸漬したときの重量の変化

検体	生理食塩水	蒸留水	H₂O₂ 3%	NaOCl 0.5%	NaOCl 1.0%	NaOCl 2.5%	NaOCl 5.25%
1	15.77	1.89	−0.62	−0.11	−5.55	−24.91	−61.02
2	6.60	4.86	−1.60	−1.91	−0.82	−12.08	−53.14
3	−3.91	2.56	−4.15	−9.83	−4.92	−29.48	−85.25
4	4.09	2.63	−1.32	−2.89	−1.80	−25.16	−83.25
5	5.03	−4.68	−3.94	10.90	−6.75	−18.54	−53.23
6	−2.46	−1.76	3.83	12.59	−6.07	−38.30	−82.95
7	*	*	−6.37	−6.85	*	−34.42	−75.99
8	*	*	*	−1.75	*	*	−84.62
9	*	*	*	−0.21	*	*	*
平均	4.19	0.92	−2.02	−0.01	−4.32	−26.13	−72.43
標準偏差	±7.08	±3.48	±3.27	±7.38	±2.43	±9.00	±14.26

*エラー

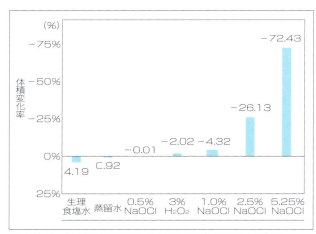

図4-2-2 各水溶液に浸漬した壊死組織標本の重量の変化。

この論文から言えること・わかること

5.25% NaOClは高い壊死組織溶解能を示すだけでなく、抗菌作用、根管系の細菌除去能力なども期待できる。少なくとも壊死組織溶解能を期待するなら2.5%以上の濃度が必要であろう。

表4-2-2 蒸留水と各水溶液との比較

蒸留水	生理食塩水	H₂O₂ 3.0%	NaOCl 0.5%	NaOCl 1.0%	NaOCl 2.5%	NaOCl 5.25%
算出値	1.01	1.57	0.28	3.02*	6.90*	12.20*

＊統計学的有意差が認められる

　壊死組織溶解性に関して蒸留水と比較して生理食塩水、3％過酸化水素水、0.5％NaOClに統計学的有意差は認められなかった。

表4-2-3 生理食塩水と各水溶液との比較

生理食塩水	H₂O₂ 3.0%	NaOCl 0.5%	NaOCl 1.0%	NaOCl 2.5%	NaOCl 5.25%
算出値	2.08	1.09	2.78*	6.66*	12.00*

＊統計学的有意差が認められる

　壊死組織溶解性に関して生理食塩水と比較して3％過酸化水素水、0.5％NaOClに統計学的有意差は認められなかった。

表4-2-4 3％過酸化水素水と各水溶液との比較

H₂O₂ 3%	NaOCl 0.5%	NaOCl 1.0%	NaOCl 2.5%	NaOCl 5.25%
算出値	0.66	1.41	6.66*	12.71*

＊統計学的有意差が認められる

　壊死組織溶解性に関して3％過酸化水素水と比較して0.5％NaOCl、1.0％NaOClに統計学的有意差は認められなかった。

表4-2-5 5.25％NaOClと各水溶液との比較

NaOCl 5.25%	NaOCl 2.5%	NaOCl 1.0%	NaOCl 0.5%
算出値	7.38*	11.45*	13.88*

＊統計学的有意差が認められる

　壊死組織溶解性に関して5.25％NaOClと比較して0.5％、1.0％、2.5％NaOClは統計学的有意差が認められた。

表4-2-6 2.5％NaOClと0.5％、1.0％NaOClの比較

NaOCl 2.5%	NaOCl 1.0%	NaOCl 0.5%
算出値	5.73*	6.38*

＊統計学的有意差が認められる

　壊死組織溶解性に関して2.5％NaOClと比較して、0.5％、1.0％NaOClは統計学的有意差が認められた。

表4-2-7 1.0％NaOClと0.5％NaOClの比較

NaOCl 1.0%	NaOCl 0.5%
算出値	1.36

　壊死組織溶解性に関して1.0％と0.5％NaOClの間に統計学的有意差は認められなかった。

参考文献

1. Zehnder M. Root canal irrigants. J Endod 2006；32(5)：389-398.
2. Siqueira JF Jr, Batista MM, Fraga RC, de Uzeda M. Antibacterial effects of endodontic irrigants on black-pigmented gram-negative anaerobes and facultative bacteria. J Endod 1998；24(6)：414-416.
3. Byström A, Sundqvist G. The antibacterial action of sodium hypochlorite and EDTA in 60 cases of endodontic therapy. International Endodontic Journal 1985；18：35-40.
4. Hand RE, Smith ML, Harrison JW. Analysis of the effect of dilution on the necrotic tissue dissolution property of sodium hypochlorite. J Endod 1978；4(2)：60-64.
5. Thé SD. The solvent action of sodium hypochlorite on fixed and unfixed necrotic tissue. Oral Surg Oral Med Oral Pathol 1979；47(6)：558-561.
6. Abou-Rass M, Oglesby SW. The effects of temperature, concentration, and tissue type on the solvent ability of sodium hypochlorite. J Endod 1981；7(8)：376-377.
7. Thé SD, Maltha JC, Plasschaert AJ. Reactions of guinea pig subcutaneous connective tissue following exposure to sodium hypochlorite. Oral Surg Oral Med Oral Pathol 1980；49(5)：460-466.
8. Spångberg L, Engström B, Langeland K. Biologic effects of dental materials. 3. Toxicity and antimicrobial effect of endodontic antiseptics in vitro. Oral Surg Oral Med Oral Pathol 1973；36(6)：856-871.

Chapter4　根管洗浄／貼薬に関する迷信

迷 根管洗浄を行っても根管洗浄剤は根尖部に到達しない

エビデンスで検討すると…

真 拡大号数、洗浄針のゲージに留意すれば、根尖部の根管洗浄は可能である

根管洗浄剤をどう到達させるか？

NaOCl、EDTA、クロルヘキシジンなど効果的な根管洗浄剤を用いたとしても、それらが作用させたい場所にまで到達することができなければ、十分な効果を発揮することはできない。また、NaOClは有効塩素濃度を保つことで、抗菌性、組織溶解性を発揮するため、たとえ根管内の作用させたい場所にNaOClが到達したとしても、薬液がつねにフレッシュな状態でなければ意味がない（そのため薬剤の効果的な交換が必要不可欠である）。

このような観点から、根管洗浄剤を根管内の作用させたい場所に的確かつ安全かつ簡便にデリバリーする方法が、臨床を行ううえで求められている。

根管内への薬剤のデリバリーシステムは、さまざまなものが報告されているが、現在もっとも一般的なものはPositive pressureによるものであろう。Positive pressureによる根管洗浄とは、いい換えればシリンジによる根管洗浄である。シリンジによる根管洗浄は、もっとも一般的で安価で行うことができる反面、vapor lockの問題がいつも付きまとう。vapor lockとは、シリンジで根管洗浄を行った際に生じる根尖部に残存する気泡のことである（図4-3-1）。根尖部に生じた気泡のために、もっとも奏効させたい根尖への根管洗浄剤の到達が阻害されてしまうのだ。

ゆえにシリンジを用いた根管洗浄を効果的に行うためには、
・根管拡大サイズ
・ニードルのサイズと種類
の2点に留意することが大切である。

根管拡大サイズと根管洗浄の関係

Ram et al (1977)[1]によると、抜去歯にISO規格で#25、#40、#60で根管拡大を行い、歯冠部に洗浄針を置いて同じ圧力で水を出して根管内部のエックス線不透過液をどのくらい洗い出せるか、という実験から、根尖部に洗浄剤を到達させるには最低でもISO #40以上が必要で、ISO #60ならば根尖部に洗浄剤が届くとしている。

またZehnder (2006)[2]の研究でも、実験方法は異なるが、根尖部の根管洗浄剤の交換には同様にISO #40が必要であると述べている。

ニードルのサイズ・種類と根管洗浄の関係

ニードルのサイズは、28Gで外形は0.35mm、30Gで外形は0.31mmに相当する。Chow (1983)[3]によると、ニードルのサイズが細ければより根尖まで届くとしている（表4-3-1）。

また、ニードルの種類には先端に開口部があるopen endedと、先端が閉じていてニードルの側方に開口部のあるclose endedが存在する（図4-3-2）。

Boutsioukis et al (2010)[4]によるとopen endedはニードルの先端から2mmの薬液の交換が可能で、close endedはニードルの先端から1mmの薬液の交換が可能であるとしている。

以上のことを踏まえて、根管洗浄時はシリンジのニードルの先端位置を考慮しなければならない。

根管拡大サイズとニードルのサイズ、種類を考慮しても根管の湾曲など解剖学的理由からニードルの先端が薬液の交換に必要な位置まで到達させることができ

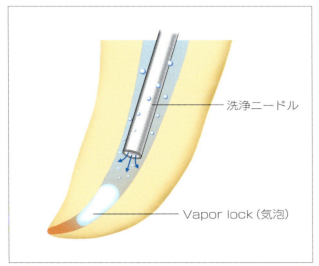

図4-3-1 Vapor lock。シリンジを用いた洗浄を行う際には根尖部に生じる気泡（vapor lock）により、洗浄液の根尖への到達を阻害してしまう可能性がある。

表4-3-1 拡大号数と根尖に到達させるために必要なニードルの大きさ（文献3より引用改変）

根管形成サイズ	根尖に到達する最大ニードル径
80	21 ゲージ
70	23 ゲージ
60	23 ゲージ
55	23 ゲージ
50	23 ゲージ
45	25 ゲージ
35	25 ゲージ
30	30 ゲージ
25	30 ゲージ
20	30 ゲージ
15	到達不可

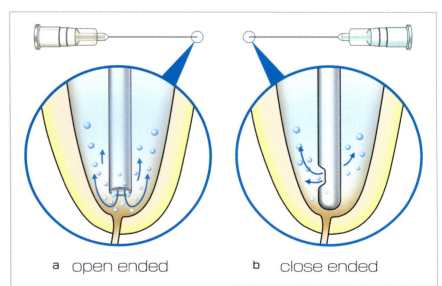

図4-3-2a, b open ended（a）はニードルの先端から2mm程度、close ended（b）はニードルの先端から1mm程度の薬液の交換が可能。

ない場合が臨床的にはあるが、根管内にニードルを押し当てて根管内にロックして使用することは、根尖孔外に薬液を滲出させる危険が高くヒポクロアクシデント（180頁参照）などのトラブルにつながるため、避ける必要がある。

Positive pressure（シリンジ）による根管洗浄を行う際には、弱圧で根尖にニードルの先端を押し当てないようにして、根尖孔外に薬液を押し出さないようにすることが安全面では非常に重要である。

要Check論文

close ended と open ended の根管洗浄用シリンジニードルを用いた洗浄液の到達度評価

Boutsioukis C, Lambrianidis T, Verhaagen B, Versluis M, Kastrinakis E, Wesselink PR, van der Sluis LW. The effect of needle-insertion depth on the irrigant flow in the root canal: evaluation using an unsteady computational fluid dynamics model. J Endod 2010;36(10):1664-1668.（文献4）

【研究の目的】

Computational Fluid Dynamics(CFD)を用いて根管形成後の最終洗浄を行う際に、2種類の異なるシリンジニードルにおける洗浄液の到達深度と挿入深度の関係を調べること。

【研究デザイン】

実験

【材料および方法】

根管長が19mmで、.06テーパー#45（根尖径：0.45mm）の根尖閉鎖の根管モデルを、30G close endedニードルと30G open endedニードルにて洗浄する。

2種類のニードル根管系モデル内の作業長からそれぞれ−1、−2、−3、−4、−5mmの位置に洗浄針を挿入して、1% NaOClを0.26ml/sで注入する。

【評価方法】

洗浄液の流れをComputational Fluid Dynamics(CFD)にて解析する。

【おもな結果】

Open endedニードルでは、挿入するどの位置でも流れは同じくらいであり、作業長−2mmまでの挿入で根管系の洗浄液の交換が可能であった。一方、close endedニードルでは、挿入するどの位置でも流れは同じくらいであり、作業長−1mmまでの挿入で根管系の洗浄液の交換が可能であった。

壁面せん断応力(wall shear stress)はopen endedニードルでもclose endedニードルでも根尖から1mmに挿入したものが最大であった（**図4-3-3**）。

また、根尖部にかかる水流の圧力はopen endedニードルのほうが高かった（**図4-3-4**）。

この論文から言えること・わかること

ヒポクロアクシデントなどの根管洗浄薬剤が根管洗浄時に根尖孔外に逸出することを避けるために、根管洗浄時に使用するニードルのサイズ、形状(close endedかopen endedか)、根管の挿入位置に留意し、根管洗浄液の到達を安全かつ効果的に行う必要がある。

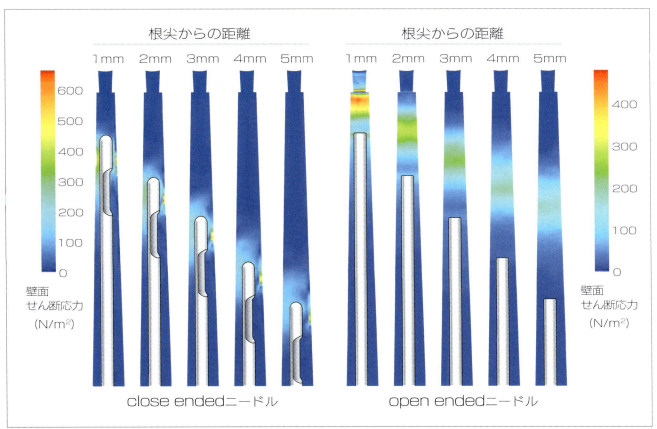

図4-3-3 壁面せん断応力(wall shear stress)は、close ended ニードル($660N/m^2$)でも open ended ニードル($480N/m^2$)も根尖から1mmに挿入したものが最大であった(文献4より引用改変)。

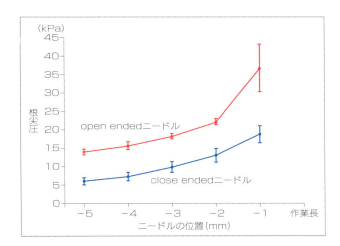

図4-3-4 ニードルの位置と根尖部にかかる水圧の関係。open ended ニードルは close ended ニードルに比べて根尖部にかかる水圧は高く、どちらのタイプのニードルも根尖部に近づくほど水圧は高くなる。

参考文献

1. Ram Z. Effectiveness of root canal irrigation. Oral Surgery Oral Medicine Oral Pathology 1977;44:306-312.
2. Zehnder M. Root canal irrigants. Journal of Endodontics 2006;32:389-398.
3. Chow TW. Mechanical effectiveness of root canal irrigation. J Endod 1983;9(11):475-479.
4. Boutsioukis C, Lambrianidis T, Verhaagen B, Versluis M, Kastrinakis E, Wesselink PR, van der Sluis LW. The effect of needle-insertion depth on the irrigant flow in the root canal: evaluation using an unsteady computational fluid dynamics model. J Endod 2010;36(10):1664-1668.

Chapter4　根管洗浄／貼薬に関する迷信

迷 超音波を用いた根管洗浄（PUI：Passive Ultrasonic Irrigation）は有効ではない

エビデンスで検討すると…

真 超音波を用いた根管洗浄は有効である

超音波を用いた根管洗浄とは

超音波を用いた根管洗浄には以下の2種類あると言われている。

- 超音波による機械的拡大と洗浄を行うUltrasonic Instumentation and Irrigation（UI）
- 機械的拡大を行わずに、超音波による洗浄のみのPassive Ultrasonic Irrigation（PUI）

Zehnder（2006）[1]によると、UIはすぐれた拡大洗浄効果を期待できるが、歯質削除のコントロールが難しくストリップパーフォレーションなどを起こす危険性があるとのことである。ゆえに従来の機械的拡大法に取って代わる方法としては認知されていない。

一方PUIに関しては、根管拡大形成終了後に行う超音波を用いた根管洗浄法であり、非常にすぐれた洗浄効果を期待できるとvan der Sluis et al（2007）[2]は報告している。

PUIとは

PUIは、Weller et al[3]によって1980年に発表された。超音波振動するファイルが根管壁を削らないことがPassiveたる所以で、超音波によって振動するファイルが引き起こすアコースティックストリーミング現象とキャビテーション効果によって、すぐれた洗浄効果を発揮する。

その使用法は、最終拡大号数まで拡大し、薬液を満たした根管内の中心に、ISO #15程度の細い超音波チップかPUI専用のスムースカットの超音波チップを挿入し、超音波振動をかけるというものである。

すでに拡大が成された根管であるために、超音波チップが根管に規制されることなく効果的に超音波振動が伝わり、アコースティックストリーミング現象とキャビテーション効果を引き起こして、機械的拡大の及ばなかった箇所への薬剤の洗浄効果を発揮する。

PUIの効果

Goodman et al（1985）[4]は、最終拡大終了時におけるシリンジ単独による根管洗浄とPUIの洗浄効果を比較したところ、PUIのほうがより効果的に歯髄組織やデブリスを除去できたとしている。この洗浄能力は、先述したように根管内に挿入された超音波振動するチップが引き起こすアコースティックストリーミング現象とキャビテーション効果によるものである。

Ahmad et al（1987）[5]は、アコースティックストリーミング現象による根管洗浄について、根管内に挿入されたチップの超音波振動によって引き起こされる根管洗浄液と根管内壁に起こるずり応力（Shear stress）によって、デブリスや細菌を根管内から洗い流すこととしている（図4-4-1）。一方キャビテーション効果による根管洗浄とは、根管内に挿入されたチップの超音波振動により根管洗浄剤に生じた真空の気泡が破裂することによって生じた衝撃波によるものである。

アコースティックストリーミング現象もキャビテーション効果も、根管内に挿入されたチップが根管壁に規制されることがないときに効果的に超音波振動が生じて引き起こされることから、最終拡大形成が終了した時点で、なるべくチップが根管に触れないフリーな状態で行うことが重要である。

また、可聴領域（Sonic）振動による根管洗浄とPUIを比較したSabins et al（2003）[6]によると、PUIのほうが根管洗浄能力がすぐれていたと報告している。

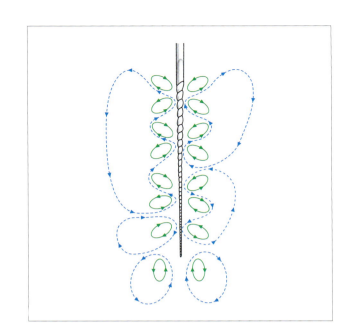

図4-4-1 超音波振動によって引き起こされるアコースティックストリーミング現象。根管内でアコースティックストリーミング現象により引き起こされた洗浄液の水流と根管壁に生じる「ずり応力(shear stress)」により、根管内の洗浄効果が高まる（文献5より引用改変）。

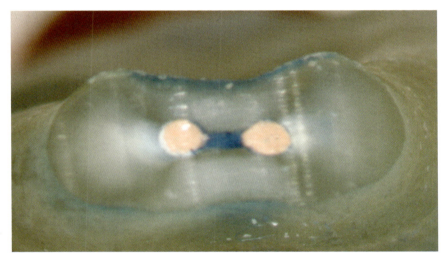

図4-4-2 抜去歯を用いて根管充填を行い、根尖部から約3mmの位置で切断した面（メチレンブルーにて染色）。根管形成も洗浄液も到達していないイスムス（矢印）にデブリスを認める。こういった解剖学的複雑性を有した根管にPUIを用いることで効果的に洗浄効果を高めることができる可能性がある。

このことは、可聴領域（Sonic）振動で引き起こされるずり応力が小さいことと、キャビテーション効果が引き起こされないことから説明できる。

Gutarts et al（2005）[7]は、PUIを行うことによりイスムスやフィンなどの回転切削器具では同心円状の形成しかできないため、拡大形成の効果が及ばない根管内壁面も効果的に洗浄できるとしている（図4-4-2）。

根管洗浄の効率を高めるために

以上のことから、根管洗浄の効率を高めるためには、
・超音波を使うこと
・可聴領域（Sonic）振動ではなくPUIを利用することが、現時点では有効であると考えられる。

要Check論文

超音波を用いた根管洗浄の評価

Gutarts R, Nusstein J, Reader A, Beck M. In vivo debridement efficacy of ultrasonic irrigation following hand-rotary instrumentation in human mandibular molars. J Endod 2005;31(3):166-170.（文献7）

【研究の目的】
手用／ロータリーファイルによる洗浄＋形成と、手用／ロータリーファイルによる洗浄＋形成＋超音波洗浄を行った際のデブライドメント効果を組織学的に評価すること。

【研究デザイン】
実験

【研究対象】
36本の抜歯が予定された、ColdテストとEPT検査で歯髄の生活反応を示した歯。

【実験方法】
36本の歯を、
グループ1：根管形成＋根管洗浄
グループ2：根管形成＋根管洗浄＋1分間の超音波洗浄
グループ3：対照群
に分類し、抜歯後、それぞれの組織切片を1.0～3.0mmまで観察した。
グループ1は、#20までKファイルで拡大した後にProfile GTロータリーファイル（30/.10、30/.08、30/.06、30/.04、70/.12、50/.12、35/.12）を用いて、クラウンダウン法で根管形成を行った。ファイル交換ごとに2mlの6.0%NaOClで洗浄を行い、根管形成後に6.0% NaOClを15ml使用して、15ml/分の薬液流量で根管洗浄を行った。
グループ2は、グループ1と同様に、根管形成後に1mlのNaOClを根管内に満たした状態で1分間の超音波洗浄を行った。その際、超音波チップは根尖から離れた位置に挿入し、根管にチップがバインドしないように注意して、根管洗浄を行った。
それぞれのグループの検体の歯を抜歯後、組織切片を製作して1.0～3.0mmまで観察した。

【評価方法】
組織切片による軟組織除去率。

【おもな結果】
手用／ロータリーファイルによる形成後に1分間の超音波を用いた洗浄を行うことは、根管とイスムスの清掃に効果的であった（**表4-4-1**、**4-4-2**）。

この論文から言えること・わかること

最終形成後のPUIを用いた根管洗浄は、イスムスなど根管形成が及ばない部位のデブリス除去に効果的である。

表4-4-1 根管の洗浄効果

mm	n	グループ1	n	グループ2	P値*
1.0	30	75.1±28.0	25	99.0±2.4	0.0010
1.2	30	85.1±20.9	26	99.2±2.1	0.0328
1.4	31	83.9±29.0	26	99.5±1.5	0.0010
1.6	31	88.7±22.9	26	99.5±1.9	0.0402
1.8	30	94.5±12.9	27	99.3±3.3	0.0024
2.0	29	96.5±6.1	28	100±0.1	0.0010
2.2	29	98.6±3.0	28	99.9±0.4	0.0402
2.4	29	98.6±2.1	27	100±0.1	0.0056
2.6	28	99.0±2.0	27	100±0.0	0.0320
2.8	29	99.6±1.3	27	100±0.0	0.0056
3.0	29	99.7±0.6	28	99.8±0.5	0.1169

＊ Bonferroni 調整
　3.0mm 以外は、根管の洗浄効果について超音波を使用したグループと超音波を使用しなかったグループの間に統計学的有意差が認められ、超音波を使用したグループのほうが洗浄効果が高かった。

表4-4-2 イスムスの洗浄効果

mm	n	グループ1	n	グループ2	P値*
1.0	8	15.0±17.6	3	96.5±3.5	0.0285
1.2	8	27.7±31.6	5	89.7±14.1	0.0285
1.4	9	24.8±29.4	8	82.9±29.8	0.0144
1.6	8	37.9±35.4	8	77.2±31.8	0.0482
1.8	7	34.3±35.4	8	91.7±9.5	0.0285
2.0	9	27.8±32.9	11	73.3±37.3	0.0412
2.2	10	27.5±32.2	10	85.4±30.5	0.0049
2.4	10	30.9±34.9	10	86.3±21.8	0.0030
2.6	10	28.0±34.4	11	81.8±29.1	0.0010
2.8	12	32.8±35.8	11	91.8±15.3	0.0048
3.0	11	34.1±35.0	11	94.2±13.3	0.0030

＊ Bonferroni 調整
　イスムスの洗浄効果については、すべての部位で超音波を使用したグループと超音波を使用しなかったグループの間に統計学的有意差が認められ、超音波を使用したグループのほうが洗浄効果が高かった。

参考文献

1. Zehnder M. Root canal irrigants. J Endod 2006；32：389-398.
2. van der Sluis LW, Versluis M, Wu MK, Wesselink PR. Passive ultrasonic irrigation of the root canal：a review of the literature. Int Endod J 2007；40：415-426.
3. Weller RN, Brady JM, Bernier WE. Efficacy of ultrasonic cleaning. J Endod 1980；6：740-743.
4. Goodman A, Reader A, Beck M, Melfi R, Meyers W. An in vitro comparison of the efficacy of the step-back technique versus a step-back/ultrasonic technique in human mandibular molars. Journal of Endodontics 1985；11：249-256.
5. Ahmad M, Pitt Ford TJ, Crum LA. Ultrasonic debridement of root canals：acoustic streaming and its possible role. J Endod 1987；13(10)：490-499.
6. Sabins RA, Johnson JD, Hellstein JW. A comparison of the cleaning efficacy of short-term sonic and ultrasonic passive irrigation after hand instrumentation in molar root canals. J Endod 2003；29(10)：674-678.
7. Gutarts R, Nusstein J, Reader A, Beck M. In vivo debridement efficacy of ultrasonic irrigation following hand-rotary instrumentation in human mandibular molars. J Endod 2005；31(3)：166-170.

Chapter 4　根管洗浄／貼薬に関する迷信 ❺

　根管貼薬はかならず必要である

エビデンスで検討すると…

　Bacteria redaction の観点では必要である

根管治療における根管貼薬の役割

根管治療の目的は「疼痛の管理」と「根尖性歯周炎の予防と治療」である。そして、根尖性歯周炎の原因は細菌であることはいうまでもない。ゆえに根管治療の成否は、細菌感染のコントロールをいかに行うか、ということに尽きる。

われわれが歯内療法を行うにあたって、根尖性歯周炎に対して（細菌に対して）もっている戦略は、機械的拡大、根管洗浄、根管貼薬の3つであるが、根管貼薬を行うかどうかの意思決定に必要な要因は、

- 根管貼薬剤の種類
- 細菌除去効果
- 疼痛コントロール

であろう。

これらの要因を、順に考察していきたい。

根管貼薬剤の種類と安全性

現在、根管貼薬剤の第一選択は水酸化カルシウム製剤である。かつてはホルムアルデヒド系製剤（以下FC）が根管貼薬に用いられたが、現在ではアレルギーや毒性の見地から、それらの使用は慎むべきであると考えられている。Hata et al（1989）[1] は、猫を用いた実験でFCの体への浸透性を評価した結果、FCは血液を介して根管内から全身（脳、心臓、脾臓、肺、腎臓、肝臓）に浸透したとしており、歯科治療で使用する場合でも全身へのアレルゲンの感作が懸念される。ホルムアルデヒドは刺激物質であるとともに強力なアレルゲンであり、日常生活環境でも暴露されることが社会問題になっており、シックハウス症候群や化学物質過敏症などもホルムアルデヒドに感作されることが原因の1つと考えられている。このようなアレルゲンを根管治療に用いなくても、水酸化カルシウムを用いることで安全かつ効果的に根管貼薬が可能である。

水酸化カルシウムによる細菌の除去効果

Messer et al（2004）[2] は、水酸化カルシウムを貼薬することで根管内の細菌培養陽性率がどのくらい減少するかを調べた文献レビューで、根管内に水酸化カルシウムを根管貼薬を行った実験系では、いずれも根管内の細菌培養陽性率を減少させることができることを示した。このことから、機械的拡大と根管洗浄後の根管貼薬は根管内細菌数を減少させることができると理解できる。しかし、細菌除去には水酸化カルシウムの貼薬が効果的であると多くの研究で示されているにも関わらず、根尖周囲の治癒の観点からみると、Sathorn et al（2005）[3] によるシステマティックレビューでは、貼薬の有無はエックス線的な予後に有意差は認められなかったとされている（表4-5-1）。病理組織学的研究においては、Filho et al（2002）[4] などが示すように、水酸化カルシウムの貼薬を行ったほうが治癒に導くことができるという報告が得られている（表4-5-2）。

水酸化カルシウムによる疼痛コントロール

Martinsa et al（2011）[5] による、根管貼薬を行わない単一回数の根管治療と、根管貼薬を行う複数回の根管治療における術後疼痛の頻度を調べた研究によると、単一回数の根管治療と複数回の根管治療の間には、

表4-5-1　文献別にみたエックス線的な根尖病変の治癒（文献3より引用改変）

研究	n	期間(年)	One-visit 治癒しなかった根管数／総数	Multiple-visit 治癒しなかった根管数／総数	治癒割合(%) One-visit vs Multiple-visit
Trope, 1999	41	1	8/22	5/19	64 vs 74
Weiger, 2000	67	0.5〜5	6/36	9/31	83 vs 71
Peters, 2002	38	4.5	4/21	5/17	81 vs 71
合計	146		18/79	19/67	77 vs 71

Multiple-visitではアポイント間に貼薬を行っている。いずれの文献においてもOne-visitとMultiple-visitでの有意差は認められない。

表4-5-2　文献別にみた病理組織学的治癒像における差異（文献4より引用改変）

研究	n	観察期間	根尖周囲の治癒 One-visit	根尖周囲の治癒 Two-visit
Tanomaru, 2002	72	210日	<	
Katebzadeh, 1999	72	半年	<	
Leonardo, 1995	40	270日	<	

貼薬を行ったほうが、行わない場合よりも良好な結果が得られている。

表4-5-3　根管貼薬を行わない単一回数の根管治療と根管貼薬を行う複数回の根管治療における術後疼痛の頻度（文献5より引用改変）

研究	n	観察期間	単一回数での疼痛	複数回での疼痛	単一回数と複数回での疼痛（%）
Mulhern et al, 1982	60	48時間	8/30	12/30	27%/40%*
Fava, 1989	59	48時間	1/30	0/30	3%/0%*
Albashaireh & Al-Negrish, 1998	215	24時間	55/113	33/102	48%/32%*
Al-Negrish & Habahbeh, 2006	112	48時間	8/54	14/58	15%/24%*
Ghoddusi et al, 2006	40	72時間	8/20	6/20	40%/30%*

＊統計学的有意差は認められない

術後疼痛の点において統計学的な有意差は認められなかったとしている（表4-5-3）。

ゆえに疼痛管理という観点では、根管貼薬を行うことはあまり意味のないことなのかもしれない。

根管貼薬は必要か

根管治療における水酸化カルシウムによる根管貼薬の目的は、
・根管内細菌を減少させること
・残存した歯髄組織を溶解させること

の2点であり、基本的には必要である（Chapter 4-6参照）。しかし、いわゆる抜髄などの症例で感染が少ないことが考えられる場合には、根管の機械的拡大と根管洗浄で根管内細菌数の減少と歯髄組織の除去を行い、単一回数で根管治療を終了させることができるかもしれない。

いずれにしても、根管治療は細菌に対しての治療であることから、術前の歯髄への感染程度を正しく診断して行う姿勢が重要であろう。

要Check論文

根管貼薬の細菌除去効果
Law A, Messer H. An evidence-based analysis of the antibacterial effectiveness of intracanal medicaments. J Endod 2004;30(10):689-694. (文献2)

【研究の目的】
根尖性歯周炎の治療を行う際の根管貼薬が、根管貼薬の前後と比較して根管内から細菌を減少させることができるかを検証すること。

【研究デザイン】
文献レビュー

【研究対象】
MEDLINE(1966～2003)で検索して、根尖病変のある壊死歯髄症例おいて根管形成後に水酸化カルシウム貼薬を行った5つの研究からのレビュー。

【実験方法】
すべての文献の歯(164本)は、ラバーダム後にNi-Ti製ロータリーファイルか一般的な手用ファイルで生理食塩水や0.5～2.0%NaOClで根管洗浄を行いながら根管形成を行い、水酸化カルシウムを用いて1～4週間の期間で根管貼薬を行った。細菌の検体は拡大形成前(S1)、拡大形成+根管洗浄(S2)、根管貼薬後(S3)で採取して評価した。

【評価方法】
拡大形成前(S1)、拡大形成+根管洗浄(S2)、根管貼薬後(S3)で採取した細菌の細菌培養陽性率を評価。

【おもな結果】
1つの文献(Peters et al 2002)[8]を除いては、1週間の水酸化カルシウムを用いた根管貼薬前後で細菌培養陽性率が減少していた(表4-5-4)。

表4-5-4 水酸化カルシウムを貼薬に用いた根管治療の細菌培養率

研究	貼薬期間(週)	歯数(n)	細菌培養陽性率(%)		
			機械的拡大前 S1	機械的拡大後 S2	根管貼薬後 S3
Peters et al, 2002	4	21	21(100)	3(14)	15(71)
Shuping et al, 2000	1	42	41(98)	16(38)	3(7)
Yared & Bou Dagher, 1994	1	60	60(100)	60(100)	19(32)
Ørstavik et al, 1991	1	23	22(96)	13(57)	8(35)
Sjögren et al, 1991	1	18	18(100)	9(50)	0(0)
計		164	162(99)	101(62)	45(27)

Petersら以外の研究は、水酸化カルシウム貼薬後の細菌培養陽性の根管が減少したことを示している。Petersらの研究は、貼薬する際に水酸化カルシウムペーストをペーパーポイントに塗布して貼薬しているが、他の研究では貼薬を行う際に水酸化カルシウムペーストを直接根管内に挿入している。このことが、Petersらの研究では貼薬後に細菌培養陽性の根管が増加した結果につながったものと考察される。Petersら以外の研究では、細菌培養陽性の根管が減少しており、水酸化カルシウムペーストを用いた貼薬は根管内からの細菌除去に有効であることが示されている。

この論文から言えること・わかること
根管内からの細菌除去に水酸化カルシウムの貼薬は効果的である。

COLUMN　無菌的処置環境の重要性

　根尖性歯周炎の原因は細菌である。細菌を除去するために、われわれがもっている手段は「根管の機械的拡大」「根管洗浄」「根管貼薬」の3つである。しかし、この3つの手段を行う前に、まずは歯内療法を行うためのマナーを守らなければならない。それは無菌的処置環境を整えることである。歯内療法における無菌的処置として「う蝕の確実な除去」「隔壁」「ラバーダム防湿」「十分な厚さの仮封」「滅菌された器具の使用」が挙げられる。筆者が隔壁を製作する際にもっとも多く利用する方法は、コンポジットレジンを用いた隔壁製作である(**図4-5-1**)。隔壁の製作を終えた時点で、ラバーダム防湿をできるようになることが多い。隔壁を製作しなくてもラバーダムが行える場合でも洗浄液の漏洩や仮封が不十分になることが懸念されるため、隔壁の製作は行うべきである。ラバーダム防湿後に30%過酸化水素水と5%ヨード液にて術野を消毒する。その際は、Möller(1966)[9]によって示された歯の表面を無菌化させるために必要な時間を参考にして行うとよい(**表4-5-5**)。消毒の際に薬液が歯肉に漏れないようにラバーダムの隙間をオラシール(ウルトラデント)などで埋めておくことが重要である。Webber et al(1978)[10]によると、仮封を行う際、仮封材の厚みは最低3〜4mm必要となる。筆者は水硬性セメントを仮封材に用いているが、咬合圧への配慮が十分に必要であり、水硬性セメントが咬合圧で崩壊しないように、場合によっては水硬性セメントの上にコンポジットレジンやグラスアイオノマーセメントで覆うこともある。

表4-5-5　歯の表面を無菌化させるために必要な時間(文献9より引用改変)

30%過酸化水素水	5%ヨード液
2分	8分
3分	4分
4分	2分
5分	1分

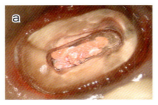
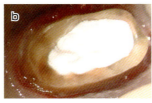
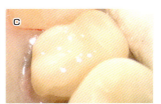
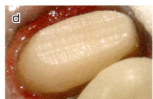
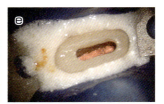

図4-5-1a〜e　コンポジットレジンによる隔壁の製作。
a：う蝕除去後。
b：水硬性セメントを根管口部に設置。
c：コンポジットレジンを築盛。
d：支台歯形成。
e：ラバーダム防湿後にアクセス窩洞。

参考文献

1. Hata GI, Nishikawa I, Kawazoe S, Toda T. Systemic distribution of 14C-labeled formaldehyde applied in the root canal following pulpectomy. J Endod 1989；15(11)：539-543.
2. Law A, Messer H. An evidence-based analysis of the antibacterial effectiveness of intracanal medicaments. J Endod 2004；30(10)：689-694.
3. Sathorn C, Parashos P, Messer HH. Effectiveness of single- versus multiple-visit endodontic treatment of teeth with apical periodontitis：a systematic review and meta-analysis. Int Endod J 2005；38(6)：347-355.
4. Tanomaru Filho M, Leonardo MR, da Silva LA. Effect of irrigating solution and calcium hydroxide root canal dressing on the repair of apical and periapical tissues of teeth with periapical lesion. J Endod 2002；28(4)：295-299.
5. Martinsa JNR, Saurab M, Pagonac A. One appointment endodontic procedure on teeth with apical periodontitis：Is this a criterion for success？- A literature review. Rev Port Estomatol Med Dent Cir Maxilofac 2011；52(3)：181-186.
6. Katebzadeh N, Hupp J, Trope M. Histological periapical repair after obturation of infected root canals in dogs. J Endod 1999；25(5)：364-368.
7. Peters LB, van Winkelhoff AJ, Buijs JF, Wesselink PR. Effects of instrumentation, irrigation and dressing with calcium hydroxide on infection in pulpless teeth with periapical bone lesions. Int Endod J 2002；35(1)：13-21.
8. Leonardo MR, Almeida WA, da Silva LA, Utrilla LS. Histopathological observations of periapical repair in teeth with radiolucent areas submitted to two different methods of root canal treatment. J Endod 1995；21(3)：137-141.
9. Möller AJ. Microbiological examination of root canals and periapical tissues of human teeth. Methodological studies. Odontol Tidskr 1966；74(5)：Suppl：1-380.
10. Webber RT, del Rio CE, Brady JM, Segall RO. Sealing quality of a temporary filling material. Oral Surg Oral Med Oral Pathol 1978；46(1)：123-130.

Chapter 4　根管洗浄／貼薬に関する迷信

水酸化カルシウム製剤は、繰り返し長期間貼薬したほうが効果が高い

エビデンスで検討すると…

治療期間は可及的に短期間で、貼薬は1週間が基本である

根管貼薬剤としての水酸化カルシウムの能力

　根管貼薬剤として水酸化カルシウム製剤を使用する目的は、水酸化カルシウム〔$Ca(OH)_2$〕のもつ細菌除去能と、組織溶解能を利用することである。

　水酸化カルシウムの効果は、水酸化カルシウムが水に溶解することによりイオン化してOH^-を放出し、PH12.5の強アルカリ性を呈することにある。Siqueira et al(1999)[1]によると、このOH^-が細菌の細胞膜を破壊し、タンパク質の変性、DNAの損傷をうながし、細菌除去能を発揮する。またSafavi et al(1994)[2]によると、細菌内毒素であるリポ多糖(LPS)をも分解できるとしている。組織溶解能に関しても、強アルカリが非常に重要な要因となる。

　これらを踏まえると、根管貼薬剤としての水酸化カルシウムの薬理作用はイオン化して水酸化物イオン(OH^-)を放出することが重要で、いかにイオン化をうながすことができるかが、根管貼薬剤の能力を期待するうえで必要といえるだろう。

　元来、水酸化カルシウムの水に対する溶解度は0.16g/100g(25℃)と低い。効率的にイオン化をうながし細管除去能を発揮するためには、水酸化カルシウムを溶かす溶媒と濃度が重要である。Blanscet et al(2003)[3]によると、細菌除去能を発揮するためには少なくとも50～60%の水酸化カルシウム濃度が必要であるとしている。また、貼薬剤であるため、根管からの除去が容易であることも重要な点である。

　以上のことから、シリコン溶媒や油性溶媒の水酸化カルシウム製剤を用いるのではなく、水性溶媒の水酸化カルシウムを用いることが重要であると理解できる。

水酸化カルシウムの貼薬期間

　根管貼薬の期間は、はたしてどれくらいが適切なのであろうか？　これに対して、Sjögren et al(1991)[4]が細菌除去能の観点から、Andersen et al(1992)[5]が組織溶解性の観点から検討している。細菌除去能について検討したSjögrenらは、*in vivo*の実験系のもと水酸化カルシウムの細菌除去能は7日間で効果的に発揮されたとし、10分間では無効であったとしている。また、組織溶解能について検討したAndersenらは、水酸化カルシウム中に歯髄組織片を放置すると、7日間でその97%が溶解したと報告している。これらのことから、水酸化カルシウムを用いた根管貼薬を効果的に行うのに必要な日数は、7日間が適切であると考えられる(アペキシフィケーションなど特殊な場合を除く)。

　もし、それ以上長期にわたって水酸化カルシウム製剤を貼薬するとどうなるだろうか？　Andersen et al(2002)[6]は、羊の歯に水酸化カルシウムを貼薬し、生理食塩水中に0～12か月保存して、それぞれの日数で破断強さを測定して調べたところ、時間の経過とともに歯質の破断強さは低下していた(**図4-6-1**)。しかし、Yassen et al(2013)[7]の水酸化カルシウムの長期間貼薬と歯根破折に関するシステマティックレビュー研究では、歯根破折との直接的な関係を示す臨床研究ではないものの、*in vitro*の研究で5週間かそれ以上の貼薬で歯根象牙質の機械的強度の低下を示したとしている。また、1か月以内の貼薬が歯根象牙質の機械的強度を減じさせるという決定的なデータはないとしている。したがって、現時点では、水酸化カルシウムの長期間貼薬によって懸念される歯根象牙質の機械的強度低下に伴う歯根破折は、臨床的にはまだ実証されていないが、*in vitro*の研究では象牙質の機械的強度の

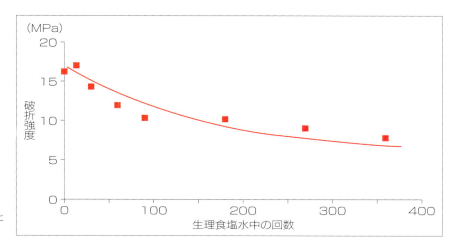

図4-6-1 水酸化カルシウムの貼薬期間と破折強度（文献6より引用改変）。

低下を示すことが多数報告されており、臨床的にはリスクがあると考えられるとの理解となるだろう。

このことから、従来の水酸化カルシウムによるアペキシフィケーションなど以外では、長期にわたる水酸化カルシウム製剤の貼薬は、歯質の脆弱化をきたすおそれがあるため、慎むべきである。

根管貼薬剤としての水酸化カルシウムの限界

根管貼薬における水酸化カルシウムは安全性が高く（アレルギーなどに対して）、多くの細菌に対してすぐれた除去能を示すが、万能ではない。Byström et al（1985）[8]によると、難治性の根尖性歯周炎から検出される菌として認識されている E.faecalis は水酸化カルシウムに対して耐性をもっていると報告している。同様に Waltimo et al（1999）[9]は、Candida も耐性があると報告している。

また、水酸化カルシウムは根管内の到達不可能な場所には効果を発揮しない。Nerwich et al（1993）[10]は、水酸化カルシウムの OH^- はハイドロキシアパタイトの緩衝能のために象牙質を通って拡散できないと報告している。さらに Yang et al（1996）[11]は、イスムスなど直接水酸化カルシウムが接することができない場所には、その効果を発揮できないと報告している。

これらのことから、根管貼薬を効果的に行うためには根管の機械的拡大後（BMI後）に行うほうがよいといえる。

参考文献

1. Siqueira JF Jr, Lopes HP. Mechanisms of antimicrobial activity of calcium hydroxide：a critical review. Int Endod J 1999；32(5)：361-369.
2. Safavi KE, Nichols FC. Alteration of biological properties of bacterial lipopolysaccharide by calcium hydroxide treatment. J Endod 1994；20(3)：127-129.
3. Blanscet ML, Tordik PA, Goodell GG. An agar diffusion comparison of the antimicrobial effect of calcium hydroxide at five different concentrations with three different vehicles. J Endod 2008；34(10)：1246-1248.
4. Sjögren U, Figdor D, Spångberg L, Sundqvist G. The antimicrobial effect of calcium hydroxide as a short-term intracanal dressing. Int Endod J 1991；24(3)：119-125.
5. Andersen M, Lund A, Andreasen JO, Andreasen FM. In vitro solubility of human pulp tissue in calcium hydroxide and sodium hypochlorite. Endod Dent Traumatol 1992；8(3)：104-108.
6. Andreasen JO, Farik B, Munksgaard EC. Long-term calcium hydroxide as a root canal dressing may increase risk of root fracture. Dent Traumatol 2002；18(3)：134-137.
7. Yassen GH, Platt JA. The effect of nonsetting calcium hydroxide on root fracture and mechanical properties of radicular dentine：a systematic review. Int Endod J 2013；46(2)：112-118.
8. Byström A, Claesson R, Sundqvist G. The antibacterial effect of camphorated paramonochlorophenol, camphorated phenol and calcium hydroxide in the treatment of infected root canals. Endod Dent Traumatol 1985；1(5)：170-175.
9. Waltimo TM, Ørstavik D, Sirén EK, Haapasalo MP. In vitro susceptibility of Candida albicans to four disinfectants and their combinations. Int Endod J 1999；32(6)：421-429.3.
10. Nerwich A, Figdor D, Messer HH. pH changes in root dentin over a 4-week period following root canal dressing with calcium hydroxide. J Endod 1993；19(6)：302-306.
11. Yang SF, Rivera EM, Walton RE, Baumgardner KR. Canal debridement：effectiveness of sodium hypochlorite and calcium hydroxide as medicaments. J Endod 1996；22(10)：521-525.

要 Check 論文

水酸化カルシウムの抗菌性

Sjögren U, Figdor D, Spångberg L, Sundqvist G. The antimicrobial effect of calcium hydroxide as a short-term intracanal dressing. Int Endod J 1991;24(3):119-125.（前頁文献4）

【研究の目的】

短期間、*in vivo* にて水酸化カルシウムを貼薬剤として用いたときの抗菌効果を評価すること。

【研究デザイン】

実験

【研究対象】

天蓋が無傷の状態で残っている壊死歯髄で、エックス線写真において根尖性歯周炎の骨透過像を有する30本の単根歯。

【実験方法】

30本の被験歯中、機械的拡大と5%NaOClを用いた機械的拡大清掃が行われた後に水酸化カルシウムを10分間作用させたもの（12本）、7日間貼薬したもの（18本）に分け、その後、1〜5週間根管を無貼薬にした後に、それぞれの根管からサンプルを採取した（図4-6-2）。

【評価方法】

それぞれのサンプルを生物学的手法により検査し、根管内細菌の量と種類を調べた。

【おもな結果】

細菌は、Biomechanical instrumentation（機械的拡大＋化学的洗浄）後に水酸化カルシウム貼薬を10分間行ったグループの6本/12根管と、水酸化カルシウム貼薬を7日間行った9本/18根管に存在した。

水酸化カルシウムを7日間貼薬した18根管で1〜5週間根管内を空にしたサンプルでは、細菌検出歯は認められなかった。

14種中13種が嫌気性で、通性嫌気性菌は *E.faecalis* が検出された。

Biomechanical instrumentation を生き延びた細菌に対して水酸化カルシウム貼薬を10分間適用したグループでは、細菌除去の効果はなかった。

水酸化カルシウムを7日間貼薬下のグループでは、効果的に細菌を排除した。

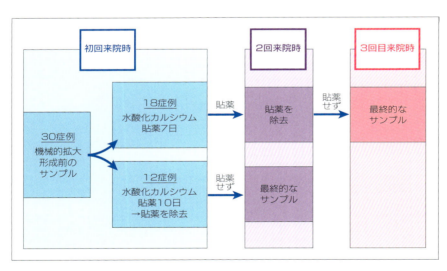

図4-6-2　スタディデザイン（前頁文献4より引用改変）。

この論文から言えること・わかること

水酸化カルシウムを貼薬することは Biomechanical instrumentation から生き延びた細菌を効果的に除去する。そして、水酸化カルシウムを7日間貼薬することで予知性のある結果を導くことができる。

CHAPTER 5

根管充塡に関する迷信

Chapter 5　根管充填に関する迷信

　側枝まで充填できる垂直加圧根管充填のほうが予後はよい

エビデンスで検討すると…

　根管充填法の違いによる予後の差を見出すことはできない

感染さえなければ、綿栓充填や粉材充填でも構わないのか？

　日本の歯科医療界の歴史のなかで、綿栓根充や粉材根充が一般的に行われていた時代がある。国民皆保険制度が稼働し始めたころのことだ。当時は、歯科医師および歯科医院の数が非常に少なかったため多くの患者が歯科医院に集中し、治療しきれない状態であった。根管治療に割く時間はほとんど取れなかったため、簡便かつ短時間で可能な治療が好まれたのである。現在のように、ガッタパーチャーとシーラーで根管充填することは珍しかったが、やがて欧米の治療技術が日本に導入されはじめると、その割合は急激に逆転したのであった。

　こういった歴史を振り返ると、「感染さえなく治療が終了すれば、問題はないのでは」という意見を聞くことがある。確かにそのように思えるが、実際はそうではない。歯冠側からの漏洩、すなわちコロナルリーケージを防ぐことができないからである。ガッタパーチャーとシーラーで根管充填しても、いずれは漏洩するものである。ましてや綿栓や粉材だけでは、まったくその防止には効果がない。

　その他、綿栓に含まれる成分には問題がある。Sedgley et al(1993)[1]は、治療中に使用したペーパーポイントのセルロースは吸収されにくいと報告している。つまり、感染さえなければ根管充填法はなんでもよい、というわけではないのである。

側枝まで根管洗浄と緊密な根管充填は可能なのか？

　「側枝にまで根管洗浄し、根管充填すべきである」と考える歯科医師もいるが、実際に意図的に可能なのであろうか？　根管充填後のエックス線写真として、側枝らしきところに造影性のあるシーラーが充填されている画像を見ることはあるが、これはあくまでも結果論である。たまたま充填材が側枝らしきところに充填されただけであり、本当に十分な洗浄ができて充填しているわけではない。Riccuci et al(2010)[2]は、

- 側枝には歯髄様組織の残骸が多く残っており、根管洗浄は十分できてはいない。
- 充填されているように見えているが、実は造影性のあるシーラーが部分的に充填されているだけであり、同部には歯髄の残骸が存在している

と述べている（症例5-1-1）。

垂直と側方、どちらが予後はよいのか？

　現在の臨床家であれば、根管充填法として垂直加圧根管充填法と側方加圧根管充填法のどちらかを採用していることと思われる[*1]。

　垂直加圧根管充填（図5-1-1）にもいくつかの種類があり、どれも同じではない。多くの術式では、コアマテリアルを加熱または加圧変形させ、緊密に充填を行う。これ以外にも、溶媒で軟化させる方法や、注入式の充填方法、心棒にコア材を装着しているタイプなどもある。また小さなペレットを火炎や溶媒にて軟化させ積層充填する方法もある。これらの多くは、メインポイントの試適を行わず、どこまで充填材が詰まるのかわからない。よって、メインポイントの試適を行うことのできない方法を選択する場合は、オーバーフィリングを起こす可能性が非常に高いことに留意しなければならない。

　一方、側方加圧根管充填法は多くの大学で教えられており、研究のゴールドスタンダードである。メイン

症例 5-1-1　管外側枝が充填された症例

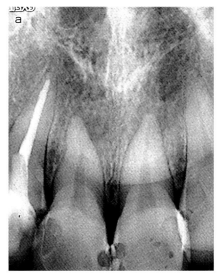
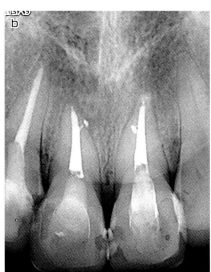

症例5-1-1a　上顎左右中切歯の壊死症例である。
症例5-1-1b　管外側枝に充填されているが、側枝の形成と洗浄には疑問が残る。

```
1．側方加圧根管充填
 利点：メインポイントの長さをコントロールできる
　　　多くの研究においてゴールドスタンダード
　　　費用がかからない
 欠点：スプレッダートラックができる
　　　作業長の－1～－3mmにスプレッダーを届かせなければならない
　　　クラックや破折の可能性がある

2．垂直加圧根管充填
 利点：ほとんどの根管形態に対応できる
　　　シーラーの厚みを薄くできる、専門医の第一選択である
 欠点：費用がかかる
　　　オーバーフィリングの可能性
　　　長い根管、開放根管には適応しない
```

図5-1-1　側方加圧根管充填と垂直加圧根管充填の利点と欠点。

ポイントの試適を行い、長さをコントロールできる。しかし、スプレッダーが作業長の－3mmまで届く必要があり、スプレッダーと互換性のあるアクセサリーポイントを使用しなくてはならない。また、シーラー層が厚くなるために、その剥離や崩壊が長期間のコロナルリーケージに対して心配される。

では、どちらのほうが予後がよいのであろうか。Farzaneh M et al(2004)[3]と de Chevigny et al(2008)[4]は、側方加圧根管充填法よりも垂直加圧根管充填法のほうが全体的な症例のなかで予後はよかったと報告している。しかし、根管形成法も異なっており完全な比較にはならないことから、これらの間に差が存在すると考えることはできない。現在のところ、1つの方法が他の方法と比較して有意にすぐれている、という研究はない。

＊1　現在でもまれに綿栓根充や粉材根充に遭遇するが、多くの症例では根管内に感染が残存している。

要Check論文

側方加圧根管充填と垂直加圧根管充填の結果の違い

Peng L, Ye L, Tan H, Zhou X. Outcome of root canal obturation by warm gutta-percha versus cold lateral condensation: a meta-analysis. J Endod 2007;33(2):106-109.（文献5）

【研究の目的】

側方加圧根管充填法（症例5-1-2）と垂直加圧根管充填法（症例5-1-3）のどちらが予後はよいのかを、各種論文をメタアナリシスにより検討した。

【研究デザイン】

メタアナリシスによるシステマティックレビュー

【材料および方法】

MEDLINE（1966～2006）、The Cochrane Library（Issue 4, 2005）、EMBASE（1984～2006）、SCI（1995～2006）、CNKI（1994～2006）のなかから、ヒトに関するウォームガッタパーチャー法と側方加圧根管充填法の比較研究に関わるランダム化比較試験（RCT：Randomized Controlled Trials）と非ランダム化比較試験（CCT：Clinical Controlled Trials）の論文を選択した。

＜選択条件＞

以下の①～③のとおりである。
①不可逆性歯髄炎と根尖病変を有する失活歯
②再治療歯は含まない
③臨床症状とエックス線写真により評価

＜除外要件＞

以下の①～⑤のとおりである。
①貼薬や予備的貼薬は含まない
② *in vitro* の実験や再治療は含まない
③ウォームガッタパーチャー法と側方加圧根管充填法の比較研究のないもの
④治癒率記載がないもの
⑤フルテキストでないもの

ウォームガッタパーチャー法と側方加圧根管充填法の比較研究に関するデータは、術後疼痛・長期予後・根管充填の質・オーバーエクステンションであり、これらを調査した。また論文から、著者名、発表年代、症例の年齢、症例数、観察期間、失敗の期間、コントロールの数を抽出した。

2人の観察官により選ばれた論文をJadad et al（1996）[6]のスケールを用い、
①ランダム抽出か？
②ダブルブラインドであるのか？
③研究期間中の中断患者や中止患者に関する記載があるのか？
を確認し、最初の1と2の質問のスコアには0～2の範囲で、3の質問には0～1のスコアを与えた。

【評価方法】

術後疼痛の定義として、術後12時間から48時間までに発生した中等度から重度の疼痛と腫脹をフレアーアップと定義した。抜歯された症例や術後疼痛の継続的な存在、根尖性歯周炎の存在は失敗とした。

また、レントゲン的根尖からガッタパーチャーの断端までの距離が2mm以内をフラッシュとし、根尖から飛び出ている場合をオーバーエクステンションとした。

メタアナリシスは、コクランライブラリーのRevMan 4.2.8を使用した。ウォームガッターパーチャー法と側方加圧根管充填法の関連リスクと95％信頼区間は、得られた情報から算出された。

【おもな結果】

21論文から11論文が除外され、最終的に10論文が選ばれた。オーバーエクステンションに関して、ウォームガッタパーチャー法のほうが側方加圧根管充填法よりも有意に高かったが、これ以外の項目では統計学的有意差はなかった。

症例 5-1-2　側方加圧根管充填

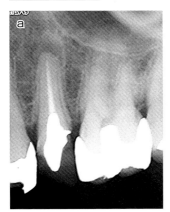
症例5-1-2a　治療前。

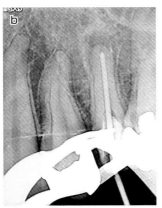
症例5-1-2b　メインポイント試適。

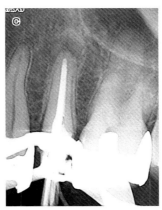
症例5-1-2c　アクセサリーポイント挿入。

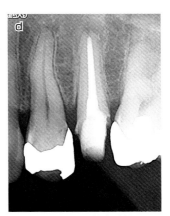
症例5-1-2d　根管充填後。

症例 5-1-3　垂直加圧根管充填

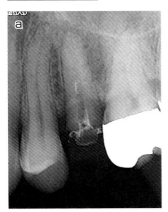
症例5-1-3a　治療前。

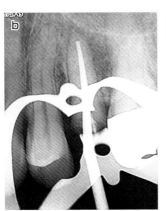
症例5-1-3b　マスターコーン試適。

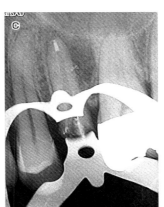
症例5-1-3c　ダウンパック後。

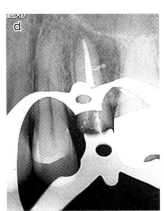
症例5-1-3d　バックパック後。

この論文から言えること・わかること

　術後疼痛・長期予後・根管充填の質に関して、ウォームガッタパーチャー法と側方加圧根管充填法の間では差は見られなかったが、オーバーエクステンションはウォームガッタパーチャー法のほうが起こりやすかった。ウォームガッタパーチャー法にもいろいろな方法があり、できる限り根尖から充填材が出ないような配慮が可能な充填法を選択すべきである。特に意図的に押し出す充填法は推奨されない。正確な作業長決定と根管形成中の根尖部破壊の回避、そして軟化ガッタパーチャーの適切な充填を行うことで、オーバーエクステンションは避けることができる。

参考文献

1. Sedgley CM, Messer H. Long-term retention of a paper point in the periapical tissues: a case report. Endod Dent Traumatol 1993;9(3):120-123.
2. Ricucci D, Siqueira JF Jr. Fate of the tissue in lateral canals and apical ramifications in response to pathologic conditions and treatment procedures. J Endod 2010;36(1):1-15.
3. Farzaneh M, Abitbol S, Lawrence HP, Friedman S; Toronto Study. Treatment outcome in endodontics-the Toronto Study. Phase II: initial treatment. J Endod 2004;30(5):302-309.
4. de Chevigny C, Dao TT, Basrani BR, Marquis V, Farzaneh M, Abitbol S, Friedman S. Treatment outcome in endodontics: the Toronto study--phase 4: initial treatment. J Endod 2008;34(3):258-263.
5. Peng L, Ye L, Tan H, Zhou X. Outcome of root canal obturation by warm gutta-percha versus cold lateral condensation: a meta-analysis. J Endod 2007;33(2):106-109.
6. Jadad AR, Moore RA, Carroll D, Jenkinson C, Reynolds DJ, Gavaghan DJ, McQuay HJ. Assessing the quality of reports of randomized clinical trials: is blinding necessary? Control Clin Trials 1996;17(1):1-12.

Chapter 5 根管充填に関する迷信 ❷

 根管充填用シーラーは必要ない

エビデンスで検討すると…

 どのような充填方法であってもシーラーは必要である

ガッタパーチャーとは？

根管充填材として、コアマテリアルとシーラーが挙げられる。コアマテリアルにはガッタパーチャーやレジロンなどがあるが、多くの場合でガッタパーチャーが選択されている。ガッタパーチャーはマレー半島や南米産のMazer Wood Treesの樹液凝固物を精製した物質で、イソプレンモノマーを主成分とする高分子ポリマーである。流動性のあるα型と、固形タイプでほとんどのガッタパーチャーに使用されるβ型の2種類がある。口腔内温度での体積変化はなく、約60℃で可塑性を有する。

ガッタパーチャーそのものは根管内壁と接着はしないので、Spångberg(1998)[1]はこれらをつなぐシーリング材が必要であると提唱している。また加熱や有機溶媒などによって軟化されたガッタパーチャーは、冷却や溶媒蒸発後に収縮し、根管象牙質との間に隙間が生じることも知られている。

根管充填用シーラーがなくては、コロナルリーケージは防止できない

コロナルリーケージは根管治療後の予後に著しく影響を与える——これは多くの研究で証明されていることである。しかし、根管充填すればそれでコロナルリーケージが防げると考える臨床家もいる。はたして、現実はどうなのだろうか？

Magura et al(1991)[2]やKhayat et al(1993)[3]は、in vitroでのシーラーなしの根管充填や根管充填そのものを行わない設定のもと、漏洩の存在を証明している。これに対し、シーラー使用に否定的な歯科医師は「研究条件が生体内に起こるはずがない」との見解で、シーラー使用の必要性はないと考えているようである。しかし、シーラーなしではガッタパーチャーは根管内壁と接着しないため、コロナルリーケージを防ぐことができないことは、揺るがない事実である[*1]。

コロナルリーケージを防ぐためには、根管治療中や根管充填後の仮封も重要であり、すべてが満足のいく条件の材料が必要となる。しかし、100％満足できる材料や方法はあり得ない。だからこそ、連携の取れた治療手順とコンセプトが重要である。

*1 シーラーそのものの有害性のほうがむしろ危険であると主張する歯科医師もいる。しかし、根管治療後は根管内にすでに歯髄はなく、免疫機構もないため、そのような空間にはやはり抗菌作用が必要である。どのような材料であっても細胞毒性は少なからず存在するため、できる限り意図的に根尖孔外に押し出さないように配慮すべきである。

「シーラーはどれも同じ」ではない

どのようなシーラーがもっともすぐれているか——このような質問はよく耳にするが、現在のところ答えはない。シーラーによって、根管充填法との相性もある。たとえば加熱機器を使用する根管充填法にシリコーン系シーラーは使用できない(図5-2-1)。加熱によりシーラーがボソボソに急速硬化するからである。また、根管洗浄もシーラー選択に関わってくる。接着を重要視するメタクリレートレジン系シーラーは、最終洗浄に次亜塩素酸ナトリウム溶液(以下NaOCl)を用いると、それに含まれる酸素が重合を阻害するため、アスコルビン酸のような還元剤を使用する必要がある(図5-2-2)。一方、エポキシレジン系シーラーはそのような配慮は必要ない。

Tay et al(2007)[4]は根管充填材と根管の一体化、すなわちモノブロック化に関して3種類に分類し、今

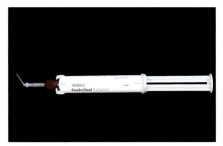

図5-2-1 シリコーン系シーラーのロエコシール。側方加圧根管充填には適していると考えられるが、加熱方式ではシーラーが早期にボソボソになるので不向きである。

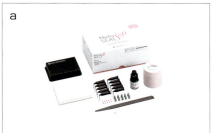
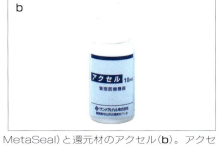

図5-2-2a, b スーパーボンドシーラー（a：MetaSeal）と還元材のアクセル（b）。アクセルはNaOClのレジン重合阻害を防止するために用いる。

図5-2-3 Tay et al（2007）[4]の研究モデル。第1モノブロックは界面が1か所、第2モノブロックは界面が2か所、第3モノブロックは界面が3か所となる（文献4より引用改変）。

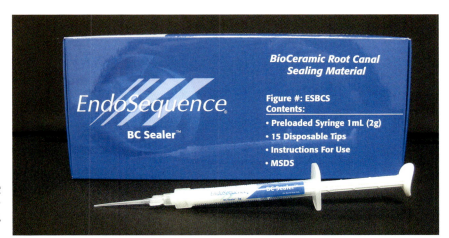

図5-2-4 MTAの主成分であるケイ酸カルシウムを含んだバイオセラミックシーラー（BCシーラー™：Endosequence, BRASSELER USA）。

後の接着における展望を述べている（図5-2-3）。それによると、シーラー層の厚みも重要であり、酸化亜鉛ユージノールシーラーは薄いほど崩壊しにくく封鎖性が増加するが、レジン系シーラーは厚みが必要であることがわかっている。

なお、近年のMTAの開発により、ケイ酸カルシウム系シーラーが期待されている。このシーラーは厚みがある程度確保されるほうが封鎖性は増加するが、詳細は今後のさらなる研究が必要であると思われる（図5-2-4）。

要Check論文

シーラーを使用せずに充填した場合の漏洩試験

Wu MK, Fan B, Wesselink PR. Diminished leakage along root canals filled with gutta-percha without sealer over time: a laboratory study. Int Endod J 2000;33(2):121-125.（文献5）

【研究の目的】

1995年に行った実験により、シーラー単体とポイントとの併用では併用のほうが、そしてシーラーの厚みが薄いほうが漏洩しにくいことがわかった（**表5-2-1**）。この研究では、この結果に基づき、根管充填用シーラーを用いた根管充填法と使用しない方法で長期観察した場合にどれくらい漏洩試験に差が検出されるのかを検証する。

【研究デザイン】

抜去歯を用いた in vitro の研究。

【材料および方法】

ヒト抜去歯80本を用いた。歯は歯根部の長さが12mmになるように低速外科用ソーにて切除した。20号のKファイルが根尖から出るように確認し、作業長を11mmに設定してMAFを50号とした。テーパーはGGバーのNo.2〜6（サイズ70〜150）を作業長より1mmずつ短く形成し、20テーパーの付与となった。根管洗浄には27Gのニードルを用いて2mlの2% NaOClで洗浄し、最終洗浄には10mlの17%エチレンジアミン四酢酸（以下EDTA）と10mlの2% NaOClを使用した。

根管形成ならびに洗浄が終了した80本の歯は、2つのテスト群と2つのコントロール群に分けられた。テスト群1はシーラーなしのクロロホルム軟化法（ポイントの先端部4〜5mmを2秒間クロロホルムに浸けて使用し、アクセサリーポイントは1秒以内にクロロホルムで軟化してサイズCスプレッダーで作業長−2mmでの側方加圧根管充填）、テスト群2はTouch 'N Heatを用いたシルダー法のシーラーなし垂直加圧根管充填法（バックフィルはウルトラフィル緑色使用）、コントロール群1はパルプキャナルシーラーを用いたシルダー法の垂直加圧根管充填法、コントロール群2はAH26シーラーを用いた側方加圧根管充填法を行った。

各サンプルは充填後にポストスペースをGG3にて根尖から4mm残すように形成し、37℃で湿度100%の恒温恒湿環境にて48時間保存し、流体移動試験器（**図5-2-5**）にて漏洩試験を行った。

【評価方法】

流体移動試験器にサンプルを装着し漏洩テストを行った。圧力30KPaを3時間作用させ、48時間後と6か月後のガラス管内の気泡の移動距離を計測した。得られたデータはMann-Whitney U and Kruskal-Wallis testsにて統計処理を行った。

【おもな結果】

シーラーを使用した2つのコントロール群は、48時間後も6か月後も良好な封鎖性が得られていた。48時間後では2つのコントロール群に比べて2つのテスト群は明らかな劣勢を示したが、6か月後にはその割合は減少していた。テスト群2のシーラーなしシルダー法の垂直加圧根管充填法では45%から15%に、テスト群1のシーラーなしクロロホルム軟化法では85%から40%に減少した。

また、6か月後のテスト群2のシーラーなしシルダー法の垂直加圧根管充填法は、2つのシーラーを用いたコントロール群との間に漏洩の有意差はなかった。しかしテスト群1のシーラーなしクロロホルム軟化法は、2つのコントロール群と比して有意に漏洩を起こしていた。

この論文から言えること・わかること

シーラーなしの根管充填法は、やはりコロナルリーケージを防ぐことはできない。よってどのような根管充填法であってもシーラーは使用すべきである。

表5-2-1 シーラーのみとガッタパーチャとシーラーを併用した場合の漏洩試験の結果（Wu et al, 1995）。ポイントとの併用でシーラーの厚みは薄いほうがよく、またシーラー硬化後のほうが漏洩は少ない。

シーラーの種類	厚み (mm)	漏洩全体の占める割合	
		シーラー硬化後直後の測定	水中保存後1年
シーラーのみで充填			
AH26	3.0	25	6
Ketac-Endo	3.0	100	100
Tubli-Seal	3.0	100	100
Sealapex	3.0	30	100
シーラーとGPで充填			
AH26	0.05	80	6
	0.25	40	16
Ketac-Endo	0.05	25	0
	0.25	45	10
Tubli-Seal	0.05	45	10
	0.25	100	30
Sealapex	0.05	75	45
	0.25	40	100

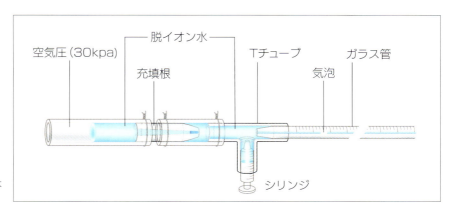

図5-2-5 実験に用いられた機器（文献5より引用改変）。

参考文献

1. Spångberg LS. Contemporary endodontology. Aust Endod J 1998；24(1)：11-17.
2. Magura ME, Kafrawy AH, Brown CE Jr, Newton CW. Human saliva coronal microleakage in obturated root canals：an in vitro study. J Endod 1991；17(7)：324-331.
3. Khayat A, Lee SJ, Torabinejad M. Human saliva penetration of coronally unsealed obturated root canals. J Endod 1993；19(9)：458-461.
4. Tay FR, Pashley DH. Monoblocks in root canals：a hypothetical or a tangible goal. J Endod 2007；33(4)：391-398.
5. Wu MK, Fan B, Wesselink PR. Diminished leakage along root canals filled with gutta-percha without sealer over time：a laboratory study. Int Endod J 2000；33(2)：121-125.

Chapter 5　根管充填に関する迷信 ❸

打診痛や違和感の消失、そして根尖病変が縮小しなければ、根管充填できない

エビデンスで検討すると…

無菌的な治療が十分行われていれば、その時点で根管充填しても構わない

根管治療後の打診痛の原因

根管治療後に打診痛を経験することがある。この打診痛の原因は、何であろうか？

根管充填後の打診痛は、多くの場合、根尖部への機械的な刺激やパラホルム製剤などの根管貼薬剤による化学的刺激が原因で引き起こされると考えられている。ゆえに打診痛を防止するためにも、

- 作業長をミスリードすることなく形成し、根尖部を破壊しないように注意する
- できる限り、化学的刺激の少ない根管貼薬剤を選択する

ことが重要である。

また、感染も打診痛を引き起こす可能性がある。ここで、根尖部の創傷治癒を思い浮かべてほしい（**図5-3-1**）。創傷は、

- 出血・凝固で始まる生活反応期
- 創内の浄化期
- 肉芽組織や血管新生、上皮形成を主とする修復期
- コラーゲン合成増殖などの再構築期

を経て治癒する。たとえば抜髄であれば、術直後から1日目で断裂した歯髄の血管から出血し、フィブリンが析出して止血する。漿液の滲出が2～3日間続き、周辺の血管内から好中球や単球が続いて遊走する。漿液の滲出が止むとフィブリン層が形成され、好中球や単球から分化したマクロファージが壊死組織や細菌を貪食し、創内の浄化を行う。その後、肉芽組織が形成され創面は瘢痕治癒する。この過程において感染が起こると、このような治癒は得られず、打診痛に至る可能性がある。

もし明らかな打診痛がある場合は、根管充填を見送るべきである。理由は、十分な治癒が得られていないからである（**症例5-3-1**）。術直後に、打診痛ではなく響きやすい感覚が生じることがあるが、これは閾値の低下が一過性に起こったものなので、この違和感であれば根管充填をしても構わないと考えられる。

なお接触感覚は、術後の経時的変化のなかで根管治療処置歯と生活歯では異なる場合があることを理解する必要がある。Loewenstein et al (1955)[1] やRandow et al (1986)[2] は、歯におもりをつけて感覚の変化を調べたところ、根管治療歯は生活歯よりも感覚閾値が上昇していることから、より咬み込むおそれがあり、歯根破折に注意すべきであると述べている。

根管内の滲出液が止まらなければ、根管充填は延期すべき

根管内に滲出液が見られれば、創傷の治癒も佳境を迎えたと考えられる。しかし根管充填を行ううえでこの水分は大敵となるので、根管内バキュームでの吸引とペーパーポイントでの吸収で止まれば根管充填可能と考えられるが、それでもなお滲み出てくるようであれば延期すべきである。

出血も同様である。根尖が大きく開いている症例では、根管充填を行う前に水酸化カルシウム製剤を除去しようとして超音波チップを使用すると、反対に根尖部から出血を起こすことがある。このときに見えている白い水酸化カルシウム製剤は、すでに根尖孔部に残存していることが多く、せっかく止血して安定している組織を傷つけて出血させていることになるので、そのようなことが起こらないように注意する。

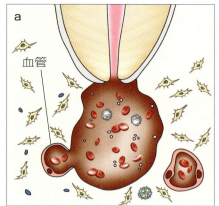
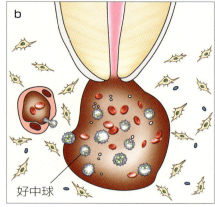
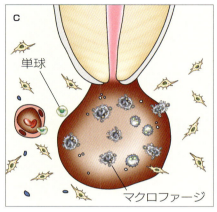
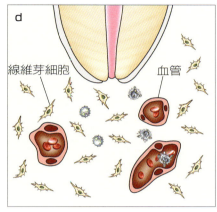

図5-3-1 治癒の過程のイメージ。**a**：生活反応期、**b**：創内の浄化期、**c**：修復期、**d**：再構築期。

症例 5-3-1　打診痛が残っている症例

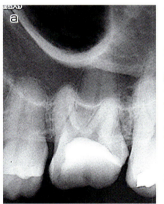
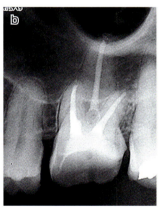
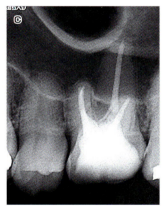

症例5-3-1a　根管治療前より明らかな打診痛がある。
症例5-3-1b　根管充填後。疼痛が取れない。
症例5-3-1c　根管充填後1年経過するが違和感の消失はない。

根尖病変が縮小してから根管充填すべき

　病変を有する症例であっても無菌的に十分な治療を行い、臨床症状が軽減できていれば根管充填を行っても構わない。しかし、失活歯での根尖病変や再根管治療歯での病変では、Orstavik (1996)[3]が述べているように、治癒には時間を要する。もちろんその大きさにもよるが、少なくとも根管貼薬を行って数か月から数年単位は必要になる。この間に仮封を行い経過観察となるが、コロナルリーケージや歯根破折の問題が出てくる。

　また、仮根管充填と称して病変に造影性を有する水酸化カルシウム製剤を注入し、病変の縮小経過をみることがあるが、これは推奨されない。いかなるものも根尖孔外に意図的に漏出させてはならない。

要Check論文

1回治療の頻度に関するアンケート

Inamoto K, Kojima K, Nagamatsu K, Hamaguchi A, Nakata K, Nakamura H. A survey of the incidence of single-visit endodontics. J Endod 2002;28(5):371-374.（文献4）

【研究の目的】
　米国の歯内療法専門医へのアンケートから、1回法根管治療か複数回法かの現状を調査すること。

【研究デザイン】
　アンケート調査

【材料および方法】
　1999年12月に電子メールアドレスを所有する738人の米国の歯内療法専門医に、大きく分けて以下の3つの質問を行った。

1. 根管充填の時期について
Q1　抜髄症例は何回で根管充填するのか
Q2　感染根管治療症例は何回で根管充填するのか
Q3　抜髄症例での治療時間はどれくらいか
Q4　感染根管治療症例での治療時間はどれくらいか
Q5　1回目の治療で何か問題が起こったか、もしあればそれは何か
Q6　根管充填の時期に関して重要なポイントは何か

2. 根管貼薬剤と仮封材について
Q7　根管充填までに2回またはそれ以上治療する場合、貼薬剤を使用するか
　・もし使用する場合には、どのような貼薬剤を選択するか
　・仮封材は何を使用するか

3. 根管洗浄について
Q8　根管洗浄には何を使用するか

【評価方法】
　電子メールによるアンケートの集計。

【材料および方法】
　2000年1月20日までに156人の歯内療法専門医から回答を得た（**表5-3-1**）。

　抜髄根管で100％1回法を行う専門医は55.8％で、感染根管では34.4％であった。前歯の抜髄を1回法で行うのに60分以内が100％、臼歯を1回法で行うのに60〜90分が35.1％、90分以上は5.4％であった。

　前歯の感染根管治療を1回法で行うのに60分が94.6％、臼歯を1回法で行うのに60〜90分が45.9％、90分以上は10.8％であった。すなわち、感染根管治療では半数以上がその治療時間に60分以上必要であると回答した。

　1回法では全体の34.2％で術後に疼痛、フレアーアップ、腫脹、不快感を伴った。また根管充填時の重要なポイントは、根管内の乾燥と症状および滲出液の存在であった。

　貼薬剤は80％において水酸化カルシウム製剤であり、仮封材はキャビットが68.2％、ZOEセメントが58.2％であった。

　根管洗浄に関しては、NaOClの使用は全体の95.5％、EDTAは44.2％となった。ちなみに水は8.3％で、過酸化水素水は5.8％であった。

この論文から言えること・わかること

　根管充填時に、根管内の乾燥や滲出液の存在、そして症状の有無はやはり重要で、根管充填前のサイナストラクトや腫脹は存在していても、処置の延期には関係しない。

参考文献

1. Loewenstein WR, Rathkamp R. A study on the pressoreceptive sensibility of the tooth. J Dent Res 1955；34(2)：287-294.
2. Randow K, Glantz PO. On cantilever loading of vital and non-vital teeth. An experimental clinical study. Acta Odontol Scand 1986；44(5)：271-277.
3. Orstavik D. Time-course and risk analyses of the development and healing of chronic apical periodontitis in man. Int Endod J 1996；29(3)：150-155.
4. Inamoto K, Kojima K, Nagamatsu K, Hamaguchi A, Nakata K, Nakamura H. A survey of the incidence of single-visit endodontics. J Endod 2002；28(5)：371-374.

表5-3-1 質問とその回答に対する割合

I. 根管充填の時期

Q1. 抜髄症例では根管充填まで何回の治療回数が必要であると考えてますか？

(1) 1回目：
- a. 0%　　13 (8.3%) of 156
- b. 25%　　10 (6.4%) of 156
- c. 50%　　6 (3.8%) of 156
- d. 75%　　40 (25.6%) of 156
- e. 100%　　87 (55.8%)a of 156

(2) 2回目：
- a. 0%　　87 (55.8%) of 156
- b. 25%　　41 (26.3%) of 156
- c. 50%　　12 (7.7%) of 156
- d. 75%　　7 (4.5%) of 156
- e. 100%　　9 (5.8%) of 156

(3) 3回目またはそれ以降：
- a. 0%　　146 (93.6%) of 156
- b. 25%　　7 (4.5%) of 156
- c. 50%　　1 (0.6%) of 156
- d. 75%　　1 (0.6%) of 156
- e. 100%　　1 (0.6%) of 156

Q2. 感染根管では根管充填まで何回の治療回数が必要であると考えていますか？

(1) 1回目：
- a. 0%　　31 (20.5%) of 151
- b. 25%　　18 (11.9%) of 151
- c. 50%　　17 (11.3%) of 151
- d. 75%　　33 (21.9%) of 151
- e. 100%　　52 (34.4%) of 151

(2) 2回目：
- a. 0%　　52 (34.7%) of 150
- b. 25%　　34 (22.7%) of 150
- c. 50%　　21 (14.0%) of 150
- d. 75%　　22 (14.7%) of 150
- e. 100%　　21 (14.0%) of 150

(3) 3回目またはそれ以降：
- a. 0%　　131 (87.9%) of 149
- b. 25%　　15 (10.1%) of 149
- c. 50%　　1 (0.7%) of 149
- d. 75%　　1 (0.7%) of 149
- e. 100%　　1 (0.7%) of 149

Q3. 抜髄症例ではどれくらいの治療時間を掛けますか？

(1) 前歯：
- a. 30分以内　　62.2%
- b. 60分以内　　37.8%
- c. 90分以内　　0%
- d. 90分以上　　0%

(2) 小臼歯：
- a. 30分以内　　40.5%
- b. 60分以内　　54.1%
- c. 90分以内　　5.4%
- d. 90分以上　　0%

(3) 大臼歯：
- a. 30分以内　　24.3%
- b. 60分以内　　35.1%
- c. 90分以内　　35.1%
- d. 90分以上　　5.4%

Q4. 感染根管治療ではどれくらいの治療時間を掛けますか？

(1) 前歯：
- a. 30分以内　　54.1%
- b. 60分以内　　40.5%
- c. 90分以内　　2.7%
- d. 90分以上　　2.7%

(2) 小臼歯：
- a. 30分以内　　27.0%
- b. 60分以内　　59.5%
- c. 90分以内　　10.8%
- d. 90分以上　　2.7%

(3) 大臼歯：
- a. 30分以内　　8.1%
- b. 60分以内　　35.1%
- c. 90分以内　　45.9%
- d. 90分以上　　10.8%

Q5. 1回治療で根管充填する場合、何かトラブルはありましたか？

- はい　　52 (34.2%) of 152
- いいえ　　94 (61.8%) of 152
- その他　　6 (3.9%) of 152

はいと答えた方に質問です。どのようなトラブルでしょうか？
- 疼痛　　21 (40.4%)
- フレアーアップ　　16 (30.8%)
- 腫脹　　12 (23.1%)
- 咬合　　6 (11.5%)
- 違和感　　4 (7.7%)
- その他　　13 (25.0%)

Q6. 根管充填時に考慮すべき重要な因子は何でしょうか？

- 根管の乾燥　　68
- 症状がない　　39
- 浸出液がない　　39
- 根管形成が終了している　　32
- 十分な時間が掛けられるのか　　19
- 腫脹がない　　11
- 急性症状がない　　8
- 瘻孔がない　　8
- その他　　16

II. 根管貼薬剤に関して

Q7. 複数回治療の場合に根管充填までの間に根管貼薬剤は使用しますか？

- はい　　110 (71.0%) of 155
- いいえ　　45 (29.0%) of 155

はいと答えた方に質問です。どのような薬剤を使用しますか？
- 水酸化カルシウム製剤　　99 (90.0%)
- FC　　14 (12.7%)
- クレサチン　　5 (4.5%)
- ステロイド　　5 (4.5%)
- CMCP　　3 (2.7%)
- レダーミックス　　2 (1.8%)
- その他　　4 (3.6%)

はいと答えた方に質問です。仮封材は何をお使いですか？
- キャビット　　75 (68.2%)
- 酸化ユージノールセメント　　64 (58.2%)
- 光重合レジン　　13 (11.8%)
- グラスアイオノマーセメント　　9 (8.2%)
- その他　　5 (4.5%)

III. 根管洗浄に関して

Q8. 根管充填前に根管洗浄を行いますか？

- はい　　156 (100%) of 156
- いいえ　　0 (0%) of 156

はいと答えた方に質問です。どのような薬剤を使用しますか？
- NaOCl　　149 (95.5%) of 156
- EDTA　　69 (44.2%) of 156
- 水　　13 (8.3%) of 156
- 過酸化水素水　　9 (5.8%) of 156
- その他　　18 (11.5%) of 156

Chapter 5　根管充填に関する迷信

迷 根管充填は根管治療のなかでも重要ではないので、行う必要はない

エビデンスで検討すると…

真 無菌的環境下であれば根尖病変を解決できる。しかし修復処置ができないので、根管充填は必要である

根管充填は治療全体においてどれくらい重要なのか

　根管充填は根管治療のフィナーレに位置づけられるが、どれくらい重要なのだろうか？　根管治療を行ううえでのコンセプトは
①無菌的治療
②細菌の除去または減少
③根管系の封鎖
であるが、もっとも重要なポイントは①と②である。
　Shuping et al (2000)[1] による in vivo の研究では、機械的根管拡大のみで約50％の細菌培養陰性率が得られ、これに化学的洗浄を加えると約62％の陰性率となり、1週間の水酸化カルシウム製剤の根管貼薬を行うことで約93％の陰性率が得られたと報告されている。このように無菌的環境で根管拡大・化学的根管洗浄・水酸化カルシウム製剤での根管貼薬を行うことで、根管治療の目的の多くを達成できることになる。すなわち、われわれが考えるほど根管充填の占める割合は多くないのである。杓子定規にきれいに充填することばかりに力を注ぐ必要はなく、ましてや Ricucci et al (2010)[2] が述べるように、側枝や根尖分岐まで充填することを考える必要もない。
　汚いよりもきれいなほうがよいのは当然である。しかし、根管充填ありきの根管治療では意味はない。バランスの取れた根管治療を実践すべきである。実際のところ、根管充填の質と治癒との関連性はない。

根管充填の目的とは？

　たとえば感染根管では、偏性嫌気性菌が主体となり混合感染が生じているが、根管治療によりこれら感受性の高い細菌は取り除かれる。そしてこのイベントにより通性嫌気性グラム陽性菌が優位になり、検出される細菌も減少する。しかし、完全に細菌を根管内から取り除くことは不可能であり、根管内を無菌化することはできない。それゆえ、このような細菌を埋葬する必要がある。すなわち根管充填の目的は、
①根尖孔や根管口からの再感染により、根管が再び細菌の活動の場にならないようにする
②残された起炎因子や細菌が外部に波及しないように、根管内に封じ込めておく
ことになる。
　また、コロナルリーケージを防ぐために、根管充填後はすみやかに修復処置に移行し、修復処置時には限りなく感染させないように注意すべきである。質の高い修復物を装着するのはいうまでもない。

根管充填しなくても修復処置は可能か？

　根尖病変を有する歯では、根管充填を行わなくても、根管内の細菌がほとんど除去され、歯冠側からの封鎖が十分に得られれば、根尖病変は治癒する可能性はある。しかし実際は、垂直性歯根破折などを防止するために、根管治療歯は歯冠修復する必要がある（症例5-4-1）。
　また根管充填のされていない仮封の状態では、いずれコロナルリーケージが起こる。さらに修復物維持のためにポストスペースが必要であれば、根管充填がないと支台歯築造や間接法での印象ができなくなる。ポストスペースが必要のない症例でも、修復物の経時的変化でセメントの崩壊や漏洩も考えられるために、やはり根管充填を行わないといけない。Wesselink[3]は、細菌の増殖には空間と栄養が必要であることから、根管形成を行った部分はすべて完全に充填すべきである

| 症例 5-4-1 | 歯冠修復がないコロナルリーケージで病変ができている症例 |

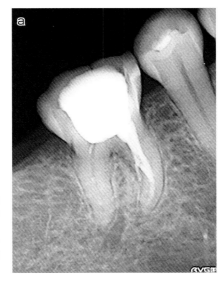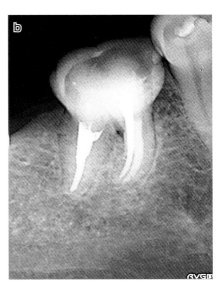

症例5-4-1a 術前の状態。遠心根の形成はある程度されているが、根管充填はされていない。
症例5-4-1b 術後の状態。近心根のパーフォレーションも無事に治療が終了し、充填が完了した。

| 症例 5-4-2 | アピカルリーケージが起こっている症例 |

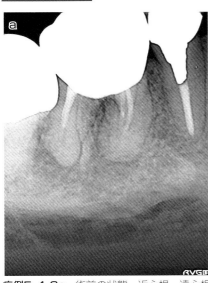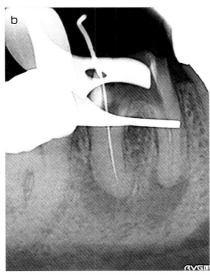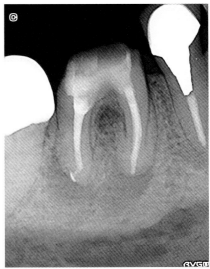

症例5-4-2a 術前の状態。近心根、遠心根ともに根尖まで充填材が届いておらず、根尖病変が発生している。
症例5-4-2b 遠心根は根尖部で急激に湾曲しており、ファイルの破折などに注意する。
症例5-4-2c 術後の状態。無事に形成し充填が終了したが、遠心根にシーラーパフを起こしてしまった。できればこのようなことは避けたい。

と述べている。
　根管治療を成功させるために、コロナルリーケージもアピカルリーケージ（根尖部の封鎖）も必要である（**症例5-4-2**）。

要 Check 論文

根管充填を行った場合と行わなかった場合の根尖病変の治癒の違い

Sabeti MA, Nekofar M, Motahhary P, Ghandi M, Simon JH. Healing of apical periodontitis after endodontic treatment with and without obturation in dogs. J Endod 2006;32(7):628-633.（文献4）

【研究の目的】

根尖性歯周炎の治癒に根管充填が影響を与えるのかを検証する。

【研究デザイン】

動物実験

【材料および方法】

体重が51～60ポンドで、年齢1.5～2歳のジャーマンシェパードの第三および第四小臼歯56本を使用した。歯は#25～#40号Kファイルにて根尖部を拡大し、42日間仮封せずに開放のまま口腔内に放置して根尖性歯周炎を惹起させた。

マスターアピカルファイル（MAF）は#70まで拡大し、根管洗浄には5.25% NaOClを用い、生理食塩水で洗浄後、EDTAを3分間作用させて根管内をペーパーポイントにて乾燥させた。

56本中28本はテスト群として根管充填せず、残りの28本はコントロール群としてAHプラスのシーラーを使用し側方加圧根管充填法を行った。その後、第4世代のボンディング材とアマルガムを用いて歯冠側を封鎖した。

術後190日で屠殺し、HE染色にて病理切片を作製した。

【評価方法】

HE染色された病理切片を顕微鏡にて観察した。各項目に以下の点数を付けた。

- 炎症性細胞浸潤のないもの：2点、中等度：1点、高度：0点
- 歯根吸収（セメント質まで）のないもの：3点、1mm以下：2点、1mm以上：1点、象牙質まで吸収：0点
- 骨吸収のないもの：2点、中等度：1点、高度（1mm以上）：0点
- PDL（歯根膜）の肥厚なし：2点、中等度（1～2mm）：1点、高度（2mm以上）：0点
- 新生セメント質添加あり：1点、添加なし：0点
- エックス線写真によるPDLの肥厚2mm以上：0点、1～2mm：1点、1mm以下：2点、なし：3点

HE染色されたサンプルの炎症性細胞浸潤の有無、セメント象牙質の吸収、骨吸収、歯根膜の肥厚の得られたデータをWilcoxon testで統計処理をした。

また、McNemar testで新生セメント質の添加を評価した。

【おもな結果】

テスト群とコントロール群の間に、骨吸収、炎症性細胞浸潤、PDLの肥厚に関する有意差はなかった。おもな結果は以下のとおり（表5-4-1および図5-4-1、5-4-2）。

歯根吸収は、テスト群の8%に発生し、コントロール群ではなかった。また1mm以下の吸収は、テスト群で52%、コントロール群では28%であった。1mm以上の吸収は、テスト群で5ケース、コントロール群で3ケースであった。

新生セメント質添加は、テスト群で68%、コントロール群で64%確認できた。

骨吸収がなかったものは、テスト群では40%、コントロール群で56%であった。中等度吸収はテスト群で32%、コントロール群で60%、高度な吸収はテスト群で28%、コントロール群で16%であった。

エックス線写真でのPDLの肥厚は、テスト群の24%、コントロール群の16%において2mm以上の肥厚が見られ、テスト群の12%とコントロール群の4%で正常の厚みであった。

表5-4-1　おもな結果

限定要素グループ	セメント質・象牙質吸収				骨組織吸収			炎症浸潤			歯根膜空隙の厚み			セメント質形成		レントゲン的観察			
	0	1	2	3	0	1	2	0	1	2	0	1	2	0	1	0	1	2	3
テスト群(%)	8	20	52	20	28	32	40	36	32	32	40	20	40	32	68	24	52	12	12
コントロール群(%)	0	12	28	60	16	28	56	12	60	28	28	20	52	36	64	16	48	32	4
P値	0.031				0.336			0.342			0.38			1.00		0.518			

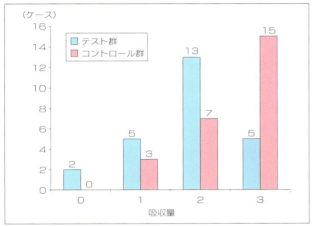

図5-4-1　セメント質と象牙質の吸収量。

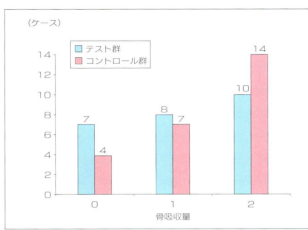

図5-4-2　骨吸収量。

この論文から言えること・わかること

　根尖病変の治癒に根管充填が与える影響は少ないが、根管治療によって根管内から微生物を根絶することや、根管内の無菌化を確実に行うことはできない。つまり残存微生物の増殖に関して、空間と栄養を減少させるためにも根管治療後の根管充填は推奨される。根管治療は、不完全な根管充填だけではなく不十分な根管形成と根管洗浄により失敗する。根管治療の成功は、根管内微生物の除去、宿主の反応、歯冠側の封鎖に委ねられる。

参考文献

1. Shuping GB, Orstavik D, Sigurdsson A, Trope M. Reduction of intracanal bacteria using nickel-titanium rotary instrumentation and various medications. J Endod 2000；26(12)：751-755.
2. Ricucci D, Siqueira JF Jr. Fate of the tissue in lateral canals and apical ramifications in response to pathologic conditions and treatment procedures. J Endod 2010；36(1)：1-15.
3. Bergenholtz G, Hørsted-Bindslev P, Reit C. Textbook of Endodontlogy. 2nd ed. Oxford：Wiley-Blackwell, 2010：219-232.
4. Sabeti MA, Nekofar M, Motahhary P, Ghandi M, Simon JH. Healing of apical periodontitis after endodontic treatment with and without obturation in dogs. J Endod 2006；32(7)：628-633.

CHAPTER
6

修復処置に関する迷信

Chapter6 修復処置に関する迷信

根管治療を行うと歯質は脆弱化する

エビデンスで検討すると…

根管治療による歯の物理的性質はさほど変わらない

生活歯と根管治療を行った歯は何が違うのか？

根管治療を行った歯は、生活歯髄を有している歯と比較して血流が途絶えているため、象牙質の水分量が低下し、枯れ木のようにもろくなり、破折しやすくなる——このようなことを聞いたことがあるだろう。では、根管治療を行った歯は実際のところどれくらいの水分を失うのであろうか？

Halfer et al(1972)[1]は、生活歯と失活歯の水分量の比較を行ったところ、失活歯は生活歯と比較して9％の水分喪失しか認められなかったと報告している。また Huang et al(1992)[2]は、水分と根管治療が象牙質の機械的強度にどの程度影響を及ぼすかを調べた結果、象牙質の乾燥によって破折のパターンは変化したものの、破折に要する加重に差はなかったと報告している。

実際には根管治療を行った歯は、生活歯と比較しても水分量自体はほとんど変わらない。また、9％程度の水分喪失では、象牙質の乾燥は歯の物理的特性はほとんど変わらない。これらより、歯の水分量が減少するから根管治療を行った歯が破折しやすくなるという仮説は成り立たなくなる。しかしながら、臨床的には根管治療が行われた歯の破折に多く遭遇し、破折した歯の多くは抜歯を余儀なくされる。このことには、根管治療の処置以外の、他の要因が考えられる。

残存歯質と歯の強度

歯の破折抵抗の減少の要因としてその歯が根管治療を受けるまでの過程でどの程度の歯質が失われたかという問題が挙げられる。

Reeh et al(1989)[3]は、根管治療と修復処置が歯の強度の低下にどの程度影響を及ぼすかを、以下の2つの実験系で検証した。

実験系1（先に根管治療を行った後、窩洞形成を行ったグループ）：無傷の歯→アクセス窩洞→根管形成→根管充填→MOD窩洞

実験系2（先に窩洞形成を行った後に根管治療を行ったグループ）：無傷の歯→咬合面窩洞→2級窩洞→MOD窩洞→アクセス窩洞→根管形成→根管充填

実験系1、2のそれぞれの過程で、どの程度の咬頭剛性が被検歯に生じるかを検証したところ、処置前の咬頭剛性を100％とすると、根管治療と窩洞形成のどちらを先に行っても歯内療法処置では5％ほどの剛性の低下しか起こらず、もっとも歯の剛性低下を起こすのは、2級窩洞形成やMOD窩洞形成が行われた際に、歯の辺縁隆線が喪失した場合に生じることが示された。また、アクセス窩洞形成や根管形成、根管充填などの根管治療自体の手技はあまり歯の剛性を低下させないことも示された（表6-1-1、6-1-2、図6-1-1）。

つまり、歯の剛性を低下させる最大の理由は、残存歯質の喪失が原因で、特に辺縁隆線を失うことが歯の剛性を低下させるということが理解できる。

やはり歯質の保存が重要

これらのことから、根管治療を行った歯の物理学的特性は生活歯髄を有した歯と大差はなく、根管治療自体は歯の剛性を著しく低下させるものではない。歯の剛性を低下させる原因は、大きなう蝕などにより歯冠部歯質が残存していないなど、そもそも根管治療を行わなければならなくなった理由である。歯質の喪失が累積されることが大きな要因ということである。この

表6-1-1 実験系1（先に根管治療を行った後、窩洞形成を行ったグループ）の結果（文献3より引用改変）。無傷の歯→アクセス窩洞→根管形成→根管充填→MOD窩洞を行った際、無傷の歯の剛性を1.000とした場合に、それぞれの治療過程でその程度の歯の剛比が変化するかを示す。無傷の歯→アクセス窩洞→根管形成→根管充填までは歯の剛比の変化は認められないが、MOD窩洞を形成した時点で著しく歯の剛性が低下していることに着目。

作業手順	n	無傷の歯の剛性を100とした場合の剛比	SD
無傷の歯	5	1.000	0.000
アクセス窩洞	5	0.944	0.105
根管形成	5	0.948	0.133
根管充填	5	0.957	0.162
MOD窩洞	5	0.311	0.073

表6-1-2 実験系2（先に窩洞形成を行った後に根管治療を行ったグループ）の結果（文献3より引用改変）。無傷の歯→咬合面窩洞→2級窩洞→MOD窩洞→アクセス窩洞→根管形成→根管充填を行った際、無傷の歯の剛性を1.000とした場合に、それぞれの治療過程でその程度の歯の剛比が変化するかを示す。2級窩洞、MOD窩洞を形成した時点で歯の剛性は著しく低下している。

作業手順	n	無傷の歯の剛性を100とした場合の剛比	SD
無傷の歯	37	1.000	0.000
咬合面窩洞	27	0.802	0.092
2級窩洞	27	0.536	0.104
MOD窩洞	37	0.373	0.075
アクセス窩洞	33	0.330	0.065
根管形成	33	0.337	0.095
根管充填	33	0.317	0.098

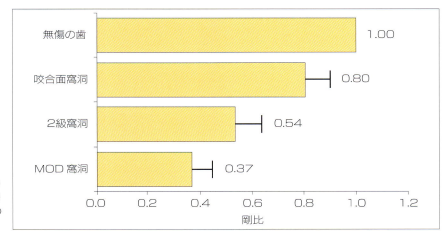

図6-1-1 窩洞形態と歯の剛性（文献3より引用改変）。咬合面窩洞は歯の剛性をあまり低下させないが、2級窩洞やMOD窩洞の形成で、歯の剛性は著しく低下する。

ことからも、やはり歯質を可能な限り保存することは、歯の剛性を保つという観点からも重要であり、歯質の保存的治療（ミニマルインターベンション）を実践すべきである。

要 Check 論文

既根管治療歯は脆いのか？
Sedgley CM, Messer HH. Are endodontically treated teeth more brittle? J Endod 1992;18(7):332-325.（文献4）

【研究の目的】
　既根管治療歯と生活歯の象牙質において、生体力学特性（押し抜き剪断強度、靭性、破折への負荷、微小硬度）を比較すること。

【研究デザイン】
　実験

【材料および方法】
　同一患者における左右対の歯23組で、1本は歯内療法の既往のあるもの、もう1本は反対側の生活歯髄を有している歯を対象に研究を行った。
　対の歯は同タイミングで抜歯し、17対は抜歯後すぐに（3〜5時間）に押し抜き剪断試験（図6-1-2）、靭性試験、破折荷重試験（図6-1-3）を行った。また、1対は抜歯3日後に、2対は2か月後に、3対は3か月後に試験を行った。
　微小硬度試験は、他の試験の5日以内に実施した。水分を失わないように0.05％アジ化ナトリウム含有滅菌生理食塩水に保管した。
　歯根周囲外科が行われた歯、広汎型歯周疾患、1年以内に歯内治療の既往がある歯は除外した。

【評価方法】
　押し抜き剪断試験、靭性試験、破折荷重試験、微小硬度試験により評価した。

【おもな結果】
　抜歯直後と3か月後に行った押し抜き剪断強度、靭性試験、破折荷重試験は、どれも有意差がないことから、3か月の滅菌生理食塩水下での保管は強度などに影響がなかった（表6-1-3）。既根管治療歯と生活歯髄を有する歯の押し抜き剪断強度、靭性試験、破折負荷試験においても、有意差はなかった。唯一、微小硬度試験のみ有意差が認められた（3.5％の硬度、表6-1-4）。
　これらより、歯髄の有無は歯の強度に影響は与えないことがわかる。つまり、歯髄を失っても歯の生体力学的な性質は変化せず、脆くなることはない。

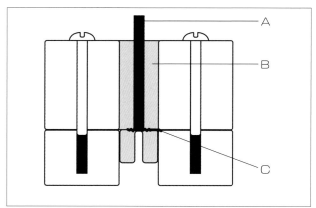

図6-1-2　押し抜き剪断強度試験の方法（文献4より引用改変）。
A：タングステンカーバイド棒
B：タングステンカーバイドリング
C：被検歯（歯頸部象牙質）

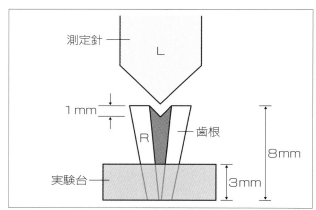

図6-1-3　破折荷重負荷試験の方法（文献4より引用改変）。根管治療済みの歯と有髄歯を対象に行っている。歯を実験台に設置して歯根に荷重をかけ、歯が破折した時点での荷重を測定。
L：荷重をかける測定針
R：被検歯

この論文から言えること・わかること
　生活歯髄を失うことが、象牙質の生体力学的特性を弱めるのではない。生体力学的な特性を弱める原因は、う蝕、外傷、修復、エンド処置から、歯の構造を累積して失うことにある。

表6-1-3 抜歯直後と3か月後に行った押し抜き剪断強度試験、靭性試験、破折荷重試験の比較

	抜歯直後	3か月後	P
押し抜き剪断強度試験（MPa）	64.97±7.91	63.63±9.99	−0.733
靭性試験（MJ/㎥）	35.16±3.49	33.09±5.72	−0.267
破折荷重試験（N）	724±206	642±187	−0.215

表6-1-4 既根管治療歯と生活歯髄を有する歯の押し抜き剪断強度試験、靭性試験、破折負荷試験の比較

	既根管治療歯	生活歯髄を有する歯	P
押し抜き剪断強度試験（MPa）	70.42±12.39	69.76±11.69	−0.710
靭性試験（MJ/㎥）	42.51±10.38	40.08±8.91	−0.089
微小硬度試験	66.79±4.83	69.15±4.89	−0.002
破折荷重試験（N）	611±148	574±153	−0.149

参考文献

1. Helfer AR, Melnick S, Schilder H. Determination of the moisture content of vital and pulpless teeth. Oral Surg Oral Med Oral Pathol 1972；34(4)：661 - 770.
2. Huang TJ, Schilder H, Nathanson D. Effects of moisture content and endodontic treatment on some mechanical properties of human dentin. J Endod 1992；18(5)：209 - 215.
3. Reeh ES, Messer HH, Douglas WH. Reduction in tooth stiffness as a result of endodontic and restorative procedures. J Endod 1989；15(11)：512 - 516.
4. Sedgley CM, Messer HH. Are endodontically treated teeth more brittle? J Endod 1992；18(7)：332 - 325.

Chapter6　修復処置に関する迷信

根管治療歯は、
MIの概念に基づき充填処置で対応すべきである

エビデンスで検討すると…

臼歯部は、補綴処置により咬頭被覆を行うべきである

根管治療歯にも
ミニマルインターベンション？

　ミニマルインターベンション(MI)の理念が臨床的に重要視されるようになってから久しく経過する。歯質を最大限に保存することが歯の長期予後において重要であることに、異論を唱えるものはいないだろう。では、根管治療がなされた歯の修復処置を行う際も、MIの理念に則り、アクセス窩洞をコンポジットレジンなどの修復材料を用いて充填で完了させるべきであろうか？

　充填で完了させることのメリットは、歯質を最大限に保存できることにある。MIの概念に基づいていて歯の保存に効果的であるように思われるが、実際のところはどうであろうか？

MIに疑問を呈しているように見える
調査結果

　Salehrabi et al(2004)[1]は、146万2,936歯のイニシャルトリートメントの8年後を調査した結果、97％が口腔内に保持されており(サバイバルレート)、抜歯された歯の85％は咬頭被覆させていなかったと報告している。同様にAquilino et al(2002)[2]は、根管充填後にクラウンによる処置を行っていない歯はクラウンによる処置を行った歯と比較して6倍喪失していると報告している。これらの結果だけを見ると、根管治療歯に関しては、歯質を保存すること(MI)の概念に反しているように思われる。

Conservativeをどう解釈するか？

　Reeh et al(1989)[3]は、根管治療の処置のみ(アクセスキャビティー)では歯質の剛性は5％ほどしか低下せず、辺縁隆線の喪失が歯質の剛性を低下させると報告している。このことは、根管治療によって歯の強度は低下しないことを物語っている。

　またLinn et al(1994)[4]は、近心か遠心のどちらかの辺縁隆線が残存している場合、辺縁隆線の保存か辺縁隆線を被覆する修復のどちらが咬頭の強度に重要かを調べた結果、残存した辺縁隆線の保存よりも辺縁隆線を被覆した修復を行ったほうが、歯の強度は強かった。この研究で特記すべき点は、咬頭をフルカバーすると、ベースラインの剛性よりも相対的剛性が高くなっていたことである。これらのことから、歯の剛性のために辺縁隆線をなるべく保存することを心がけう蝕などを除去し、最終的には辺縁隆線を被覆する修復を行うことで歯の強度を確保することが大切であると理解できる。

　ここで誤解なく理解してほしいのは、根管治療自体が咬頭の剛性を低下させるわけではないということである。根管治療に至る原因(う蝕など)により、特に臼歯部ではすでに辺縁隆線が失われていることもあり(前歯部ではその限りではない)、それによって歯の剛性が著しく低下するのである。ゆえに、咬頭被覆による修復を行ったほうがよいといえるのである。

　Robbins et al(2002)[5]はそのレビュー論文のなかで、次のような印象深いコメントを残している。
「conservativeの定義を、『歯を削らない』という意味でなく、『患者の余生で治療した歯をより長く機能させる』という意味であるとするならば、咬頭被覆がもっともconservativeな方法である」

　MIの概念に異論はないが、歯を長期にわたり機能させることを考慮した場合、かならずしも単に歯質を保存することだけが歯の長期な予知性を保証するものではないのである。

要 Check 論文

既根管治療歯の修復

Linn J, Messer HH. Effect of restorative procedures on the strength of endodontically treated molars. J Endod 1994;20(10):479-485.（文献4）

【研究の目的】

根管治療が行われた歯に種々の歯冠修復を行い、歯の剛性をテストすること。特に辺縁隆線を残した修復の場合と、咬頭被覆による修復を行った場合では、どちらが歯の硬さが回復するかを検証すること。

【研究デザイン】

実験

【材料および方法】

ヒトの、4～5咬頭を有する実質欠損のない下顎の大臼歯36本を検体とした。非破壊的検査であるひずみゲージを用いて歯冠形成前の歯の硬さを測定し、根管にアクセス窩洞を形成した後に、MO窩洞とMOD窩洞を形成した歯を、以下の6つの修復を行ったあとに歯の硬さを比較し、評価する。

＜MO窩洞＞
①咬頭被覆を行わないアマルガムを用いた修復
②アマルガムを用いて咬頭被覆を近心咬頭のみ行った修復
③鋳造金合金を用いて咬頭被覆を近心咬頭のみ行った修復

＜MOD窩洞＞
①咬頭被覆を行わないアマルガムを用いた修復
②アマルガムを用いて咬頭被覆を近遠心咬頭に行った修復
③鋳造金合金を用いて咬頭被覆を近遠心咬頭に行った修復

【評価方法】

それぞれの修復処置の前後で、非破壊検査であるひずみゲージを用いて歯の剛性を比較・評価した。

【おもな結果】

- MO窩洞、MOD窩洞を形成することで有意に歯の剛性は低下した。
- MO修復群のうち、咬頭被覆を行わないアマルガム修復では、歯の剛性を回復することができなかったが、近心のみ咬頭被覆を行ったアマルガム修復では近心のみ歯の剛性は回復したが、遠心は形成前よりも剛性は低下したままで回復しなかった。鋳造金合金で修復した歯も同様の結果を示したが、アマルガム修復で回復した剛性よりも回復した。
- MOD窩洞群のうち、咬頭被覆を行わないアマルガム修復では、歯の剛性を回復することができなかったが、咬頭被覆（アマルガム、鋳造金合金）を行った修復では、近遠心ともに歯の剛性が回復した。

この論文から言えること・わかること

臼歯部の根管治療が行われた歯においては、歯質の保存を考慮した修復方法を行うよりも、咬頭被覆を行うほうが、歯の剛性を高めるという観点では有効である。

参考文献

1. Salehrabi R, Rotstein I. Endodontic treatment outcomes in a large patient population in the USA: an epidemiological study. J Endod 2004；30(12)：846-850.
2. Aquilino SA, Caplan DJ. Relationship between crown placement and the survival of endodontically treated teeth. J Prosthet Dent 2002；87(3)：256-263.
3. Reeh ES, Messer HH, Douglas WH. Reduction in tooth stiffness as a result of endodontic and restorative procedures. J Endod 1989；15(11)：512-516.
4. Linn J, Messer HH. Effect of restorative procedures on the strength of endodontically treated molars. J Endod 1994；20(10)：479-485.
5. Robbins JW. Restoration of the endodontically treated tooth. Dent Clin North Am 2002；46(2)：367-384.

Chapter6 修復処置に関する迷信

 根管治療を行った歯にはポストが必要である

エビデンスで検討すると…

 築造体の維持を考慮して、ポストの必要性を検討する

ポストは歯を強化するのか？

Salameh et al(2006)[1]は、破折抵抗について、
- 残存歯質量
- ファイバーポストを用いて大臼歯にレジン築造した場合
- ポストを用いなかった場合

の関係を調べた実験の結果、ポストの有無で破折抵抗は変わらず、破折抵抗は残存歯質量に依存すると報告している(114頁参照)。

また Trope et al(1985)[2]は、上顎の前歯部を用いた実験で、さまざまな修復によって根管治療歯の破折抵抗がどのくらい変化するかを調べた結果、ポストスペースを形成することで歯の破折抵抗は43％も低下し、たとえポストを用いて修復したとしても元には戻らないと報告している(図6-3-1)。

これらのことから、前歯部においても臼歯部においてもポストを使用することで歯の破折抵抗は変わらず、むしろポストスペースを確保するために残存歯質が犠牲になると、その歯の破折抵抗は低下することがわかる。つまり根管治療を行った歯にポストを使用することは、歯の強化ではなく、築造体の維持のためにのみ必要ということになる。

ポストを用いる際の注意

ポストを挿入するためにポストスペース形成を行うと、歯根の破折抵抗が低下する。そのため、歯質を削らなくても根管と適合し、維持力を発揮するポストを選択することが重要である。

Rosenstiel at al(1988)[3]はポストが短すぎると歯根破折を起こしやすくするとし、Sorensen et al (1984)[4]はポストの長さと歯冠部の長さが同じくらいの場合、97.5％の成功率があったと報告している。

これらから、ポストは歯槽骨頂を越えて、歯冠長と同程度の長さは必要であると考えられる。

ポストの材質

ポスト自体の役割は歯冠部築造体の維持であることから、ポストは歯質の削除が最小限もしくは根管形成した根管のスペースのみに設置でき、維持力を最大限に発揮できるものを選択することが重要である。

Terry et al(2001)[5]は、ポストが具備する条件として、
①歯質削除量が最小であること
②歯根に対して抵抗性があること
③腐食性がないこと
④歯根象牙質に近似した弾性係数をもつこと
⑤曲げ強さや引っ張り強さが歯根象牙質に同等であること

を挙げている。臨床的には、再根管治療時に除去が可能であることも重要である。1990年代よりカーボンファイバー製のポストが使用されるようになり、現在ではファイバーポスト(グラスファイバー、クオーツファイバー)が臨床的に使用されている。

Martínez-Insua A et al(1998)[6]は、in vitro の実験にて、44本の小臼歯を
- ファイバーポストとレジンコア群
- 鋳造ポスト群

のグループに分け、クラウンを合着後に歯冠に加重をかけ、失敗の原因と失敗の起こるまでの加重を調べた(図6-3-2)。その結果、鋳造ポストはファイバーポス

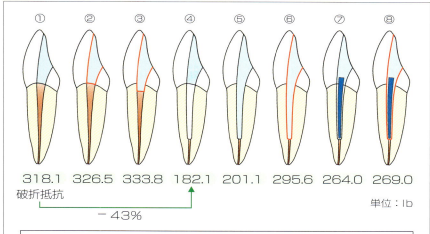

図6-3-1 Trope et al(1985)[2]は、ポストスペースを形成すると、破折抵抗は43%も減少し、その後どのような修復を行ったとしても、元には戻らないと報告している（文献2より引用改変）。

①チャンバーにレジン ②チャンバーにエッチングしてレジン（赤枠線はエッチング） ③CEJからガッタパーチャーを10mm除去してエッチング＋レジン ④ポストスペースを形成、チャンバーのみレジン、ポストスペースは空 ⑤チャンバーポストスペースをレジン ⑥⑤にエッチングをしたもの ⑦ポストをリン酸セメントで合着、チャンバーをレジン ⑧エッチングしてレジンセメントでポスト合着、チャンバーもレジン

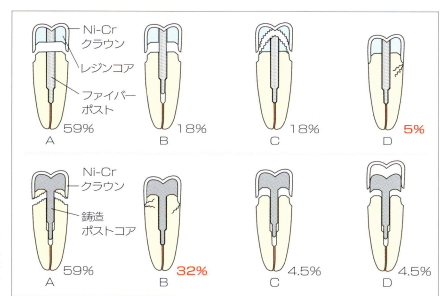

図6-3-2 Martínez-Insua A et al (1998)[6]は、鋳造ポストはファイバーポストとレジンコアのグループよりも破折抵抗は高いが、失敗したときの歯根破折は少なかったと報告している（文献6より引用改変）。

トとレジンコア群よりも破折抵抗は高いが、失敗したときの歯根破折は少なかった。

　また、ファイバーポストを用いた臨床研究として、調査期間が短いものの、Ferrari et al(2000)[7]によると、1,304本のファイバーポストを対象とした1～6年の後ろ向き研究において失敗率は32%であったと報告してしている。さらに、Ferrariらのその後の研究では、歯根破折は被検歯985本のうち1本のみであったと報告している。

　これらのことから、ファイバーポストの使用は歯根破折を回避できる可能性が示唆され、その使用は臨床的に支持されるものと考えられる。しかし、
・象牙質への接着は経時的に失われやすいこと
・根管象牙質への接着が困難なこと
・長年使用されてきた金属製ポストに比べ、臨床調査や研究が十分とはいえないこと
などに留意する必要がある。

要Check論文

既根管充填歯の破折抵抗とファイバーポスト

Salameh Z, Sorrentino R, Papacchini F, Ounsi HF, Tashkandi E, Goracci C, Ferrari M. Fracture resistance and failure patterns of endodontically treated mandibular molars restored using resin composite with or without translucent glass fiber posts. J Endod 2006;32(8):752-755.（文献1）

【研究の目的】

根管治療を行った下顎臼歯で、残存歯質とファイバーポストの有無で破折抵抗と破折様式の比較を行うこと。

【研究デザイン】

実験

【材料および方法】

90本の歯周病が原因で抜歯された下顎第一・第二大臼歯の被験歯の根管治療を行ったあと、以下のグループ1～5に分類し、ファイバーポストの有無で加重を加えた際に、残存歯面の壁面数による破折抵抗と破折パターンの違いを調べた（**表6-3-1**）。

グループ1
コントロールグループ。歯冠側窩洞の残存歯面壁数が4面あるもの

グループ2
遠心の歯面壁が除去された歯（OD窩洞）で歯頸部のマージンはCEJから1mm根尖側に設定したもの

グループ3
近遠心の壁面が除去された歯（MOD窩洞）で歯頸部のマージンはCEJから1mm根尖側に設定したもの

グループ4
近心、遠心、頬側の歯面が除去された歯で歯頸部のマージンはCEJから1mm根尖側に設定したもの

グループ5
歯冠側の全歯面を除去された歯

【評価方法】

統計学的に分析（ANOVA，Tukey post hoc test）を用いた。

【おもな結果】

グループ1～5で、ファイバーポストの有無による破折抵抗に統計学的有意差は認められなかった。破折様式においては、ファイバーポストを使用したグループのほうが修復可能な破折パターンをとるものが多い傾向にあった（**表6-3-2**）。

この論文から言えること・わかること

ポストの設置が、歯の破折抵抗を有意に強化するわけではなく、歯の破折抵抗はあくまでも残存歯質量に依存するということである。つまり、臨床的には残存歯質量を低下させるようなポストの設置方法は避けるべきである。

表6-3-1 ファイバーポストの有無と破折抵抗性(N)。歯冠部歯質の減少に伴い、破折抵抗も減少する。ファイバーポストを使用することによって、歯が修復不可能になるような致命的な破折を防げるかもしれない。

	ポストなし	ポストあり
グループ1	1197.9	—
グループ2	1606.8	1512.2
グループ3	1195.2	878.2
グループ4	653.1	706.8
グループ5	833.4	677.2

表6-3-2 ファイバーポストの有無と破折パターン

壁面数(グループ)	ファイバーポストなし		ファイバーポストあり	
	修復不可	修復可	修復不可	修復可
壁面無(グループ5)	40%	60%	0%	100%
1壁(グループ4)	40%	60%	0%	100%
2壁(グループ3)	60%	40%	30%	70%
3壁(グループ2)	70%	30%	50%	50%
4壁(グループ1)	60%	40%	—	—

参考文献

1. Salameh Z, Sorrentino R, Papacchini F, Ounsi HF, Tashkandi E, Goracci C, Ferrari M. Fracture resistance and failure patterns of endodontically treated mandibular molars restored using resin composite with or without translucent glass fiber posts. J Endod 2006；32(8)：752-755.
2. Trope M, Maltz DO, Tronstad L. Resistance to fracture of restored endodontically treated teeth. Endod Dent Traumatol. 1985；1(3)：108-111.
3. Rosenstiel SF, Land MF, Fujimoto J. Contemporary fixed prosthodontics. St Louis： Mosby, 1988.
4. Sorensen JA, Martinoff JT. Intracoronal reinforcement and coronal coverage：a study of endodontically treated teeth. J Prosthet Dent 1984；51(6)：780-784.
5. Terry DA, Triolo PT Jr, Swift EJ Jr. Fabrication of direct fiber-reinforced posts：a structural design concept. J Esthet Restor Dent 2001；13(4)：228-240.
6. Martínez-Insua A, da Silva L, Rilo B, Santana U. Comparison of the fracture resistances of pulpless teeth restored with a cast post and core or carbon-fiber post with a composite core. J Prosthet Dent 1998；80(5)：527-532.
7. Ferrari M, Vichi A, Mannocci F, Mason PN. Retrospective study of the clinical performance of fiber posts. Am J Dent 2000；13：9B-13B.

CHAPTER 7

再根管治療に関する迷信

Chapter7　再根管治療に関する迷信

迷 根尖病変が大きいと通常の根管治療では治らない

エビデンスで検討すると…

真 病変の大きさで治癒するのか否かは判断できない

根尖病変の大小は治癒に影響しない

　Sjögren et al（1990）[1]は、イニシャルトリートメントでも根尖病変が存在すると治癒率は病変のないものに比べて成功率が低下することを証明した。ではその大きさは、治癒に影響を及ぼすのだろうか。

　小さいものよりも、大きいもののほうが治癒までに要する時間が多少必要であることは想像がつく。しかし病変が大きいから治癒しないかといえば、そうではなはい。Friedman が中心となって行っているトロントスタディ（2004、2008）[2,3]の再治療では、術後4～6年の結果から、根尖病変の存在、術前根管充填の質、パーフォレーションが治癒に影響を及ぼすと説明している。しかし、大きさによる有意差には言及していない。また、Peters et al（2002）[4]は根尖性歯周炎の治癒に関して、根尖病変の大きさに有意差はないと報告している。

歯根嚢胞の確定診断は、病理切片とCBCTのどちらが信頼できるか

　歯根肉芽腫なのか歯根嚢胞なのか、根尖病巣をデンタルエックス線写真にて鑑別することは難しい。信頼できる検査はやはり病理組織検査である。しかし、近年のCBCTの普及によりその応用範囲が増加し、これらの鑑別診断にも用いられるようになった。ただし、両者のどちらが信頼度が高いかについては、まだ確定していない。Simon et al（2006）[5]は、グレースケールを用いることで生検や病理組織検査よりも精度の高い術前診断ができると報告しているが、Rosenberg et al（2010）[6]はROC分析にて同様の実験を行った結果、病理組織検査のほうが信頼度は高いと結論づけている（図7-1-1）。またその後にSimonらのグループ（2013）[7]が同じようにROC分析を使用して反対の結果の論文を出している。しかし高い精度での鑑別診断ではなく、中等度の精度での鑑別診断が提供できるとのことである（症例7-1-1）。

　とはいえ、われわれ臨床家にとっては、歯根肉芽腫であろうと歯根嚢胞であろうと治療内容に大きな差はないため、このような鑑別診断に大きな意味はないように思われる。

大きな病変は歯根嚢胞とは限らない

　術前のデンタルエックス線写真で根尖病変が大きいと歯根嚢胞と考える臨床家もいるが、本当にそうであろうか？　エックス線透過像を取り囲むような境界が明瞭であればあるほど、そのように言われ続けている。しかし実際は、われわれが考えているほど歯根嚢胞の頻度は多くない。

　Nair（1998）[8]は、根尖病変の多くは歯根肉芽腫であり、次に多いものは根尖歯周膿瘍で、歯根嚢胞がもっとも少ないと述べている。また歯根嚢胞にはTrue CystとPocket Cystの2種類あり、True Cystのほうがやや多く発見される（図7-1-2）。

　そして、デンタルエックス線写真の大きな透過像の存在が歯根嚢胞なのかどうかは診断できない。われわれが二次元のデンタルエックス線写真で断定できることは、病変の有無である。

歯根嚢胞の確定診断は、病理切片とCBCTのどちらが信頼できるか

　根尖病変を有する歯は非外科的治療を第一に考え、

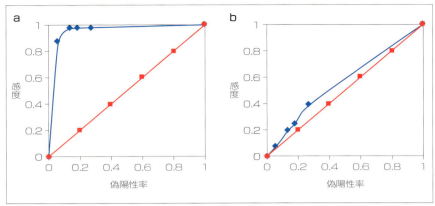
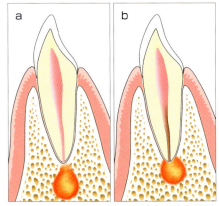

図7-1-1a,b　縦軸に感度、横軸に偽陽性率を取り、カットオフ値を変更した場合の両者の変化を順次プロットしていくと曲線が描かれる（ROC曲線）。曲線が左上に近いほど病態識別能が高い検査と判定される。このaとbの検査では、aのほうが識別能としては高い（文献6より引用改変）。

図7-1-2a,b　True Cyst（a）は歯根膜腔との連続性がなく、Pocket Cyst（b）は歯根膜腔との連続性がある。

症例 7-1-1　上顎大臼歯の口蓋根に病変を有する症例

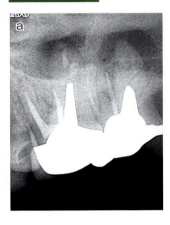
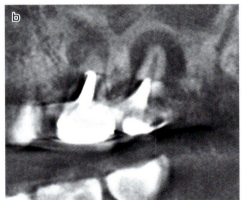
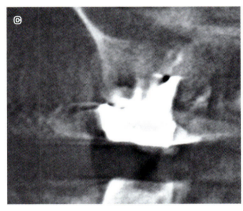
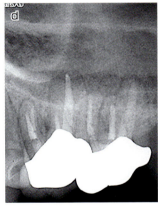

症例7-1-1a　6および7の口蓋根に大きな根尖病変が見られる。
症例7-1-1b,c　術前のCT画像。口蓋部に病変が見られるが、これが歯根嚢胞と断定できるだろうか？
症例7-1-1d　術後6か月の状態。病変は治癒傾向を示している。歯根嚢胞であれば、このような短期間に治癒を示すことはないだろう。病変が大きいからといって歯根嚢胞ではない。

次いで外科的治療を選択するが、症例により外科処置を第一選択とする場合もある。その決定は、根尖病変の大きさが大きいから外科処置、小さいから非外科処置、というわけではない。

なお、骨窩洞の大きさが10mm以上になると、かなり治癒率は低くなる。von Arx et al(2012)[9]やBarone et al(2010)[10]は、5mm以上の病変ではそれ以下の大きさと比べて治癒率が有意に低下していると報告している。そのため、患者には術前に十分な説明をする必要がある。

要Check論文

水酸化カルシウム製剤を使用した根尖病変を有する根尖性歯周炎の治療予後

Siqueira JF Jr, Rôças IN, Riche FN, Provenzano JC. Clinical outcome of the endodontic treatment of teeth with apical periodontitis using an antimicrobial protocol. Oral Surg Oral Med Oral Pathol Oral Radiol Endod 2008;106(5):757-762.（文献11）

【研究の目的】

根尖病変を有する歯の水酸化カルシウム製剤を使用した根管治療の長期間予後（1～4年）において、術前の病変の大きさと治療後の歯冠修復処置が治癒に影響を及ぼすのかを調べる。

【研究デザイン】

後ろ向きコホート研究

【材料および方法】

1998～2004年までの4年間にブラジル・Estácio de Sá大学にて歯髄壊死症例307歯を学生が治療した。再治療歯と歯周ポケットが4mm以上の歯は除外された。治療プロトコールは以下の内容である。

① プラークおよびう蝕除去後にラバーダムを装着し、術野は2.5%次亜塩素酸ナトリウム（以下NaOCl）で消毒
② #10～#20のファイルで穿通を確認
③ GGバーを使用しSS製手用KファイルおよびNi-Ti製Kファイルを用いクラウンダウンテクニックにて根管形成
④ 形成中の根管洗浄には2.5% NaOClを使用
⑤ #10～#20ファイルにて穿通を維持
⑥ 根管形成終了後に17%エチレンジアミン四酢酸（以下EDTA）にてスメアー除去し、再度2.5% NaOClにて洗浄
⑦ 根管貼薬として水酸化カルシウム製剤にCPMCとグリセリンを配合し、レンツロにて根管内に充填（貼薬期間は7日間）
⑧ ガッタパーチャーと水酸化カルシウムを含んだエポキシレジンシーラーによる側方加圧根管充填にて根管充填
⑨ 最終修復物装着までグラスアイオノマーセメントによる暫間仮封

最終的には93名の100歯が対象となった。女性は62名で、男性は31名であった。

患者の年齢は12～74歳（平均40歳）であり、予後調査は4年間行われた。

【評価方法】

術後の予後評価には

① Healed
② Healing
③ Not-healed

の3つのカテゴリーから選択した。評価者は2名で、エックス線写真と臨床症状により評価した。

最終歯冠修復物のクォリティは

① Adequate
② Inadequate
③ Missing

に分けられ、根尖病変の大きさは

① 5mm以上
② 5mm未満

に分けられた。

【おもな結果】

症例全体のHealedは76%、Healingは19%、Not-healedは5%であった。Healed症例とNot-healed症例とも術後2年で兆候が現れていた。Healed7症例は治癒までに4年間を要していた。

病変の大きさが5mm以上の症例ではHealedが63.6%で、5mm未満の症例は82.1%であったが、統計学的有意差はなかった（表7-1-1）。大きな病変の9%でNot-healedであり、小さい病変の3%がNot-healedであった。

最終歯冠修復物に関しては、Adequateは45歯、Inadequateは44歯、Missingは11歯で、Adequateはもっとも高い治療を示したが、グループ間での有意差はなかった（表7-1-2）。

表7-1-1　根尖病変の大きさの違いによる結果

結果	病変の大きさ	
	<5mm	≧5mm
合計	67	33
治癒	55(82.1%)	21(63.6%)
治癒傾向	10(14.9%)	9(27.3%)
治癒せず	2(3%)	3(9.1%)

表7-1-2　歯冠修復の質の違いによる結果

結果	歯冠修復		
	適切	不適切	喪失
合計	45	44	11
治癒	38(84.4%)	30(68.2%)	8(72.7%)
治癒傾向	3(6.7%)	14(31.8%)	2(18.2%)
治癒せず	4(8.9%)	0(0%)	1(9.1%)

この論文から言えること・わかること

根尖病変が大きいからといって治癒しないことはなく、無菌的治療を行うことにより成功に導くことは可能である。もちろん大きな病変と小さな病変では治癒率に違いはあるが、統計学的有意差はない。

参考文献

1. Sjögren U, Hagglund B, Sundqvist G, Wing K. Factors affecting the long-term results of endodontic treatment 1990；16(10)：498-504.
2. Farzaneh M, Abitbol S, Friedman S. Treatment outcome in endodontics：the Toronto study. Phases I and II：Orthograde retreatment. J Endod 2004；30(9)：627-633.
3. de Chevigny C, Dao TT, Basrani BR, Marquis V, Farzaneh M, Abitbol S, Friedman S. Treatment outcome in endodontics：the Toronto study—phases 3 and 4：orthograde retreatment. J Endod 2008；34(2)：131-137.
4. Simon JH, Enciso R, Malfaz JM, Roges R, Bailey-Perry M, Patel A. Differential diagnosis of large periapical lesions using cone-beam computed tomography measurements and biopsy. J Endod 2006；32(9)：833-837.
5. Peters LB, Wesselink PR. Periapical healing of endodontically treated teeth in one and two visits obturated in the presence or absence of detectable microorganisms. Int Endod J 2002；35(8)：660-667.
6. Rosenberg PA, Frisbie J, Lee J, Lee K, Frommer H, Kottal S, Phelan J, Lin L, Fisch G. Evaluation of pathologists (histopathology) and radiologists (cone beam computed tomography) differentiating radicular cysts from granulomas. J Endod 2010；36(3)：423-428.
7. Simon JH, Enciso R, Malfaz JM, Roges R, Bailey-Perry M, Patel A. Differential diagnosis of large periapical lesions using cone-beam computed tomography measurements and biopsy. J Endod 2006；32(9)：833-837.
8. Nair PN. New perspectives on radicular cysts：do they heal? Int Endod J 1998；31(3)：155-160.
9. von Arx T, Jensen SS, Hänni S, Friedman S. Five-year longitudinal assessment of the prognosis of apical microsurgery. J Endod 2012；38(5)：570-579.
10. Barone C, Dao TT, Basrani BB, Wang N, Friedman S. Treatment outcome in endodontics：the Toronto study—phases 3, 4, and 5：apical surgery. J Endod 2010；36(1)：28-35.
11. Siqueira JF Jr, Rôças IN, Riche FN, Provenzano JC. Clinical outcome of the endodontic treatment of teeth with apical periodontitis using an antimicrobial protocol. Oral Surg Oral Med Oral Pathol Oral Radiol Endod 2008；106(5)：757-762.

Chapter7 再根管治療に関する迷信

不完全根管充填や病変を有する歯は、すべて治療すべきである

エビデンスで検討すると…

病変の活動性を確認して治療介入の意思決定を行う

根尖病変の活動性は？

治療を行うか否かの判断は、臨床症状が大きなキーとなる。もちろんエックス線写真もそれに次いで重要な因子である。しかし、エックス線写真には先入観が入りやすく、注意する必要がある（症例7-2-1）。

たとえば、根尖病変が存在すれば「感染が存在している」と思いがちであるが、その病変が治療後どのような経過をたどっているのか、判断することは非常に難しい。また長期間、安定期を示している場合もある。つまり、1枚のエックス線写真のみでその病変が活動性のものなのか、それとも安定期に入っているのかの鑑別はできないのである。術前のエックス線写真のみで治療を決定することは無謀であり、また意思決定を行うことは困難極まりないことを理解したい。

症状のない根尖病変を有するすべての症例は、ただちに治療介入するべきではないのである（症例7-2-2）。

根尖病変の治癒にどれくらいの時間が必要か

根尖病変を有する症例において、Òrstavik（1996）[1]は術後2～4か月で早期に治癒を示し、1年で89％の歯に治癒傾向が見られたとしている。症例によっては、治癒まで4～5年必要とした症例も存在したと報告している。また欧州歯内療法学会のコンセンサスレポートでは、根尖性歯周炎が4年以内に完治しなければ再治療を行ったほうがよいとの見解も示されている。

しかし、だからといって実際に術後4年間待たなければ補綴処置に移行してはならないということではない。一般的には術後6か月から1年の経過観察が妥当であると考えられる。大きな根尖病変では、補綴後も経過観察を行い、病変が4年経過しても縮小傾向がなく、または増大傾向が見られれば、患者と相談して外科処置の介入を検討すればよい。

治療を行うか否かの意思決定因子

臨床症状のない根管治療歯に対し、再根管治療を行うか否かの判断を下す際は、根尖病変の存在が重要な因子になる。しかし、治療の意思決定にかなり関与はするものの、病変が存在していてもエックス線写真で確認できないときもあるのでやっかいである。

Bender & Seltzer（1961）[2,3]およびBender（1982）[4]は、皮質骨と海面骨の構造が侵襲されていればエックス線写真にて病変が観察できると述べているが、Lee & Messer（1986）[5]の研究では、病変の約80％に海綿骨が観察され、病変を含む組織構造の連続性が重要であると述べている。

Friedman et al（1986）[6]は、治療を行うか否かの意思決定には
①歯科的既往
②臨床症状
③患歯および周囲の解剖学的特徴
④根管充填の状態
⑤パーフォレーションやレッジ・ジップなどの根管内へのダメージの存在
⑥偶発症の可能性
⑦患者の協力性
⑧術者のテクニカルスキルの習熟度
を考慮すべきとしている。また、米国歯内療法学会（AAE）では、修復処置を行う場合の術前診査において、根管充填の状態が不十分であれば、再治療を行うことを推奨している。

症例 7-2-1　根管充填が適切に行われているが、病変を有する症例

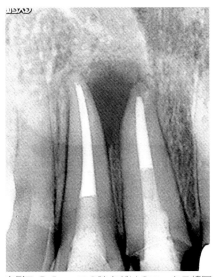
症例7-2-1a　この時点だけのエックス線写真で治療を開始するのか？

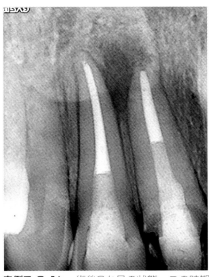
症例7-2-1b　術後3か月の状態。この時期では治癒傾向を示している。

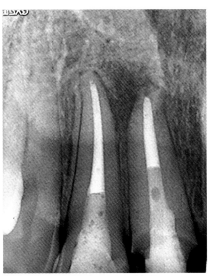
症例7-2-1c　術後6か月の状態。

症例 7-2-2　病変が存在するが、治癒せずに活動性を示さない症例

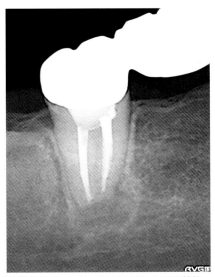
症例7-2-2a　2根管充填後2か月の状態。根尖病変が見られる。

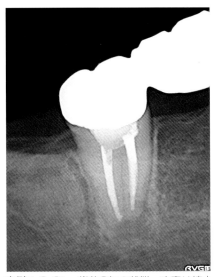
症例7-2-2b　術後3年の状態。病変は縮小しているが、いまだ存在している。

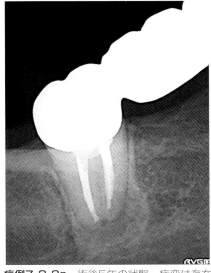
症例7-2-2c　術後5年の状態。病変は存在し、骨硬化像が見られる。症状はなく安定期に入っていると考えられる。

エックス線写真を用いて診断する場合の重要なポイント

Halse et al(2002)[7]は、病変の存在は歯根膜空隙や歯槽硬線、そして骨梁構造を加味して慎重に診断すべきであると述べている。

また臨床症状がない場合でも、かならず患者の記憶の許す限りで構わないので、どんな治療をいつごろ受けたのかを聞き出す必要がある。

要Check論文

一般臨床歯科医師と歯内療法専門医の再根管治療の意思決定の違い

Pagonis TC, Fong CD, Hasselgren G. Retreatment decisions--a comparison between general practitioners and endodontic postgraduates. J Endod 2000;26(4):240-241.（文献8）

【研究の目的】

根尖部に問題を抱えている根管治療歯の治療法および治療介入の是非について、一般臨床医と専門医教育を受けている歯科医師では違いが存在するのかを調査する。

【研究デザイン】

断面調査

【材料および方法】

米国・コロンビア大学歯内療法学教室で治療された根管治療歯28症例の1年後と3年後のエックス線写真を、一般臨床歯科医師（GP）12人と歯内療法専門医教育を受けている大学院生（EPG）12人の2つの群に分けて閲覧させ、治療の是非とその治療法を選択させた。

このとき、エックス線写真の歯冠側部分は隠し、根尖部のみ確認できるようにした。

治療の選択肢は、

- 治療しない
- 通常の再治療
- 外科的再治療
- その両者併用の処置
- 抜歯

に分けられた。

【評価方法】

GPとEPGの2群間の結果の差を、95％信頼区間において、カイ二乗検定で統計処理した。

【おもな結果】

術後1年のエックス線写真に対し、GP群では、治療しない：53.6％、再治療：26％、外科治療：11.5％、両者併用：6.4％、抜歯：2.6％となった。また術後3年のエックス線写真では、以下順に52％、21.6％、16％、3.6％、7.0％となった。

EPG群では、術後1年のエックス線写真に対し、治療しない：69.7％、再治療：22.6％、外科的治療：4.2％、両者併用：4.2％、抜歯：0.5％であり、術後3年のエックス線写真ではそれぞれ48.4％、30.0％、15.6％、7.3％、0.8％であった（**表7-2-1**）。

また、外科治療に関わる点についても、やはり術後1年、3年ともにEPGグループのほうが介入する確率は低かった（**表7-2-2**）。

この論文から言えること・わかること

術後1年では、治癒の可能性が考えられるために治療介入が少ない。しかし3年にもなると、治癒を意味するのではなく病変には活動性が存在すると考えられ、再度治療介入の確率が増加した。すなわち、病態の改善にはある程度の期間が必要であるが、一定の期間が経過しても病態に変化がなければ活動性の可能性を意味するため、次の処置を考えるべきである。

また専門医教育を受けた歯科医師は、治療にすぐに着手せず、開始するまで少し経過観察を行う傾向にある。

表7-2-1 一般臨床医と歯内療法科の大学院生による治療後の結果

治療の選択肢	術後	一般臨床歯科医師	歯内療法専門医
治療しない	1年 3年	53.6% 52.0%	69.7% 48.4%
通常の再治療	1年 3年	26.0% 21.6%	22.6% 30.0%
外科的再治療	1年 3年	11.5% 16.0%	4.2%＊ 15.6%
通常の再治療と 外科的再治療の併用	1年 3年	3.4% 3.6%	4.2% 7.3%
抜歯	1年 3年	2.6% 7.0%	0.5%＊ 0.8%＊

＊ $P<0.001$

表7-2-2 術後1年と3年における外科介入率の違い。一般臨床医のほうが介入の意思決定は早いと考えられる。

術後	一般臨床歯科医師	歯内療法専門医
1年	17.5%	8.9%＊
3年	26.5%	23.7%

＊ $P<0.001$

参考文献

1. Òrstavik D. Time-course and risk analyses of the development and healing of chronic apical periodontitis in man. Int Endod J 1996；29(3)：150-155.
2. Bender IB, Seltzer S. Roentgenographic and direct observation of experimental lesions in bone：Part I. J Am Dent Assoc 1961；62：152-160.
3. Bender IB, Seltzer S. Roentgenographic and direct observation of experimental lesions in bone：Part II. J Am Dent Assoc 1961；62：708-716.
4. Bender IB. Factors influencing the radiographic appearance of bony lesions. J Endod 1982；8(4)：161-170.
5. Lee SJ, Messer HH. Radiographic appearance of artificially prepared periapical lesions confined to cancellous bone. Int Endod J 1986；19：64-72.
6. Friedman S, Stabholz A. Endodontic retreatment—case selection and technique. Part 1：Criteria for case selection. J Endod 1986；12(1)：28-33.
7. Halse A, Molven O, Fristad I. Diagnosing periapical lesions—disagreement and borderline cases. Int Endod J 2002；35(8)：703-709.
8. Pagonis TC, Fong CD, Hasselgren G. Retreatment decisions—a comparison between general practitioners and endodontic postgraduates. J Endod 2000；26(4)：240-241.
9. Disassembly of endodontically treated teeth：The Endodontist's perspective, part 2 fall/winter 2004；ENDODONTICS：Colleagues for Excellence American Association of Endodontists 211 E. Chicago Ave., Suite 1100 Chicago, IL 60611-2691.

Chapter7 再根管治療に関する迷信

迷 再根管治療は、どの症例も同じように成功率は期待できない

エビデンスで検討すると…

真 根管内外の状況により異なり、すべて同じではない

根管へのアクセスが可能か？

再根管治療の成功率が、抜髄などのイニシャルトリートメントに比べて高くないことはChapter 4-1にて解説したが、再治療のすべてがそのように成功率が低いのであろうか？

根管内の環境や根管外の環境により成功率に差があることは明白であり、すべての症例を同じように扱うことには無理がある。たとえば歯冠修復物があれば、まずこれを除去しなければならず、ダウエルコアやスクリューポスト、ファイバーポストなど根管へのアクセスを困難にする障害物の存在も、治療に影響を及ぼす因子として念頭におかなければならない。もしこれらの除去がうまくいかなければ、残存歯質の過剰切削につながり、レストラビリティを損なってしまう。いかに歯質を損なわないようにこれらの修復物を除去するかが治療成功へのキーとなることから、各種機器の装備とそれらの習熟度が求められる。

たとえば、現代歯内療法には超音波装置はなくてはならない存在であるが、その使用には細心の注意を払うべきである（**症例7-3-1**）。Erikson et al(1983)[1]は、超音波装置使用時の冷却を怠ると歯根膜へのダメージが懸念されると報告し、またAltshul et al(1997)[2]も歯質にクラックのようなダメージを与えてしまう可能性があることを示唆している。

根尖へのアクセスが安全に行えるのか？

根管へのアクセスが無事に行えれば、次に根尖へのアクセスが求められる。根管内から除去すべき障害物の除去方法および充填材の種類と量、そしてその位置関係により、その難易度は異なってくる。

たとえば、根尖部付近まで緊密に充填されていない場合や、直線的な根管であれば、除去そのものの難易度はそれほど高くはない。しかし、根尖部付近まで緊密に充填されていたり、湾曲根管であったりすれば、難易度は一気に上がる。また、根尖から飛び出している充填材は、非外科的再根管治療で完全に除去することは限りなく困難である。Ruddle(2004)[3]の論文が示すように、根管内にファイルなどの治療用器具の破折片が残存しているようならば、より問題が難しくなっていることは想像に難くないだろう。また、Giuliani et al(2008)[4]は、根管充填材の除去法によっては偶発症を起こす危険性を考慮すべきとしている。

根管再形成とは？

ようやく根尖にアクセスができたとしても、根尖部付近や根尖部にリッジやジップが発生していると、その部分をどのように修正し再形成できるかが、成功のキーとなる（**症例7-3-2**）。Jafarzadeh and Abbott(2007)[5]は、リッジを修正しようと再形成しても、反対に自分自身でパーフォレーションや器具破折を起こしたりする可能性もあると報告している。

もともとパーフォレーションが存在していたり、根尖部が大きく破壊されていたりしている症例であれば、術前にどのようにマネージメントするのか、計画を立てる必要がある。またAkerblom & Hasselgren(1988)[6]の報告にもあるように、根尖病変が存在するが根尖部まで穿通できない場合に備え、無理をしてでも器具操作を継続すべきか前もって考えておかなければならない。そしてこれらの情報は、すべて患者に伝えておくべきである。

症例 7-3-1　長いポストを超音波チップで除去した症例

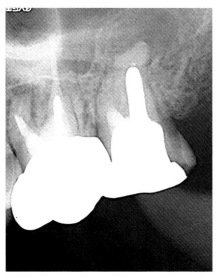
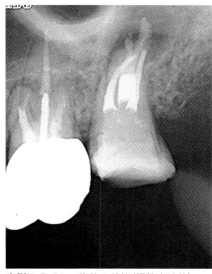
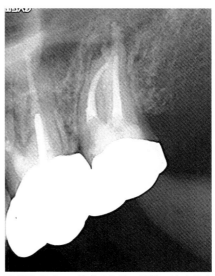

症例7-3-1a　術前の状態。かなり長いポストが入っている。
症例7-3-1b　術後の状態（根管充填後）。
症例7-3-1c　術後6か月の状態。治癒傾向を示している。

症例 7-3-2　根尖1/3でレッジが見られる症例

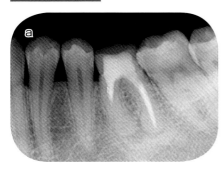
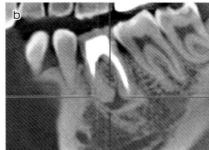
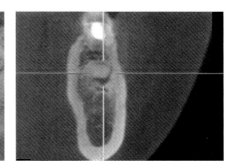
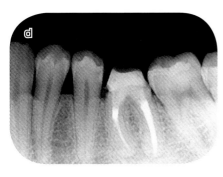

症例7-3-2a　術前の状態。近心根は1/3程度の治療である。
症例7-3-2b, c　デンタルエックス線写真ではわかりにくいが、CTでは近心根に病変が存在している。
症例7-3-2d　術後の状態。湾曲を維持しながら根管充填を達成した。

要 Check 論文

再治療歯で根管形態が維持されている場合と維持されていない場合の治療後2年の予後調査
Gorni FG, Gagliani MM. The outcome of endodontic retreatment: a 2-yr follow-up. J Endod 2004;30(1):1-4.（文献7）

【研究の目的】
再根管治療症例で、解剖学的形態が保存されているかどうかが結果に与える影響を調査する。

【研究デザイン】
後ろ向きコホート研究

【材料および方法】
425人の452本（大臼歯254本、小臼歯107本、単根管前歯91本）の再根管治療を行い、2年間予後の追跡調査を行った。

これらの歯は、
- 根管の解剖学的形態が維持されているもの（**症例7-3-3**）
- 維持されていないもの（**症例7-3-4**）

の2つに分類された。

さらに根管形態が維持されているものは、
- 石灰化根管
- 根尖は破壊されていない症例
- 破折ファイル
- アンダー充填

に分類された。

一方、維持されていないものは、
- トランスポーテーション
- 外部吸収
- パーフォレーション
- ストリッピング
- 内部吸収

に分類された。

処置は、ほとんどの症例において1回法で行われ、いくつかの症例では貼薬剤として水酸化カルシウムが使用された。治療中にはルーペを使用し、ポストなどは超音波装置やポスト除去器具を使用して取り除いた。根管形成にはNi-Ti製ロータリーファイルとSS製手用Kファイルを用いて行い、破折ファイルが存在している症例では超音波装置またはキャンセリアーなどで除去された。ガッタパーチャー除去には溶解剤を使用し、根管洗浄には濃度5% NaOClを使用した。

根管充填に垂直加圧法にて行い、シーラーを使用したガッタパーチャーにてレントゲン的根尖から0.5～1mmの範囲まで充填を行った。

パーフォレーションの修復にはEBAセメントやアマルガムなどを使用し、根尖部1/3の症例にはガッタパーチャーで修復処置された。

処置後30日以内に接着性の築造が行われた。治療中はプロビジョナルレストレーションを作製した。

【評価方法】
少なくとも10年のキャリアがある2名の歯内療法専門医により術後12か月と24か月のエックス線写真を2倍のルーペを使用して2回ずつ観察を行った。エックス線写真にてlesionの長軸5mm以内のものを対象とし、評価はあらかじめ決められた基準でcomplete、incomplete、unsatisfactory healing or failureに分けられ、complete、incompleteは成功とし、unsatisfactory healing or failureは失敗として判断された。

【おもな結果】
再治療全体の成功率は平均69%であり、根管形態が維持されているグループで根尖病変が存在しない場合は成功率91.6%、存在する場合は83.8%であった。

根管形態が維持されていないグループで根尖病変の存在しない症例では成功率が84.4%、存在する症例では40.0%であった。

この論文から言えること・わかること

再根管治療において、根管形態が維持されている症例と維持されていない症例では成功率に差が生じ、また根尖病変の有無（処置前）が治療結果に統計的な有意差を与える因子であることが示唆された。

症例 7-3-3　根管形態が維持されている症例

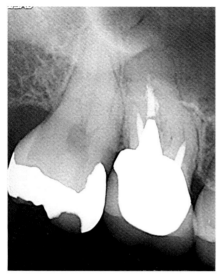
症例7-3-3a　術前：レッジ症例。

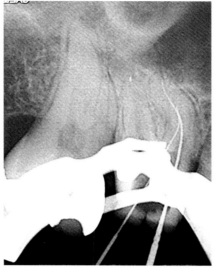
症例7-3-3b　術中：ガイド形成終了。

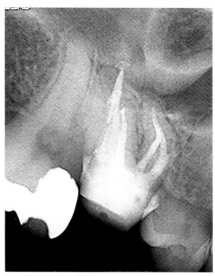
症例7-3-3c　術後。

症例 7-3-4　根管形態が維持されていない症例

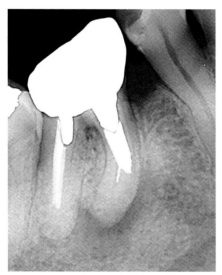
症例7-3-4a　術前：穿孔と破折ファイル症例。

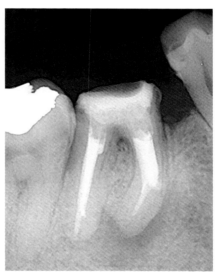
症例7-3-4b　術後。

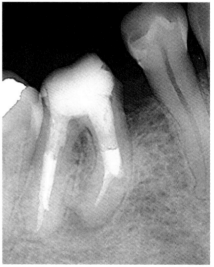
症例7-3-4c　術後4か月：治癒が進んでいる。

参考文献

1. Eriksson AR, Albrektsson T. Temperature threshold levels for heat-induced bone tissue injury : a vital-microscopic study in the rabbit. J Prosthet Dent 1983 ; 50(1) : 101-107.
2. Altshul JH, Marshall G, Morgan LA, Baumgartner JC. Comparison of dentinal crack incidence and of post removal time resulting from post removal by ultrasonic or mechanical force. J Endod 1997 ; 23(11) : 683-686.
3. Ruddle CJ. Nonsurgical retreatment. J Endod 2004 ; 30(12) : 827-845.
4. Giuliani V, Cocchetti R, Pagavino G. Efficacy of ProTaper universal retreatment files in removing filling materials during root canal retreatment. J Endod 2008 ; 34(11) : 1381-1384.
5. Jafarzadeh H, Abbott PV. Ledge formation : review of a great challenge in endodontics. J Endod 2007 ; 33(10) : 1155-1162.
6. Akerblom A, Hasselgren G. The prognosis for endodontic treatment of obliterated root canals. J Endod 1988 ; 14(11) : 565-567.
7. Gorni FG, Gagliani MM. The outcome of endodontic retreatment : a 2-yr follow-up. J Endod 2004 ; 30(1) : 1-4.

Chapter7 再根管治療に関する迷信 ❹

 ガッタパーチャー除去時、有機溶媒を使用すると完全に除去ができ、根管内がきれいになる

エビデンスで検討すると…

 シーラーやガッタパーチャーの残骸が多く存在する

ガッタパーチャー除去の戦略

根尖へのアクセスのために、いかに確実かつ短時間で充填材を除去できるか——これは再根管治療の治療計画に大きく関わる項目である。これまで、いろいろな方法でその除去法が紹介されている。なかでも有機溶媒で溶解させる方法、ファイルなどで機械的に除去する方法などが広く普及している。

たとえばGutmann et al(2011)[1]は、大きな根管ではゲーツグリデンバーで根管口部を除去後、Hファイルでの回転除去やKファイルでのファイリングで除去するとしている。また小さな根管では、根管全体の歯冠側1/2と根尖側1/2に分けてどのように除去するか検討するとし、歯冠側1/2ではNi-Ti製ロータリーファイルや超音波チップ、ヒートプラガーを、根尖側1/2では引き続きNi-Ti製ロータリーファイルの使用と有機溶媒の使用を推奨している(図7-4-1〜3)。

ガッタパーチャー除去の時間

再根管治療を行ううえで、ガッタパーチャー除去にかける時間はできれば短いほうが望ましい。できるだけ早い段階でこのステップを終了させて、根尖部へのネゴシエーションに時間をかけたい。

Gu et al(2008)[2]はゲーツグリデンバーや手用ファイルに比べて、再根管治療用のNi-Ti製ロータリーファイルのほうが短時間で除去可能であったと報告している。Giuliani et al(2008)[3]は、同じロータリーファイルでもその種類によって除去時間は異なるとも述べている。しかしXu et al(2012)[4]のように、除去後のガッタパーチャー残存量は回転器具での除去よりも手用器具による除去のほうが少なかったとの報告もある。またWilcox(1994)[5]は、有機溶媒の使用ではハロタンよりもクロロホルムのほうが早く溶解すると報告しているが、Takahashi et al(2009)[6]によると、除去用Ni-Ti製ロータリーファイル使用時はクロロホルムを使用しないほうが、使用したグループよりも短時間で効率的に充填材の除去が達成できたと報告している。

有機溶媒の細胞毒性と接着阻害

歯科材料の中で細胞毒性のないものは存在しないが、ガッタパーチャーはそれらと比較して毒性がほとんどないと言われている。しかし、根管内に充填したガッタパーチャーを溶解させるために使用する有機溶媒には、発がん性物質が含まれることが示唆されている。

Barbosa et al(1994)[7]は、in vitroの実験においてハロタンやクロロホルムのマウスへの線維芽細胞毒性を調べたところ、24時間その毒性は持続し、その効果の消失には7日間かかると述べている。またGutmann et al(2011)[1]は、これら溶媒の使用により根管洗浄や根管貼薬剤の細菌への到達が阻害されるため、有機溶媒はおおまかにガッタパーチャーを除去したあとに使用することが望ましいと述べている。

なお、Erdemir et al(2004)[8]は、有機溶媒の残存は象牙質接着に大きな影響を及ぼし接着効果を減弱させていると報告している。

ガッタパーチャーはどのように除去すべきか?

除去後の根管内の状態や根管洗浄・根管貼薬効果を

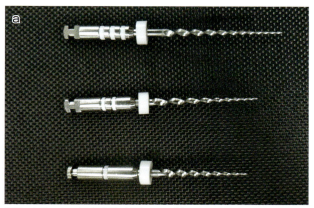 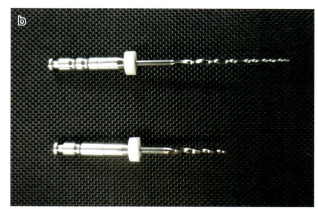

図7-4-1a, b　再根管治療用Ni-Ti製ロータリーファイル。a：PrpTaper Retreat D1：#30/09、D2：#25/08、D3：#30/07、b：D-Race #30/10、#25/04。

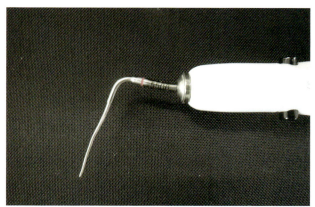

図7-4-2a　ヒートプラガー。

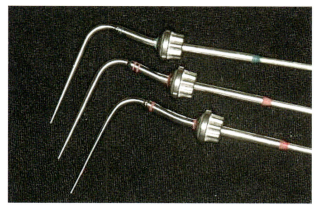

図7-4-2b　その他のプラガー。

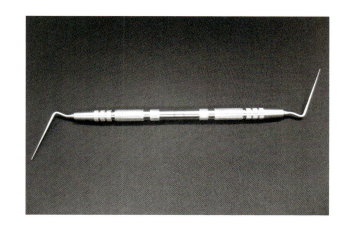

図7-4-3　ガッタパーチャーリムーバー。

考えると、有機溶媒の必要性はさほど重要ではない。根管1/2から根尖部1/2に再治療用のNi-Ti製ロータリーファイルを用い、根尖部に残存した部分に関して はHファイルやKファイル、超音波チップを用いて除去することのほうが望ましいと思われる。

要Check論文

有機溶媒を使用した場合としない場合での溶解したガッタパーチャー除去に関する洗浄効果の違い

Horvath SD, Altenburger MJ, Naumann M, Wolkewitz M, Schirrmeister JF. Cleanliness of dentinal tubules following gutta-percha removal with and without solvents: a scanning electron microscopic study. Int Endod J 2009;42(11):1032-1038.（文献9）

【研究の目的】

ガッタパーチャー除去において、有機溶媒使用は効果的なのかを調査する。

【研究デザイン】

抜去歯を用いた観察研究。

【材料および方法】

6か月以上、0.001％チモール溶液に浸水させたヒト上顎切歯および犬歯の抜去歯70本を使用した。根管の湾曲角度はシュナイダー法で計測したところ、0～10°であった。10号Kファイルにて根尖を穿通し、作業長が18mmになるように切縁部を調整後、歯根部に根尖から2mm、6mm、10mmの位置に溝を形成した。

フレックスマスターを用いてクラウンダウン形成（30/06、25/06、20/06）を行い、最終形成に30/04を用いて根尖部の拡大を40/02で終了した。根管洗浄には3％NaOClを使用し、根管充填前には3％NaOClを10ml、17％EDTAを5mlを用いて28Gニードルにて洗浄した。根管充填には#40のガッタパーチャーポイントとAHプラスのシーラーを使用し、Ni-Ti製フィンガースプレッダー#20で側方加圧根管充填を行った。

仮封材にはコルトゾルを使用し、37℃で湿度100％の湿潤状態で2週間保管した。

抜去歯は以下の4群に振り分けた。

- グループ1：根管充填なし（コントロール群：10本）
- グループ2：有機溶媒を使用せず、Hファイル#25～#50にてガッタパーチャーを除去（20本）
- グループ3：ユーカリを使用し、Hファイル#25～#50にてガッタパーチャーを除去（20本）
- グループ4：クロロホルムを使用しHファイル#25～#50にてガッタパーチャーを除去（20本）

グループ2～4のサンプル歯のガッタパーチャーは、歯頸部から4mmまでをゲーツグリデンバー#2～#4を用いて除去した。

【評価方法】

歯を長軸方向に切断し、カメラで撮影後、歯を37℃で1週間脱水させ、その後金蒸着を行い、SEMにて観察した。根尖から2mmを根尖側1/3とし、根尖から4mmを根管1/3、そして根尖から6mmよりも上部を歯冠側1/3として、SEMでは象牙細管の数全体における充填材が残っている細管数の評価を行った。カメラで撮影された写真から、各根管の領域中の残存充填材の領域を計測した。

これらのデータはTukey-Kramer法にて統計処理された。

【おもな結果】

象牙細管の開口部確認はグループ1がもっともよく、次いで2～4となっており、根尖部のほうが根管中央部よりも細管の開口部が多く見られた。

根管表面付着残存量に関しては、グループ2はグループ3および4に比べて少ないが、部位による有意差は検出できなかった（表7-4-1）。

この論文から言えること・わかること

ガッタパーチャー除去を目的に有機溶媒を使用することは、根管象牙質細管の表面に多くの残骸を付着させる可能性が高い。一見すると短時間で除去できたように感じられるが、実際には細管表面にシーラーも含めて残存している。もしも有機溶媒を使用するならば、その使用なしでは作業長まで到達できない症例に限って使用すべきであり、通常の再根管治療では常用すべきではない。

表7-4-1 本実験での各根管レベルでの SEM 分析と写真分析の結果

	SEM 分析				写真分析			
	Mean	SE	n	Tukey	Mean	SE	n	Tukey
根管すべて								
1：コントロール群	0.00	0.04	53	A	0	0.02	60	A
2：有機溶媒未使用群	0.37	0.03	103	B	0.08	0.02	120	B
3：ユーカリ群	0.56	0.03	101	C	0.16	0.02	120	C
4：クロロホルム群	0.78	0.03	110	D	0.20	0.02	120	C
歯冠側1/3								
1：コントロール群	0	0.07	19	A	0	0.04	20	A
2：有機溶媒なしの群	0.44	0.05	39	B	0.07	0.03	40	A
3：ユーカリ群	0.53	0.05	38	B	0.11	0.03	40	A, B
4：クロロホルム群	0.75	0.05	39	C	0.24	0.03	40	B
根管中央部1/3								
1：コントロール群	0	0.06	20	A	0	0.04	20	A
2：有機溶媒未使用群	0.51	0.05	34	B	0.10	0.03	40	A
3：ユーカリ群	0.58	0.05	37	B	0.21	0.03	40	B
4：クロロホルム群	0.83	0.05	39	C	0.21	0.03	40	B
根尖側1/3								
1：コントロール群	0	0.08	14	A	0	0.04	20	A
2：有機溶媒未使用群	0.14	0.05	30	A	0.08	0.03	40	A, B
3：ユーカリ群	0.59	0.06	26	B	0.15	0.03	40	B
4：クロロホルム群	0.75	0.05	32	B	0.14	0.03	40	B
すべての群								
歯冠側1/3	0.43	0.03	135	A, B	0.10	0.01	140	A
中間部1/3	0.48	0.03	130	A	0.13	0.01	140	A
根尖側1/3	0.37	0.03	102	B	0.09	0.01	140	A

($P < 0.05$)

参考文献

1. Gutmann JL, Lovdahl PE, editors. Problem solving in endodontics ; prevention, Identification and management, ed 5. St. Louis : Mosby, 2011 : 281 - 285.
2. Gu LS, Ling JQ, Wei X, Huang XY. Efficacy of ProTaper Universal rotary retreatment system for gutta-percha removal from root canals. Int Endod J 2008 ; 41 : 288 - 295.
3. Giuliani V, Cocchetti R, Pagavino G. Efficacy of ProTaper universal retreatment files in removing filling materials during root canal retreatment. J Endod 2008 ; 34 : 1381 - 1384.
4. Xu LL, Zhang L, Zhou XD, Wang R, Deng YH, Huang DM. Residual filling material in dentinal tubules after gutta-percha removal observed with scanning electron microscopy. J Endod 2012 ; 38 : 293 - 296.
5. Wilcox LR, Juhlin JJ. Endodontic retreatment of Thermafil versus laterally condensed gutta-percha. J Endod 1994 ; 20(3) : 115 - 117.
6. Takahashi CM, Cunha RS, de Martin AS, Fontana CE, Silveira CF, da Silveira Bueno CE. In vitro evaluation of the effectiveness of ProTaper universal rotary retreatment system for gutta-percha removal with or without a solvent. J Endod 2009 ; 35 : 1580 - 1583.
7. Barbosa SV, Burkard DH, Spångberg LS. Cytotoxic effects of gutta-percha solvents. J Endod 1994 ; 20(1) : 6 - 8.
8. Erdemir A, Eldeniz AU, Belli S, Pashley DH. Effect of solvents on bonding to root canal dentin. J Endod 2004 ; 30(8) : 589 - 592.
9. Horvath SD, Altenburger MJ, Naumann M, Wolkewitz M, Schirrmeister JF. Cleanliness of dentinal tubules following gutta-percha removal with and without solvents : a scanning electron microscopic study. Int Endod J 2009 ; 42(11) : 1032 - 1038.

Chapter7　再根管治療に関する迷信

石灰化根管であっても、可能な限り根尖付近まで拡大形成を行う

エビデンスで検討すると…

無菌的に治療を行い無理に根尖まで拡大せず、できるところまで形成・充填し、根管内環境を変化させ経過観察する

石灰変性の発現頻度は？

石灰化根管には
・外傷などによる石灰変性(Calcific Metamorphosis)
・加齢的な変化による異栄養性石灰変性(Dystrophic Calcification)

がある。これらは歯髄腔内への硬組織の堆積という点では同じであるが、前者は歯髄腔が閉塞した状態であり、後者は歯髄結石または象牙粒による石灰化を意味する。

歯髄腔狭窄を起こす石灰変性の発現頻度は、おおよそ4〜24%と幅がある。Bernick & Nedelman (1975)[1]は、40歳以上の患者の90%で石灰化が見られたと報告し、Tamse et al (1982)[2]は20%の患者に歯髄結石が認められ、小臼歯より大臼歯に多かったと述べている。また Andreasen et al (1987)[3] は、外傷による震盪後では根未完成歯において3%、根完成歯では7%の発現頻度で変性が起こり、不完全脱臼では根未完成歯において11%、根完成歯では8%の頻度で発生したと報告し、それら以上に重篤な外傷受傷後は歯髄壊死や歯髄腔の閉塞が起こっていたとも述べている。そして Mass et al (2011)[4]は、う蝕による部分断髄での長期経過において術後の約28%に石灰変性が起こっていたと報告した。

石灰化根管のメカニズム

発生機序については、「各種刺激に対する象牙芽細胞の合成と分泌に異常をきたした結果生じる」という考えかたや、「神経血管系への供給障害による硬組織形成の加速化」などいろいろな仮説があるが、いまだ明確にはされていない。Tornec (1990)[5]はこれらの機構を以下の3つの可能性で説明している。

①管間象牙質から無機成分が細管内に受動的に移動し、細管壁に再配置する。
②象牙芽細胞突起の一部に活発な反応が生じ、有機質基質が象牙芽細胞の活動により活発な石灰化が起きる。
③管間象牙質から無機成分が再配給され、それにより象牙芽細胞が石灰化する有機質基質を産生する。

しかし、「象牙芽細胞突起の先端が収縮するか短くなるかして、象牙芽細胞突起のなくなったところに細管内象牙質が沈着する」というメカニズムが結論のようである。

根管が石灰化する原因は？

以前より、う蝕や修復材料が石灰化の素因ではないかと多くの研究者が述べている。特に根未完成歯における歯髄保存療法（直接および間接覆髄、アペキソゲネーシスなど）では、治癒後に歯髄腔が狭窄し石灰化を起こす場合がある。

外傷は、もっともよく遭遇する症例である。一度途絶えた血流が毛細血管の増殖により再度開始され、歯髄由来の細胞で組織が修復される。このとき、歯髄腔側壁から中心に向かって骨様象牙質が添加され、急速に石灰変性が起こる。これを歯髄腔閉塞(Pulp Canal Obliteration)という。しかし Andreasen (1985)[6]は、外傷がすべて石灰化を起こすわけではなく、歯根吸収や歯髄壊死に至る場合も多いと述べている。

歯周病や矯正治療も、石灰化を起こす可能性は少なからず考えられると報告されている。

これら局所素因のほかに、全身的疾患も関与することがある。具体的には、心疾患、エーラーダンロス症

症例 7-5-1　石灰化と穿孔の症例

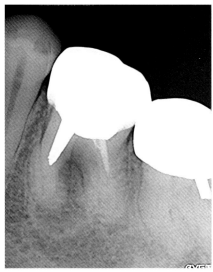

症例7-5-1a　術前の状態。近心根は直線化され、根尖部の根管は見えない。

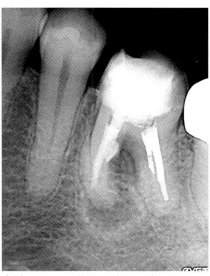

症例7-5-1b　術後の状態。パーフォレーションを治療し、根管充填を行った。しかしながら根尖部は穿通しなかった。

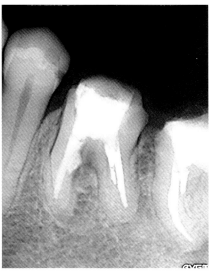

症例7-5-1c　6か月後の状態。近心根の病変は治癒している。

候群、象牙質形成不全症が挙げられ、長期にわたるステロイド療法も歯髄を石灰化させるという報告もある。

石灰化根管の予後

Cvek et al（1982）[7]は、54歯の治療後4年の成績は80%だったと報告しており、またAkerblom et al（1988）[8]は2～12年の追跡調査の結果、89%の成功率であったと述べている。

石灰化根管の治療手順

McCabe & Dummer（2012）[9]は、セメント-エナメル境（CEJ）を目安にアクセスを行い、根管の探索にはパスファインディング用ファイルを用いて行う方法を紹介している。根管の探索に際しては、まず超音波チップで大まかな象牙質を削除し、メチレンブルーやNaOClでのバブリングテストを併用するとしている。

Amir et al（2001）[10]は、EDTAの使用は根管の穿通に役立つとし、一度開口した根管にはNi-Ti製ロータリーファイルをクラウンダウン形成で行うことを推奨している。しかし、十分な時間を要してもファイルが進まなければ、無理せずにその時点までのところで終了し、洗浄後、緊密に充填するとしている（**症例7-5-1**）。

要Check論文

> **歯髄腔が狭窄している症例での根管治療の予後**
> Akerblom A, Hasselgren G. The prognosis for endodontic treatment of obliterated root canals. J Endod 1988;14(11):565-567.（文献 8 ）

【研究の目的】

歯髄狭窄した根管（症例7-5-2）は、根尖まで穿通できる場合とできない場合があるが、実際の臨床において穿通できなければ予後は悪いのかを検証する。

【研究デザイン】

後ろ向きコホート研究

【材料および方法】

スウェーデン・ルンド大学の歯内療法教室で歯髄狭窄根管を有する歯の治療を行った2,742人の成人患者から、2～12年間の予後調査が可能であった70人を抽出し、さらにリコールに応じた51人64根管（表7-5-1）の追跡調査を行った。これらの根管は、根長の1/3以上が充填されておらず、エックス線写真においても充填材から根尖部まで根管が見られないものである。このうち16本には術前のエックス線写真において根尖病変が認められ、その大きさの平均は2.1mmであった。

根管治療は0.5％ NaOClを用い、貼薬剤には水酸化カルシウムを滅菌精製水で混和して用いた。根管充填にはガッタパーチャーとクロロパーチャーやコロホニウム・クロロホルムをシーラーとして使用した。

【評価方法】

2人の検査官により、2～12年間、エックス線写真を拡大鏡を用いて調査した。評価基準は
- 治癒（臨床症状なしでエックス線写真的には異常なし）
- 不確実な治癒（臨床症状なしであるが、歯根膜空隙の拡大あり）
- 失敗（臨床症状ありで根尖部透過像あり）

の3つである。

【おもな結果】

全体の成功率は89％であり、術前に根尖病変が見られない場合では97.9％、術前に根尖病変を有する場合では62.5％であった。

表7-5-1 治療根管の分類

	第一大臼歯	第二大臼歯	犬歯	第二小臼歯	合計
上顎	MB：19、DB：7	MB：11、DB：2、P：1	1		41
下顎	M：16、D：5	M：1		1	23
	47	15	1	1	64

この論文から言えること・わかること

術前に根尖病変があり根尖部まで穿通できなくても、治癒する可能性はある。つまり根尖まで穿通できないからといって器具操作を何度も試みる必要はなく、形成できたところまで洗浄し、緊密に充填を行い経過観察する。その後、治癒が得られるのか期間をおいて観察すべきである。その後、症状の改善がなければ外科処置を考える。

症例 7-5-2　歯髄狭窄した根管を発見し、根管治療を行った症例

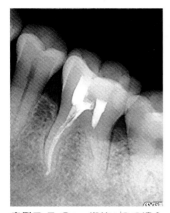

症例7-5-2a　術前：6の遠心根が見つけられないとのことで紹介にて来院。

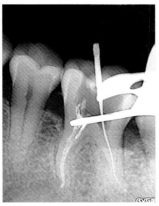

症例7-5-2b　術中：遠心頬側根はすぐに発見できた。

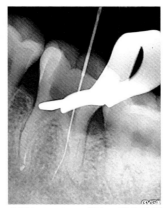

症例7-5-2c　術中：遠心舌側根を対称の法則に従い探索。

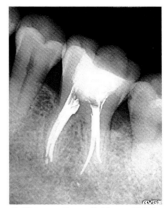

症例7-5-2d　術後：4根管無事に処置が終了。その後問題は生じていない。

参考文献

1. Bernick S, Nedelman C. Effect of aging on the human pulp. J Endod 1975；1(3)：88-94.
2. Tamse A, Kaffe I, Littner MM, Shani R. Statistical evaluation of radiologic survey of pulp stones. J Endod 1982；8(10)：455-458.
3. Andreasen FM, Zhijie Y, Thomsen BL, Andersen PK. Occurrence of pulp canal obliteration after luxation injuries in the permanent dentition. Endod Dent Traumatol 1987；3(3)：103-115.
4. Mass E, Zilberman U. Long-term radiologic pulp evaluation after partial pulpotomy in young permanent molars. Quintessence Int 2011；42(7)：547-554.
5. Torneck CD. The clinical significance and management of calcific pulp obliteration. Alpha Omegan 1990；83(4)：50-54.
6. Andreasen FM, Pedersen BV. Prognosis of luxated permanent teeth—the development of pulp necrosis. Endod Dent Traumatol 1985；1(6)：207-220.
7. Cvek M, Granath L, Lundberg M. Failures and healing in endodontically treated non-vital anterior teeth with posttraumatically reduced pulpal lumen. Acta Odontol Scand 1982；40(4)：223-228.
8. Akerblom A, Hasselgren G. The prognosis for endodontic treatment of obliterated root canals. J Endod 1988；14(11)：565-567.
9. McCabe PS, Dummer PM. Pulp canal obliteration：an endodontic diagnosis and treatment challenge. Int Endod J 2012；45(2)：177-197.
10. Amir FA, Gutmann JL, Witherspoon DE. Calcific metamorphosis：a challenge in endodontic diagnosis and treatment. Quintessence Int 2001；32(6)：447-455.
11. Holcomb JB, Gregory WB Jr. Calcific metamorphosis of the pulp：its incidence and treatment. Oral Surg Oral Med Oral Pathol 1967；24(6)：825-830.
12. Moss-Salentijn L, Hendricks-Klyvert M. Calcified structures in human dental pulps. J Endod 1988；14(4)：184-189.
13. Andreasen JO. Luxation of permanent teeth due to trauma. A clinical and radiographic follow-up study of 189 injured teeth. Scand J Dent Res 1970；78(3)：273-286.
14. Bergenholtz G. Inflammatory response of the dental pulp to bacterial irritation. J Endod 1981；7(3)：100-104.
15. Trowbridge HO. Pathogenesis of pulpitis resulting from dental caries. J Endod 1981；7(2)：52-60.
16. Harris R, Griffin CJ. The fine structure of the mature odontoblasts and cell rich zone of the human dental pulp. Aust Dent J 1969；14(3)：168-177.
17. Langeland K. Tissue response to dental caries. Endod Dent Traumatol 1987；3(4)：149-171.
18. Jacobsen I, Kerekes K. Long-term prognosis of traumatized permanent anterior teeth showing calcifying processes in the pulp cavity. Scand J Dent Res 1977；85(7)：588-598.
19. Hattler AB, Listgarten MA. Pulpal response to root planing in a rat model. J Endod 1984；10(10)：471-476.
20. Delivanis HP, Sauer GJ. Incidence of canal calcification in the orthodontic patient. Am J Orthod 1982；82(1)：58-61.
21. Lantelme RL, Handelman SL, Herbison RJ. Dentin formation in periodontally diseased teeth. J Dent Res 1976；55(1)：48-51.
22. Edds AC, Walden JE, Scheetz JP, Goldsmith LJ, Drisko CL, Eleazer PD. Pilot study of correlation of pulp stones with cardiovascular disease. J Endod 2005；31(7)：504-506.
23. Maranhão de Moura AA, de Paiva JG. Pulpal calcifications in patients with coronary atherosclerosis. Endod Dent Traumatol 1987；3(6)：307-309.
24. De Coster PJ, Martens LC, De Paepe A. Oral health in prevalent types of Ehlers-Danlos syndromes. J Oral Pathol Med 2005；34(5)：298-307.
25. Pettiette MT, Wright JT, Trope M. Dentinogenesis imperfecta：endodontic implications. Case report. Oral Surg Oral Med Oral Pathol Oral Radiol Endod 1998；86(6)：733-737.
26. Piattelli A, Trisi P. Pulp obliteration：a histological study. J Endod 1993；19(5)：252-254.
27. Gold SI. Root canal calcification associated with prednisone therapy：a case report. J Am Dent Assoc 1989；119(4)：523-525.

Chapter7 再根管治療に関する迷信

迷 非外科的歯内療法は、すべての症例で第一選択である

エビデンスで検討すると…

真 症例により外科的歯内療法が第一選択になる場合もある

再根管治療の意思決定は？

根管治療が失敗する原因は、おもに細菌である。特に取り残しの細菌が引き起こす場合、パーフォレーションや根管内器具破折、石灰化根管や見落とし根管は、治療予後に影響を及ぼす。歯冠側からの漏洩による再発性の感染、そして不適切な根管形成や根管洗浄による細菌が原因となる場合も考えられる。また、見落とされた根管からも多くの細菌が検出される。

このような状況に対し、われわれが選択できる次の手段として、非外科的根管治療、外科的根管治療、両者の併用、抜歯または放置が考えられる。Karabucak & Setzer(2007)[1]は実際に治療を進めていくうえでの意思決定として、以下の点が重要であると述べている。
①根管治療の質を改善できるのか？
②見落としの根管はないか？
③コロナルリーケージはないか？
④根管再形成ができるか？
⑤障害物除去は安全にできるか？
⑥自分の治療技術の範囲内か？
⑦診療環境は整備されているか？

またこれらを総合し、再治療における意思決定のフローチャートをまとめている(図7-6-1)。

なお治療法を選択する際は、術者の好みではなく治療リスクと患者利益を考えなければならない。

非外科と外科、どちらが第一選択か？

根管治療が失敗し、再度治療を行う必要がある場合、非外科的歯内療法と外科的歯内療法のどちらを選択すべきであろうか？

どのような症例であっても、外科的歯内療法が再治療の第一選択にはなりえず、まずは非外科的な治療を考えるべきである。Abramovitz et al(2002)[2]は、外科的歯内療法を目的に紹介された症例を再評価した結果、55％は外科を適用するには不適切であり、経過観察や非外科的な再根管治療が妥当であったと報告している。具体的には、Chapter 7-3で取り上げたFriedman et al(1986)[3]が述べているように、臨床症状を有している症例で根管充填が不完全な状態であったり、根尖病変が存在したり、パーフォレーションやレッジ・ジップなどの存在が認められたならば、非外科的歯内療法を計画する。また、歯冠修復物を再製作する場合も、根管充填が不完全であれば非外科的歯内療法を考える。

外科的歯内療法が第一選択となる場合もある

前述のAbramovitzら[2]は、5mm以上の長さのポスト除去は、通常の再治療ではリスクが高いと述べている。このような状況下であれば、外科的歯内療法を第一選択とすべきであろう。ほかにも以下のような状況であれば、外科的歯内療法は第一選択になりうる。
①通常の根管治療で治癒しなかった場合
②歯冠側からの漏洩(コロナルリーケージ)はないが、長くて太いポストがあり、除去を試みると残存歯質量が少なく再度修復ができなくなるような場合
③根尖まで到達しない外側性クラックが存在する
④根尖病変が存在するが、歯冠側には装着後間もない修復物があり、ポストなどからのコロナルリーケージが疑われない場合
⑤歯冠側からアクセスできない痛みをともなう石灰化根管や、パーフォレーション、見落とし根管、レッ

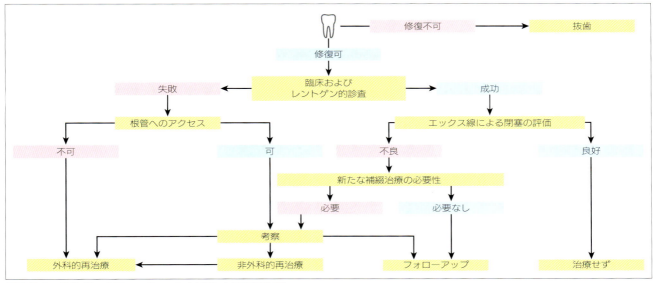

図7-6-1 再治療でのフローチャート（文献1より引用改変）。

症例 7-6-1 残存歯質がない症例（抜歯を前提とした矯正的提出を行った症例）

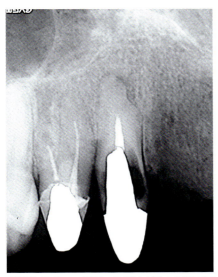
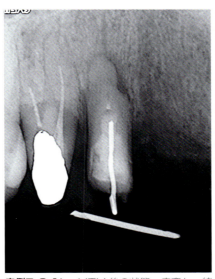
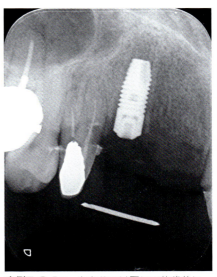

症例7-6-1a 歯冠-歯根比が1：1を下回り、残存歯質も少なく、biologic widthもないため、抜歯と診断した。

症例7-6-1b MTM後の状態。病変も一緒に移動している。

症例7-6-1c かかりつけ医にて抜歯後に、インプラントが埋入された。

　ジなどが見られる場合
⑥根尖孔外に充填材が溢出している
⑦根尖孔外感染

　なかでも②と④は、外科的歯内療法を第一選択としても許容される条件である。

抜歯の選択

　根管治療歯において抜歯を考える状況としては、
・補綴的失敗
・垂直性歯根破折
・水平的歯根破折
・歯頸部から根尖部に及ぶクラック
・重度歯周病
・動揺度が著しい歯
・予後不良歯
・残存歯質量やbiologic width、歯冠-歯根比（1：1を下回る場合）など、補綴に関わる問題が多く存在する（**症例7-6-1**）

などが挙げられる。

要 Check 論文

外科的歯内療法を目的に紹介された患者における、外科治療決定の要因と意思決定に影響を及ぼした変化の分析

von Arx T, Roux E, Bürgin W. Treatment decisions in 330 cases referred for apical surgery. J Endod 2014;40(2):187-191.（文献4）

【研究の目的】

外科的歯内療法を目的に紹介された患者の外科治療決定の分析と、その意思決定に影響を及ぼす変化を評価する。

【研究デザイン】

断面調査

【材料および方法】

スイス・ベルン大学歯科口腔外科に外科的歯内療法を目的に紹介された患者338名の患者の330症例を、以下の4つのカテゴリーに分類して評価した。
①治療なし
②非外科的歯内療法
③外科的歯内療法
④抜歯

術中にヘミセクション、ルートアンプテーションを行った症例は除外された。また外科処置は195症例で10症例は再手術であった。

症例の3分の1は上顎前歯であった。

【評価方法】

1人の歯内療法専門医が、臨床所見とエックス線写真を用いて330症例を評価した。この評価者は、最初の診査には関与していない。臨床診査の所見には視診、触診、打診、動揺度診査、歯周ポケット測定、歯冠修復物の状態が含まれていた。

診査には、平行法で撮影されたエックス線写真が用いられた。エックス線写真からは根管充塡の質と充塡位置、病変の大きさと位置、そして支台築造の有無が調べられた。

得られたデータはカイ二乗検定で統計処理し、2×2のフィッシャー正確検定に充当した。

【おもな結果】

患者の平均年齢は49.9歳で、男女比はおおむね1：1であった。症例全体で外科的歯内療法と意思決定した症例がもっとも多く、59.1%（195症例）であった。

抜歯と診断された症例は25.8%（85症例）であった。抜歯と意思決定された症例は、4mm以上のポケットがある症例の89.3%（28症例中25症例）が含まれ、付着の喪失が3mm以上で動揺が多く見られたが、10症例には病変が見られた。また病変の大きさが10mm以上の症例は14症例（51.8%）で、これらはすべて抜歯と診断されていた。

外科的歯内療法と抜歯以外が15.2%（330症例中50症例）存在し、治療必要なし（9.1%：30症例）もしくは再根管治療（6.1%：20症例）と判断された（**表7-6-1**）。

この論文から言えること・わかること

外科的歯内療法を目的に紹介されていても、すべての症例がそれに当てはまるとは限らない。専門医が診た場合と一般医が診た場合では相違が生じることがあり、一般医で治療可能と判断しても専門医では今回のように抜歯と意思決定される症例も多く存在する。

術前の診査で外科・非外科・抜歯の意思決定をすることは大変困難であるが、歯周組織の喪失程度と適切な歯冠修復は外科処置選択において大きな要因となる。外科的歯内療法では3mm以上の歯槽骨喪失は低い成功率を示したとの記載があるが、それでも77%以上の成功率があるので、さほど低いと考える必要はないと思われる。

この論文では、病変の大きさに関して、10mm以上は5mm以下に比べて外科処置後の予後は悪いとの意見も述べられている。また外科処置後の予後に関しても、2～3年では通常の根管治療に比べて成績はよいが、4～6年も経過すると外科処置の成績は少し低下するとまとめられている。

表7-6-1 一般臨床医と歯内療法科の大学院生による治療後の結果

分析因子	分析因子の分類 N：330	治療の意思決定				
		治療なし n(%)	再根管治療 n(%)	外科的歯内療法 n(%)	抜歯 n(%)	合計 N(100%)
すべて		30(9.1)	20(6.1)	195(59.1)	85(25.8)	330
性別	男性	11(6.7)	11(6.7)	96(58.5)	46(28.0)	164
	女性	19(11.4)	9(5.4)	99(59.6)	39(23.5)	166
年齢	50歳以下	12(7.7)	11(7.1)	95(60.9)	38(24.4)	156
	50歳よりも上	18(10.3)	9(5.2)	100(57.5)	47(27.0)	174
歯種	上顎切歯と犬歯	9(8.6)	5(4.8)	63(60.0)	28(26.7)	105
	上顎小臼歯	9(12.9)	4(5.7)	38(54.3)	19(27.1)	70
	上顎大臼歯	4(7.5)	3(5.7)	32(60.4)	14(26.4)	53
	下顎切歯と犬歯	-	3(27.3)	5(45.5)	3(27.3)	11
	下顎小臼歯	1(5.6)	1(5.6)	13(72.2)	3(16.7)	18
	下顎大臼歯	7(9.6)	4(5.5)	44(60.3)	18(24.7)	73
プロービング値	≦2mm	12(10.1)	9(7.6)	79(66.4)	19(16.0)	119
	2.5〜3.5mm	18(9.8)	10(5.5)	114(62.3)	41(22.4)	183
	≧4mm	0	1(3.6)	2(7.1)	25(89.3)	28
辺縁歯肉の位置	CEJよりも歯冠側または修復物辺縁	18(10.2)	11(6.3)	102(58.0)	45(25.6)	176
	CEJの位置または修復物辺縁	3(8.1)	4(10.8)	23(62.2)	7(18.9)	37
	CEJよりも根尖側または修復物辺縁	9(7.7)	5(4.3)	70(59.8)	33(28.2)	117
クリニカルアタッチメントレベル	<2mm	7(11.9)	3(5.1)	37(62.7)	12(20.3)	59
	2〜3mm	20(10.4)	15(7.8)	126(65.3)	32(16.6)	193
	>3mm	3(3.8)	2(2.6)	32(41.0)	41(52.6)	78
動揺度	水平的動揺≦1mm	30(9.7)	20(6.5)	186(60.4)	72(23.4)	308
	水平的動揺>1mm または垂直的動揺	0	0	9(40.9)	13(59.1)	22
疼痛	なし	14(7.0)	14(7.0)	133(66.2)	40(19.9)	201
	あり	16(12.4)	6(4.7)	62(48.1)	45(34.9)	129
臨床症状	なし	26(12.6)	12(5.8)	135(65.6)	33(16.0)	206
	あり（腫脹、膿瘍、瘻孔、圧痛、打診痛）	4(3.2)	8(6.5)	60(48.3)	52(41.9)	124
修復物の種類	暫間修復物	0	1(10.0)	5(50.0)	4(40.0)	10
	永久修復物	30(9.4)	19(5.9)	190(59.4)	81(25.3)	320
修復物の質	適切（ギャップ、オーバーハング、クラックのすべてなし）	23(10.2)	12(5.3)	142(63.1)	48(21.3)	225
	不適切（ギャップ、オーバーハング、クラック）	7(6.7)	8(7.6)	53(50.5)	37(35.2)	105
根管充填材の到達位置	適切（根尖より2mm以内）	25(11.2)	11(4.9)	128(57.1)	60(26.8)	224
	不適切（根尖より2mmより長く離れているまたはオーバー）	5(4.7)	9(8.5)	67(63.2)	25(23.6)	106
根管充填の質	均一	21(13.1)	6(3.8)	89(55.6)	44(27.5)	160
	不均一	9(5.3)	14(8.2)	106(62.4)	41(24.1)	170
ポストの有無	なし	17(10.0)	12(7.1)	100(58.8)	41(24.1)	170
	あり	13(8.1)	8(5.0)	95(59.4)	44(27.5)	160
病変の大きさ	<5mm	30(16.1)	13(7.0)	111(59.7)	32(17.2)	186
	5〜10mm	0	6(5.1)	72(61.5)	39(33.3)	117
	>10mm	0	1(3.7)	12(44.4)	14(51.8)	27
根尖に病変が存在	存在している	30(10.2)	18(6.1)	192(65.3)	54(18.4)	294
	存在していない（側方部または歯根中間部）	0	2(5.6)	3(8.3)	31(86.1)	36

参考文献

1. Karabucak B, Setzer F. Criteria for the ideal treatment option for failed endodontics : surgical or nonsurgical? Compend Contin Educ Dent 2007；28(6)：304-310.
2. Abramovitz I, Better H, Shacham A, Shlomi B, Metzger Z. Case selection for apical surgery : a retrospective evaluation of associated factors and rational. J Endod 2002；28(7)：527-530.
3. Friedman S, Stabholz A. Endodontic retreatment—case selection and technique. Part 1 : Criteria for case selection. J Endod 1986；12(1)：28-33.
4. von Arx T, Roux E, Bürgin W. Treatment decisions in 330 cases referred for apical surgery. J Endod 2014；40(2)：187-191.
5. Torabinejad M, Corr R, Handysides R, Shabahang S. Outcomes of nonsurgical retreatment and endodontic surgery : a systematic review. J Endod 2009；35(7)：930-937.

CHAPTER 8

外科的歯内療法に関する迷信

Chapter8　外科的歯内療法に関する迷信

歯根端切除術の予後は悪い

エビデンスで検討すると…

マイクロスコープなどを用いた外科的歯内療法の成績はきわめて良好である

外科的歯内療法の成功率

感染根管治療（再治療）における成功率は、根尖病変が存在する場合はけっして高いとはいえず、一般的には60〜70％程度であると報告されている。通常の根管治療では治癒しない難治性病変への対応として、歯根端切除術がかなり以前から行われてきた。しかしながら従来的な歯根端切除術の成功率はけっして高いものではなく、50％を下回るような治癒率であった（**表8-1-1、8-1-2**）。

それに対し、1990年代以降の機械や材料の進歩により、近年マイクロスコープを用いた歯根端切除術はめざましい進歩を遂げている。その成功率をみると、90％以上の非常に高い治癒率を示している。

外科的歯内療法はなぜ必要か？

感染根管治療（非外科的再治療）において、術前に根尖病変が存在する場合は、抜髄と比べ予後不良な経過をたどることが多い。そもそも、なぜ再治療では良好な治療成績が得られないのであろうか？

理由1：不十分な根管形成による感染の残存

根管の多くは円形ではなく楕円形もしくはイレギュラーな形態をしており、たとえ近代的なNi-Ti製ロータリーファイルを用いても十分な根管形成を行うことは難しい。フィンやイスムスとよばれる非切削エリアが残存し、そのような場所に細菌がひとたび感染すると機械的に除去することは非常に困難となる。

理由2：見落とし根管

根管の狭窄化や石灰化によって根管口が発見できない場合があるため、残存した壊死歯髄に細菌感染が起こり根尖病変が生じることがある。

理由3：医原性のエラー

再治療特有の問題として、以前の不適切な根管治療により根管のトランスポーテーションや根尖破壊、パーフォレーション、器具破折など再治療を困難にする医原性のエラーがすでに生じていることがある。これらの要因は根管治療の成績を著しく低下させる原因となりうる。

以上の理由から、感染根管治療（非外科的再治療）の治療成績は抜髄処置ほどの予知性が見込めないことが多い。これに対し、マイクロサージェリーでは非外科的再治療でアクセスが難しいイスムスや見落とし根管の感染除去、破折器具の除去などが明視下で処置可能である。歯冠側からの感染根管治療と根尖側からの外科的治療により、根管系全体の拡大形成が達成できる。

マイクロサージェリーは何が違うのか

近年の予後報告をみる限り、マイクロスコープを用いた歯根端切除術は非常に高い予知性が期待できるようになった。現代歯内療法においてマイクロサージェリーは、非外科的治療では治癒しない病変に対する有効な治療オプションであるといえる。

では、なぜマイクロサージェリーは従来の歯根端切除術と比較して劇的に成功率が向上したのであろうか？　その理由として、以下の6つが考えられる。

①骨窩洞が小さくて済む。マイクロスコープや逆形成用超音波チップの開発などにより、3〜4mm程度の小さな窩洞で処置が可能になった。

②根尖を3mm切断することにより、ほとんどの感染した側枝や根尖分枝を切除できるようになった。

③切断面のベベル角をほとんど付与しないため、切断

表8-1-1　従来的な歯根端切除術の成功率

著者	症例数	観察期間	拡大視野	逆形成	逆根充	成功率
Tsesis et al, 2006	43T	1〜4	No	Bur	IRM	44.2%
Arad et al, 2003	122	11.2(平均)	No	Bur	Amalgam/IRM	44.3%
Wessen & Gale, 2003	1,007	5	No	Bur	Amalgam	57%
Rahbraran et al, 2001	176	1	No	Bur	Amalgam/IRM/No fill	19.4%
Haise et al, 1991	474	1	No	Bur	Amalgam	68.7%

表8-1-2　マイクロスコープを用いた近代的な歯根端切除術の成功率

著者	症例数	観察期間	拡大視野	逆形成	逆根充	成功率
Christiansen et al, 2009	22T	1	Micro	超音波	MTA	96%
Taschieri et al, 2008	100	2	Micro	超音波	EBA	90〜92%
Kim et al, 2008	192T	2	Micro	超音波	IRM/EBA/MTA	95.2%
Tsesis et al, 2006	45T	1〜4	Micro	超音波	IRM	91.1%
Chong et al, 2003	108T	1〜2	Micro	超音波	IRM/MTA	87〜92%
Rubinstein & Kim, 2002	59R	5〜7	Micro	超音波	EBA	91.5%
Rubinstein & Kim, 2002	91R	1	Micro	超音波	EBA	96.8%

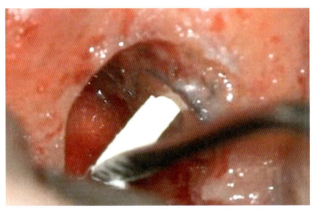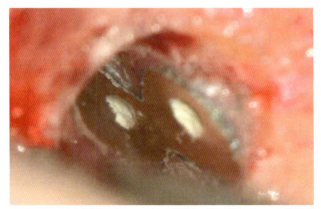

図8-1-1a, b　マイクロスコープを用いた歯根端切除術。マイクロスコープによる拡大視野においては、骨削量は最小限でよい。歯根端は根尖から3mm程度のところで歯軸に垂直もしくはわずかなベベルを付与した角度で切除する。写真は超音波チップで逆形成したあと、MTAで逆根管充填した状態を示す。

面へ開口する象牙細管の数を抑え、細管からの細菌漏洩を最小限にすることができる。

④クリアな拡大視野が得られることにより、イスムスなど複雑な解剖が詳細に観察できるようになった。

⑤超音波チップにより長軸方向に3mm逆形成できるようになり、十分な感染除去と漏洩防止に必要な逆根管充填材の厚みが確保できるようになった。

⑥MTAなど、封鎖性が高く、生体親和性の高い、すぐれた逆根管充填材が開発された。

マイクロサージェリーは治療オプションとして有効か

中短期的な予後報告ではあるが、マイクロスコープを用いた歯根端切除術(図8-1-1)は、つねに高い予知性が期待できるようになった。

現代歯内療法においてマイクロサージェリーは、非外科的治療では治癒しない病変に対する有効な治療オプションであるといえる[1]。

要Check論文

従来的な歯根端切除術とマイクロサージェリーの予後成績の比較

Setzer FC, Shah SB, Kohli MR, Karabucak B, Kim S. Outcome of endodontic surgery: a meta-analysis of the literature—part 1: Comparison of traditional root-end surgery and endodontic microsurgery. J Endod 2010;36(11):1757-1765.（文献2）

【研究の目的】

歯根端切除術のアウトカムについて評価すること。特に従来的な歯根端切除術と近代的なマイクロサージェリーを比較検討し、歯根端切除術の治療成績を明らかにすること。

【研究デザイン】

メタ分析

【研究対象論文】

検索で得られた98論文から、条件に適した21論文が選択された。適格基準を満たす論文は、従来的な歯根端切除術もしくはマイクロサージェリーのどちらかのグループに振り分けられた。それぞれのグループ間で重みづけ成功率と相対危険度を算出した。両グループの比較にはランダム効果モデルが適用された。

【おもな結果】

21論文〔12論文が従来的な歯根端切除術グループ（n=925）、9論文がマイクロサージェリーグループ（n=699）に振り分け〕が選択された。抜粋した生データから算出した重みづけ成功率は、従来的な歯根端切除術で59%（95%信頼区間 0.55～0.6308）、マイクロサージェリーで94%（95%信頼区間 0.8889～0.9816）であり、統計学的有意差を示した。マイクロサージェリーの成功確率は、従来的な歯根端切除術と比べ1.58倍であることが相対危険度から示された（図8-1-1）。

拡大視野でのマイクロサージェリーと肉眼で行う従来的な歯根端切除術との予後成績の比較

Setzer FC, Kohli MR, Shah SB, Karabucak B, Kim S. Outcome of endodontic surgery: a meta-analysis of the literature -Part 2: Comparison of endodontic microsurgical techniques with and without the use of higher magnification. J Endod 2012;38(1):1-10.（文献3）

【研究の目的】

マイクロスコープ（顕微鏡）または内視鏡を用いた拡大視野における近代的な外科的歯内療法とルーペや肉眼で行う外科的歯内療法との治療成果を比較すること。

【研究デザイン】

系統的レビューとメタ分析

【研究対象論文】

歯根端切除術の治療成績を評価した縦断研究を広範囲にわたり検索した。1966～2009年10月までに発表された、5言語（英語、フランス語、ドイツ語、イタリア語、スペイン語）で書かれたヒトにおける研究を3種の電子データーベース（medline、Embase、PubMed）で検索した。レビュー論文や関連論文は相互参照して検索した。加えて5つの歯科・医科ジャーナル（journal of endodontics、international endodontic jpunal、oral surgery oral medicine oral pathology oral radiology and endodontics、journal of oral and maxillofacial surgery、international journal of oral and maxillofacial surgery）については1975年まで遡り調査した。適格基準と除外基準に従い3名の査読者が審査し、EMS（顕微鏡を用いたマイクロサージェリー）もしくはCRS（顕微鏡を用いない外科的歯内療法）に振り分けた。両群で重みづけ成功率と相対リスク評価を行った。

【おもな結果】

14論文（EMS9論文、CRS7論文、2論文が両グループに属す）が選出された。抽出された生データから計算された重みづけ成功率は、EMS（顕微鏡使用群）が94%（95%信頼区間0.8889～0.9816）に対しCRS（非顕微鏡使用群）は88%（95%信頼区間0.8455～0.9164）であった。両群において統計学的有意差（$P<0.005$）が

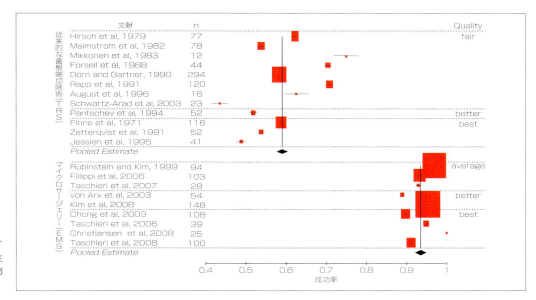

図8-1-1 近代的なマイクロサージェリーと従来的な歯根端切除の重みづけ成功率。

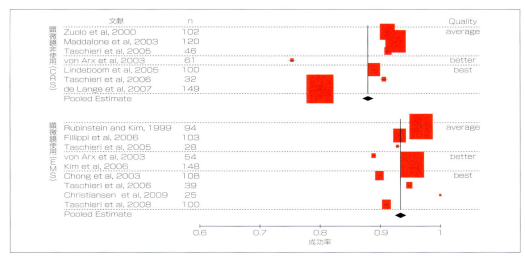

図8-1-2 EMS（顕微鏡使用）とCRS（顕微鏡非使用）の重みづけ成功率。両群には統計学的有意差が認められた。

認められた。相対リスク比において、EMS群はCRS群の1.07倍の成功率であった。歯種別で見ると、大臼歯ではEMS群がCRS群に比べ有為に成功率が高かったが、小臼歯と前歯においては有意差は認められなかった（**図8-1-2**）。

2つの論文から言えること・わかること

マイクロスコープ（顕微鏡）の導入や超音波チップ、そしてすぐれた逆根管充填材の開発により、歯根端切除術は飛躍的に成功率が向上した。非外科的な根管治療では治癒しない難治性病変に対し、非常に有効な予知性の高い手法となった。マイクロスコープあるいは内視鏡を用いた強拡大視野における歯根端切除術は、従来的なテクニックで行う場合と比べて、より高い成功率が期待できる。

参考文献

1. Kim S, Kratchman S. Modern endodontic surgery concepts and practice：a review. J Endod 2006l；32(7)：601-623. using an antimicrobial protocol. Oral Surg Oral Med Oral Pathol Oral Radiol Endod 2008；106(5)：757-762.
2. Setzer FC, Shah SB, Kohli MR, Karabucak B, Kim S. Outcome of endodontic surgery：a meta-analysis of the literature—part 1：Comparison of traditional root-end surgery and endodontic microsurgery. J Endod 2010；36(11)：1757-1765.
3. Setzer FC, Kohli MR, Shah SB, Karabucak B, Kim S. Outcome of endodontic surgery：a meta-analysis of the literature -Part 2：Comparison of endodontic microsurgical techniques with and without the use of higher magnification. J Endod 2012；38(1)：1-10.

Chapter8 外科的歯内療法に関する迷信

迷 根尖切除よりも肉芽の掻爬が重要である

エビデンスで検討すると…

真 肉芽の掻爬よりも根尖切除と逆根管形成による感染源の除去が重要である

根尖病変が難治化する理由

　病変が存在する再治療において、通常の根管治療では治癒しない難治性病変が一定の割合で存在する。難治化の原因は根管内外に残存した感染が主たる理由である。Nair et al(2005)[1]は、感染根管治療を行ったが治癒しなかった下顎大臼歯に対し歯根端切除術を行い、切除片を光学および電子顕微鏡で観察した結果、多くの根管で解剖学的に複雑に入り組んだ部位（未処置根管、側枝や分枝、フィン、イスムスなど）に細菌の残存が認められ、このような部位がひとたび感染すると根管形成や根管洗浄の効果が及びにくい、と指摘している。

　外科的歯内療法においても、残存した感染の除去が第一の目的であることから、根尖の一部を切除し、切断面よりさらに歯冠側の根管を拡大形成することがもっとも重要である。血管成分に富む根尖周囲の肉芽組織を除去することは、術中の出血を抑制するために重要ではあるが、それだけで病変が治癒するわけではない。

側枝や根尖分枝への対応

　根尖部に存在する根管分枝や側枝は根管形成が困難であり、根尖切除により除去すべきエリアと考えられる。Kim et al(2006)[2]は、根尖分枝の98％、根管側枝の93％が根尖3mmのエリアに存在していると報告している（図8-2-1）。したがって、根尖切除は根尖3mmを1つの基準と考えてよい。これにより、機械的拡大が困難な根尖分枝や側枝のほとんどが除去されたことになる。また3mm程度の削除量であれば、平均7〜9mm程度の歯根長が維持されるため十分な歯根強度と歯の安定が期待できる。実際の臨床においては、根尖切除に使用するバーの太さを参考に切除位置を決定すればよい。

イスムスやフィンへの対応

　イスムスとは根管同士が交通する狭窄部位のことである。イスムスやフィンのような複雑な解剖を呈する根管が感染すると、ファイルや根管洗浄で十分な清掃を行うことは困難になる。根尖3mmのエリアでのイスムスの発生頻度は上顎大臼歯近心頬側根では90％、上下顎小臼歯では30％、下顎第一大臼歯近心根では80％と言われることから、臼歯のマイクロサージェリーにおいては十分な観察を行う必要がある（図8-2-2）。

主根管の逆根管形成

　根管の外形は、円形のものから、楕円形やイレギュラーな形態のものなど、さまざまである。とくに楕円形やイレギュラーな外形を呈する根管では根管形成が不十分な未形成エリアが残存していることが多い。感染源が多く残存しているであろう未形成エリアを目視で逆根管形成できることが、外科的歯内療法の大きなメリットである。

　従来的な歯根端切除術では、ラウンドバーなどによる逆根管形成が行われていた。しかしながら、このような形成ではオリジナルの根管に追随した形成が困難であり、また逆根管充填材の維持のためのスペースを確保することも難しい。

　現在では専用の超音波チップが開発され、3mm以

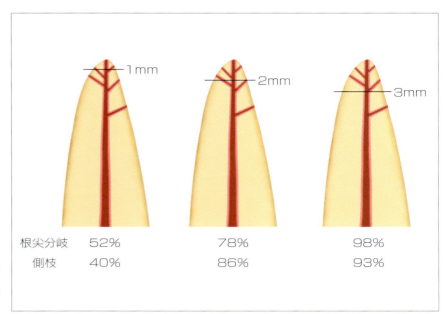

図8-2-1 根尖切除と根尖分枝・側枝の除去率の関係（文献2より引用改変）。根尖から3mmまで切除することにより、ほとんどの分枝と側枝を除去できる。

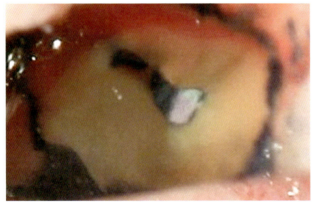

図8-2-2 上顎大臼歯頬側近心根の切断面の観察。染め出し液による染色により、イスムス部が明瞭に観察される。

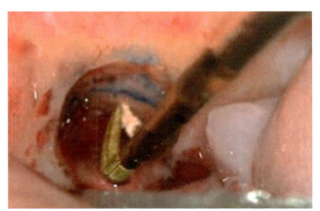

図8-2-3 超音波チップにより、切断面上部の根管内感染の除去と漏洩防止に必要な逆根管充填材のためのスペースが確保できる。

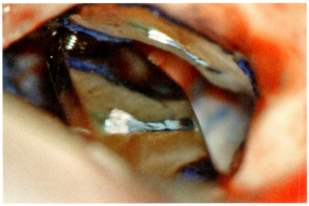
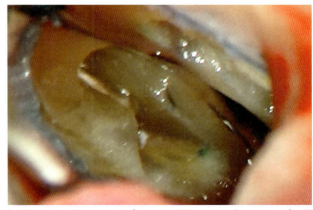

図8-2-4a, b 上顎第一大臼歯近心根の根切除直後。イスムス部の染色が確認できる。超音波チップにより歯冠側方向に超音波チップを用いて逆形成を行った状態。

上の逆根管形成を行えるようになり、切断面上部の感染源の除去が可能となった（図8-2-3、8-2-4）。

歯内療法の原則は根管内外の感染源の除去であり、それは外科的歯内療法においても同様である。感染除去のための根尖切除と逆根管形成が重要であることを十分に理解しなければならない。

要Check論文

マイクロCTを用いた下顎第一大臼歯近心根のイスムスの観察

Gu L, Wei X, Ling J, Huang X. A microcomputed tomographic study of canal isthmuses in the mesial root of mandibular first molars in a Chinese population. J Endod 2009;35(3):353-356.（文献3）

【研究の目的】
マイクロCTスキャンを用いて、下顎第一大臼歯近心根のイスムスに見られる解剖学的特徴を調査すること（図8-2-4）。

【研究デザイン】
In vitro 研究

【材料および方法】
中国人から採取した36本の下顎第一大臼歯抜去歯を、
- グループA：20〜39歳
- グループB：40〜59歳
- グループC：60歳以上

のグループに振り分けた。
各歯はCTスキャンと画像再構成を行った。

【評価方法】
イスムスの出現率やタイプを記録し、評価した（図8-2-5）。

【おもな結果】
観察されたイスムスの出現率は、
- グループA：50％
- グループB：41％
- グループC：24％

であった（表8-2-1）。

カイ二乗検定において、イスムスの出現率と年齢との間に強い相関が認められた（P＜0.001）。部分的なイスムスと完全なイスムスの出現比は、グループC（17.1：1）がグループA（5.9：1）やグループB（7.0：1）よりもずっと高かった（P＜0.001）。

拡大形成が及ばず未治療域となるイスムスは、根管治療が失敗する原因の1つと考えられる。イスムスの形態や位置を理解することにより、顕微鏡を用いた外科的歯内療法がより確実なものになるであろう。

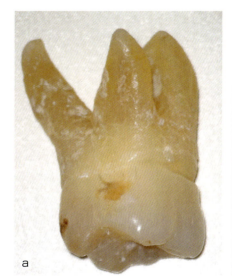
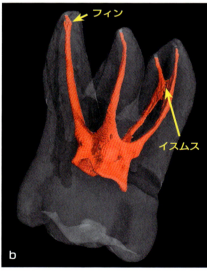
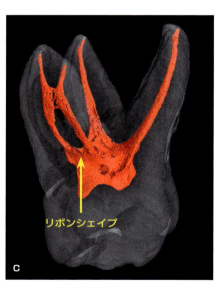

図8-2-4a〜c　参考：マイクロCTによる上顎第一大臼歯の解剖学的観察（牛窪敏博先生生提供）。a：抜去歯。b,c：同抜去歯のマイクロCT画像。

この論文から言えること・わかること

根尖部付近の解剖は複雑であり、機械的拡大が極めて困難と思われるイスムスが大臼歯では観察される。通常の根管治療では治癒しない難治性病変の多くは、このような機械的拡大が及びにくい部位に、感染が残存することが原因の場合が多い。歯根端切除術においては、感染源が残存する部位として注意深く観察し、感染源を除去することが重要である。

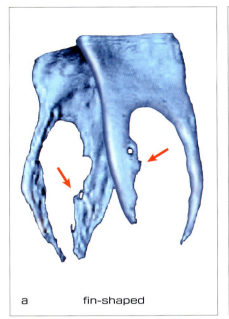 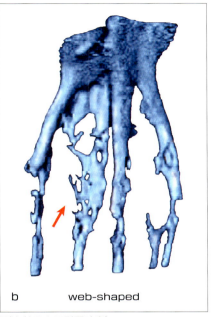 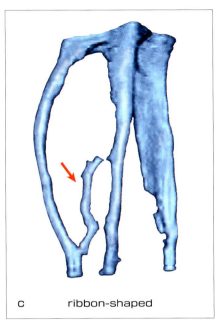

a　fin-shaped　　b　web-shaped　　c　ribbon-shaped

図8-2-5a〜c　イスムスの三次元的形態の分類（文献3より引用改変）。
a：根管からイスムスへと伸びるフィン上の形態。
b：根管から不規則に伸び、根管と融合する複雑な網状の形態。
c：2つの根管を交通する形態。

表8-2-1　下顎第一大臼歯近心根の根尖6mm部におけるイスムスの発現率。頬側根管と舌側根管に交通する完全なイスムスや交通しない部分的なイスムスが存在するが、両者を合わせてかなり高い頻度でイスムスが存在することがわかる。臨床的にも下顎第一大臼歯では遠心根よりも近心根のほうが根尖病変が発見されることが多いが、再治療にあたってはイスムスの存在をつねに疑う必要がある。マイクロサージェリーではイスムスの存在を拡大視野下で確認でき、なおかつ超音波チップを用いて選択的に根管拡大を行うことが可能である。

根尖からの距離 (mm)	イスムスの出現率		
	グループA（20〜39歳）	グループB（40〜59歳）	グループC（60歳以上）
6	79%	64%	28%
5	81%	70%	33%
4	56%	44%	31%
3	39%	17%	24%
2	24%	22%	10%
1	22%	28%	19%
合計	50%	41%	24%

下顎第一大臼歯近心根におけるイスムスの発現率は高く、特に20〜39歳の年齢層において根尖から4〜6mmのエリアにもっとも頻繁に認められる。加齢によりイスムスの出現率は低くなるが、これは狭窄化により観察しにくくなった結果であろう。

参考文献

1. Nair PN, Henry S, Cano V, Vera J. Microbial status of apical root canal system of human mandibular first molars with primary apical periodontitis after "one-visit" endodontic treatment. Oral Surg Oral Med Oral Pathol Oral Radiol Endod 2005；99(2)：231-252.
2. Kim S, Kratchman S. Modern endodontic surgery concepts and practice：a review. Joen 2006；32(7)：601-623.
3. Gu L, Wei X, Ling J, Huang X. A microcomputed tomographic study of canal isthmuses in the mesial root of mandibular first molars in a Chinese population. J Endod 2009；35(3)：353-356.

Chapter8 外科的歯内療法に関する迷信

迷 骨窩洞にはメンブレンや骨補填材を使用すべきである

エビデンスで検討すると…

真 限られた症例では有効かもしれないが、かならずしも必要ではない

歯周組織再生誘導法（GTR法）の適応と限界

歯周組織再生誘導法（以下、GTR法）は、歯周病によって失われた歯周組織を再生させることを目的とした治療法である。具体的には、メンブレンによって上皮や結合組織の侵入を抑制し、歯根膜や骨組織の再生を促す治療法である。外科的歯内療法においても、骨欠損部の組織再生のためにGTR法が応用されてきているが、その適応症については明確なクライテリアが存在しないのが現状であろう。

元来、外科的歯内療法において十分な根尖の切除と封鎖が達成されれば、高い予知性をもって根尖周囲組織の再生が起きる。メンブレンの露出、術式の難しさ、骨補填材の術後感染など、GTR法がもつ合併症などを考慮すると、その適応症は限られたものであることを、われわれ臨床家は認識しなければならない。

骨欠損のサイズ

Pecora et al（1995）[1]は、根尖部に10mm以上のレントゲン的透過像を有する経過不良例に対し歯根端切除術を行い、骨欠損部をe-PTFEメンブレンで被覆した場合とメンブレン未使用の場合とで、治療の結果に差異があるか比較した結果、大きな根尖病変、特に頬舌的に歯槽骨が欠損している病変（through-and-through lesion）やエンド－ペリオ病変では、非吸収性メンブレンの使用が治癒のスピード、骨再生の量と質という点において有利であると結論づけている。

それに対し、Taschieri et al（2007、2008）[2,3]は、10mm以上の病変に対し、骨補填材（Bio-Oss®）とコラーゲンメンブレン（Bio-Gide®）を使用した場合と未使用の場合の1年後の治癒を比較検討したところ、両者に差異はなかったと報告している。他の臨床報告や動物実験の結果を考慮するとさまざまな議論はあるものの、根尖部に限局した骨欠損（図8-3-1）に対して、メンブレンや骨補填材を用いた再生療法はあまりメリットがないと思われる。しかしながら、骨欠損のタイプによってはGTR法の併用が効果的であることも示唆されている。

頬舌側の骨壁が吸収した病変（through-and-through lesion）

Pecora et al（2001）[4]は、頬側と舌側の皮質骨が吸収した10mm以上の病変（through-and-through）の歯根端切除術に対し、骨欠損部に骨補填材（硫酸カルシウム）を充填した場合としなかった場合とで1年後の治癒に違いがあるかエックス線写真にて比較検討を行った。その結果、through-and-through病変に対して骨補填材の使用は有効であると報告している。

Taschieri et al（2007、2008）[2,3]は、前述のように10mm以上の病変に対し骨補填材とメンブレンの併用が有効であるか調べているが、その際4壁性の骨欠損病変とthroug-and-through病変とに分けて検討しており、through-and-through病変に対してはGTR法の併用が有効（補填材併用の成功率75% vs 未使用61.5%）であると結論づけている。

頬舌の皮質骨が欠損したトンネル状の大きな病変（図8-3-2）に対しては、骨欠損部への軟組織の増殖を抑えるために骨開窓部にメンブレンを設置するか、もしくは骨補填材を欠損部に補填するなどの配慮が必要であろう。

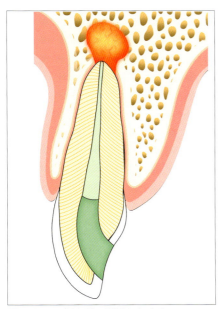
図8-3-1 根尖部に限局した病変。

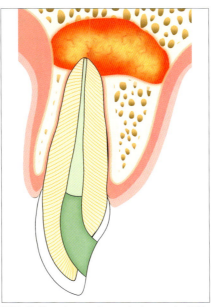
図8-3-2 thorugh-and-through病変。

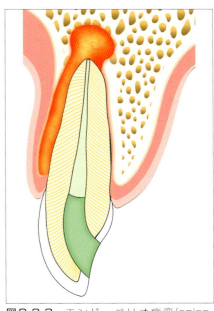
図8-3-3 エンド−ペリオ病変（apico-marginal病変）。

エンド−ペリオ病変（apico-marginal 病変）

　付着の喪失により歯根が露出した頬側裂開部と根尖病変部とが交通したエンド−ペリオ病変（apico-marginal病変）は、外科的歯内療法においてもっともチャレンジングな症例であろう。Botero & Mejía（2006）[5]は、頬側骨が裂開し歯根が露出している歯の歯根端切除術において、裂開部を吸収性メンブレンで被覆した場合と、骨膜弁をスライドさせて被覆させた場合の1年後の治癒を比較したところ、プロービングデプスの減少と臨床的付着の獲得（メンブレン：6.3mm、骨膜弁：5.6mm）が同等に認められたと報告している。

　Kim et al（2008）[6]は、外科的歯内療法において、歯内病変単独の場合とエンド−ペリオ病変の場合とのアウトカムの違いを検討している。Kimらはエンド−ペリオ病変に対し、骨欠損部には骨補填材（硫酸カルシウム）を充填し、骨裂開部は吸収性メンブレン（CollaTape）で被覆した。術後2年の予後観察において、歯内病変単独の症例では95.2%の成功率であったのに対し、エンド−ペリオ病変では77.5%の成功率であった。頬側骨が裂開したようなエンド−ペリオ病変（図8-3-3）に対し、メンブレンの使用は有効かもしれないが、骨欠損の状態により成功率は大きく影響を受けると考えられる。

外科的歯内療法におけるGTR法の適応症

　歯内病変に対し、外科的歯内療法を施術するのは、骨欠損部が4壁性の場合であり、骨再生という点では良好な治癒が期待できる。現にマイクロスコープを用いた近代外科的歯内療法が高い成功率を示していることから、通常の外科においてGTR法の併用は必要ないと考えられる。

　しかしながら、明確なクライテリアは存在しないものの、以下のような症例にはGTR法の併用が有効であると考えられる。
・エンド−ペリオ病変
・頬舌に及ぶトンネル状の骨欠損（through-and-through）
・非常に大きい骨欠損

要 Check 論文

> **GTR法が外科的歯内療法の予後に及ぼす影響について：システマティックレビュー**
> Tsesis I, Rosen E, Tamse A, Taschieri S, Del Fabbro M. Effect of guided tissue regeneration on the outcome of surgical endodontic treatment: a systematic review and meta-analysis. J Endod 2011;37(8):1039-1045.（文献7）

【研究の目的】
外科的歯内療法のアウトカムにGTR法が及ぼす影響について評価すること。

【研究デザイン】
システマティックレビューならびにメタ分析。

【材料および方法】
1996年から2010年までに掲載された論文について以下の評価基準に従い、MEDLINEで文献検索を行った。

1．選択基準
①無作為臨床試験であること（RCTs）
②根尖部に病変が存在すること
③外科プロトコルにGTR法が含まれていること
④少なくとも1年以上のフォローアップがされていること
⑤アウトカムの評価はRudもしくはMolvenらの基準で評価されていること

2．除外基準
①以前に外科処置が施術されている（再外科のケース）
②エンドーペリオ病変や歯周疾患に罹患している歯
③歯根破折やパーフォレーション
④後ろ向き研究

【評価方法】
系統的文献レビューによって選択された文献のアウトカムは、メタ分析により統合のうえ、評価した。

【おもな結果】
GTR法を用いた症例のほうがコントロール症例と比べて、予後が良い傾向がみられるが、統計学的有意差はなかった（図8-3-4）。
GTR法が有効かどうかは、骨欠損のサイズや病変のタイプ、メンブレンのタイプなどに影響されることが示唆された。
大きな病変（10mm以上）やthrough-and-through病変などに対し、GTR法はアウトカムに良い影響を与える傾向があった（表8-3-2）。

この論文から言えること・わかること

GTR法は外科的歯内療法において、巨大な病変やthrough-and-through病変といった限られた症例に対して有効と考えられる。非吸収性メンブレンや骨補填材単独の使用よりも、吸収性メンブレンを用いたほうが、より良い結果が得られるであろう（症例8-3-1）。

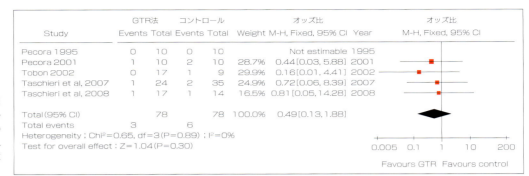

図8-3-4 GTR法を用いた症例とコントロール症例との比較。GTR法の予後が良い傾向がみられるものの、統計学的有意差はない。

表8-3-2 メタ分析に用いた評価変数

Study	GTR群 n(%)							コントロール群 n(%)			
	病変のサイズ		病変のタイプ		GTR手技			病変のサイズ		病変のタイプ	
	小 (<10mm)	大 (≧10mm)	Through-and-through	4壁	吸収性メンブレン	非吸収性メンブレン	骨移植のみ	小 (<10mm)	大 (≧10mm)	Through-and-through	4壁
Pecora, 1995	0	10(100)	10(100)	0	0	10(100)	0	0	10(100)	10(100)	0
Pecora, 2001	0	10(100)	10(100)	0	0	0	10(100)	0	10(100)	10(100)	0
Tobon, 2002	17(100)	0	NA	NA	0	17(100)	0	9(100)	0	NA	NA
Taschieri et al, 2007	0	24(100)	8(33)	16(67)	24(100)	0	0	0	35(100)	13(37)	22(63)
Taschieri et al, 2008	0	17(100)	17(100)	0	17(100)	0	0	0	14	14(100)	0

　GTRを併用した群とGTRなし（コントロール）群をFisherの正確確率検定にて比較したところ、以下の結果を得た。
- through-and-through病変ではGTRを併用したほうが結果は良い（P=.02）
- 4壁性の骨欠損ではGTRを併用するアドバンテージはない（P=.27）
- 非吸収性メンブレンより吸収性メンブレンのほうが結果は良い（P=.02）
- 骨補填材のみを用いた場合よりも吸収性メンブレンを使用した場合のほうが結果は良い（P=.006）

参考文献

1. Pecora G, Kim S, Celletti R, Davarpanah M. The guided tissue regeneration principle in endodontic surgery : one-year postoperative results of large periapical lesions. Int Endod J 1995 ; 28(1) : 41-46.

2. Taschieri S, Del Fabbro M, Testori T, Weinstein R. Efficacy of xenogeneic bone grafting with guided tissue regeneration in the management of bone defects after surgical endodontics. J Oral Maxillofac Surg 2007 ; 65(6) : 1121-1127.

3. Taschieri S, Del Fabbro M, Testori T, Saita M, Weinstein R. Efficacy of guided tissue regeneration in the management of through-and-through lesions following surgical endodontics : a preliminary study. Int J Periodontics Restorative Dent 2008 ; 28(3) : 265-271.

4. Pecora G, De Leonardis D, Ibrahim N, Bovi M, Cornelini R. The use of calcium sulphate in the surgical treatment of a 'through and through' periradicular lesion. Int Endod J 2001 ; 34(3) : 189-197.

5. Marín-Botero ML, Domínguez-Mejía JS, Arismendi-Echavarría JA, Mesa-Jaramillo AL, Flórez-Moreno GA, Tobón-Arroyave SI. Healing response of apicomarginal defects to two guided tissue regeneration techniques in periradicular surgery : a double-blind, randomized-clinical trial. Int Endod J 2006 ; 39(5) : 368-377.

6. Kim E, Song JS, Jung IY, Lee SJ, Kim S. Prospective clinical study evaluating endodontic microsurgery outcomes for cases with lesions of endodontic origin compared with cases with lesions of combined periodontal-endodontic origin. J Endod 2008 May ; 34(5) : 546-551.

7. Tsesis I, Rosen E, Tamse A, Taschieri S, Del Fabbro M. Effect of guided tissue regeneration on the outcome of surgical endodontic treatment : a systematic review and meta-analysis. J Endod 2011 ; 37(8) : 1039-1045.

CHAPTER 9

生活歯髄療法（VPT）に関する迷信

Chapter9 生活歯髄療法(VPT)に関する迷信

 覆髄剤や修復材料の選択が
生活歯髄療法の成功の鍵となる

エビデンスで検討すると…

 術中・術後の感染コントロールが大切である

感染のコントロール

現代歯内療法の礎となったKakehashi et al (1965)[1]は、

- 無菌ラットを実験的に露髄させ飼育し、2週間後に組織切片を採取して観察したところ、歯髄に炎症はなくデンティンブリッジの形成を認めた
- 通常の飼育ラットで同様な実験を行ったところ、根尖性歯周炎を発症していた

との研究結果を報告した。この実験の興味深い点としては、無菌飼育ラットの露髄させた窩洞には無菌的な飼料が詰まっていたことである。つまり、根尖性歯周炎の原因は細菌によるものであることが明らかになった。このように、この実験からは露髄面に何も処理が行われていなくても、細菌感染さえなければ歯髄の治癒が起きることがわかる。

以上のことからも、生活歯髄療法(以下VPT)を成功させるうえで、

- 術中の無菌的処置の徹底
- 術後の修復物の封鎖性が長期にわたり維持され、細菌の漏洩をいかに防げるかが重要

ということが理解できる。

生活歯髄を保存するVPTを、「根尖性歯周炎の予防」という言葉に置き換えてみると、歯髄への細菌感染を未然に防ぐということが重要であると理解できよう。

デンティンブリッジとは

一般的に、日常臨床においてレントゲン的もしくは視覚的にデンティンブリッジを認めると、VPTの成功を意味すると考えられている。しかし、デンティンブリッジつまり硬組織による歯髄の被蓋があれば、歯髄への感染のバリアーになるのであろうか？ Cox et al (1996)[2]によると、デンティンブリッジとは傷害を受け原生象牙芽細胞が死滅したあとに新生象牙芽細胞によって形成される修復象牙質であり、その特徴として

- 不規則で象牙細管が少ない
- 原生象牙細管と交通していないことがある
- 細胞封入体が存在して多孔質な構造
- 細菌や細菌性物質が容易に侵入できる

などが挙げられる。つまり、デンティンブリッジとは基本的には瘢痕組織である。ゆえにデンティンブリッジ自体は、細菌の侵入を防ぐ能力は少ないものと考えられる。

デンティンブリッジを認めるということは、臨床的には感染がコントロールされ、生体が治癒に向かったことを示しているものであり、その後の感染のコントロールを保証するものではない。

術中の感染コントロール

術中の感染コントロールとして挙げられるのが、

- ラバーダム防湿
- 患歯の消毒(過酸化水素水とヨードによる)
- 滅菌した器具(タービンやコントラのバーも含む)の使用
- 可能な限り滅菌したディスポーザブル器具の使用

などがある。

VPTを成功させるためには、根尖性歯周炎の原因が細菌である以上、術中に無菌的処置を行うことが最重要点であることはいうまでもない。

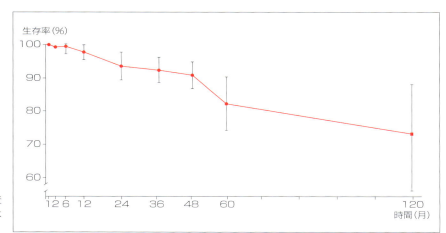

図9-1-1 510歯に覆髄を行った追跡調査によると、時間の経過とともに歯髄生存率は低下した（文献3より引用改変）。

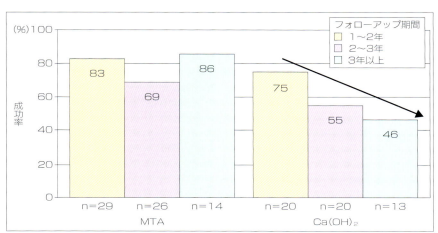

図9-1-2 直接覆髄において、術後1〜2年ではMTAと水酸化カルシウムの成功率に有意差はないが、水酸化カルシウムは時間の経過とともに成功率が減少している。水酸化カルシウムは時間の経過とともにその封鎖性が損なわれるが、MTAは長期にわたり封鎖性が保たれることが、成功率を低下させない理由であると結論づけている（文献4より引用改変）。

術後の感染コントロール

術後の感染コントロールとしては、修復材料の封鎖力が長期にわたって維持されることが挙げられる。

Hørsted et al(1985)[3]によると、510歯の覆髄を行った歯の追跡調査を行ったところ、5年後の歯髄の生存率は82％であったが、時間の経過とともに成功率が低下していったという。これについてHørstedらは、経年的に修復物の封鎖性が低下し、細菌の侵入が起きた結果であると結論づけている（図9-1-1）。

また、Mente et al(2010)[4]は、MTAによる直接覆髄において、そのすぐれた封鎖性によりVPTの予後が水酸化カルシウムを用いた場合と比較してよいと報告している（図9-1-2）。MTAによるVPTの予後が良いことは、すぐれた生体親和性だけではなく、長期にわたって維持される良好な封鎖性も要因の1つになっていると考えられる。

VPTにおける覆髄材料の選択

歯髄の治癒は材料が治癒させるわけではない。もちろん、覆髄材に求められる性質として生体親和性にすぐれていて、生体の治癒を促進する機能を持ち合わせているに越したことはない。しかし、各種覆髄材の材料としてのすぐれた機能は、無菌的環境なしには機能しないものであることに留意したい。

要 Check 論文

覆髄材が歯髄に及ぼす影響について

Cox CF, Keall CL, Keall HJ, Ostro E, Bergenholtz G. Biocompatibility of surface-sealed dental materials against exposed pulps. J Prosthet Dent 1987;57(1):1-8.（文献 5）

【研究の目的】
一般的に用いられる歯科用修復材料（覆髄材）が歯髄に及ぼす影響を評価すること。

【研究デザイン】
動物実験

【材料および方法】
アカゲザルの84本の歯に対してバーでV級窩洞を形成して露髄させた後、4種類の覆髄材（アマルガム、リン酸亜鉛セメント、光硬化型コンポジットレジン、シリケートセメント）で修復される群、コントロール群（硬化型水酸化カルシウムとユージノールセメント）に振り分けた。コントロール群の半分はユージノールセメントのみで修復を行い、残りの半分は覆髄材の上にユージノールセメントの被覆を行った（**図9-1-3**）。

【評価方法】
それぞれの群の修復後7日目と21日目の歯髄について、次の3点について病理学的評価を行った。
① 炎症細胞の反応
② 硬組織による修復
③ 細菌の有無

【おもな結果】
コントロール群の硬化型水酸化カルシウムとユージノールセメントを用いて修復したものは、7日目で歯髄にわずかな炎症を認めたが、21日目には歯髄に炎症は認められず、硬組織による治癒が確認された。ユージノールセメントのみで修復したものは、7日目でユージノールセメントに接した歯髄面には慢性炎症浸潤を認めたが、深部の歯髄には炎症は認められなかった。21日目で歯髄に炎症性細胞浸潤を認め、硬組織による修復は認められなかった。

覆髄材の種類に関わらずユージノールセメントで被覆したグループは、歯髄の治癒が認められた。しかし、覆髄材のみで窩洞を修復した群は、4種類のすべての覆髄材で歯髄に重篤な炎症像もしくは歯髄壊死が認められた。

また、アマルガムを除くすべての覆髄材で、ユージノールセメントにて被覆した群で硬組織の形成が認められた。

覆髄材をユージノールセメントで被覆を行った群の窩洞の壁面や窩洞に露出した象牙細管には、細菌の増殖は認められなかった。

露髄した歯髄の治癒は、水酸化カルシウム製剤のような覆髄材の効果に依存するものではなく、細菌の漏洩を防ぐ覆髄材の封鎖力に依存していた（**表9-1-1**）。

この論文から言えること・わかること

VPTの予後を考察すると、修復物の封鎖性が破綻して術後の感染コントロールがなされなくなり失敗しているケースが多い。術前の歯髄診断に誤りがなければ、VPTの失敗は修復物の封鎖性が損なわれることによるものである。

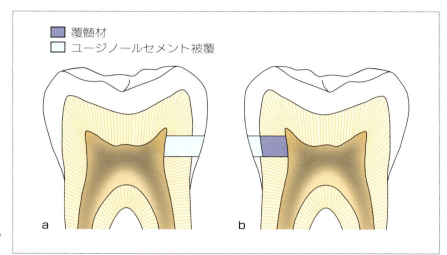

図9-1-3 コントロール群は、ユージノールセメントのみで修復を行ったもの(**a**)と、硬化型水酸化カルシウムを覆髄材に用いてユージノールセメントにて修復を行ったもの(**b**)とした(文献5より引用改変)。

表9-1-1 試験試料に接した組織の病理学的検査の結果、21日目の歯髄で重篤な炎症と壊死が著明に認められるものと、歯髄組織が再生し硬組織形成を伴う治癒傾向を示すものに大別された。硬組織を伴う治癒傾向を示すものは、ユージノールセメントで被覆したグループで多く観察され、ユージノールセメントで被覆されていないグループでは、歯髄に炎症や壊死、細菌の侵入が多く観察された。このことは、覆髄に用いた試料の種類に無関係に観察された。

歯髄組織の反応	修復方法			
	ユージノールセメント被覆なし		ユージノールセメント被覆あり	
	7日	21日	7日	21日
炎症反応	13	15	9	4
細菌の侵入	13	13	4	5
硬組織治療傾向	1	1	2	11

参考文献

1. Kakehashi S, Stanley HR, Fitzgerald RJ. The effects of surgical exposures of dental pulps ingerm-free and conventional laboratory rats. Oral Surg Oral Med Oral Pathol 1965 ; 20 : 340 - 349.
2. Cox CF, Sübay RK, Ostro E, Suzuki S, Suzuki SH. Tunnel defects in dentin bridges : their formation following direct pulp capping. Oper Dent 1996 ; 21(1) : 4 - 11.
3. Hørsted P, Sandergaard B, Thylstrup A, El Attar K, Fejerskov O. A retrospective study of direct pulp capping with calcium hydroxide compounds. Endod Dent Traumatol 1985 ; 1(1) : 29 - 34.
4. Mente J, Geletneky B, Ohle M, Koch MJ, Friedrich Ding PG, Wolff D, Dreyhaupt J, Martin N, Staehle HJ, Pfefferle T. Mineral trioxide aggregate or calcium hydroxide direct pulp capping : an analysis of the clinical treatment outcome. J Endod 2010 ; 36(5) : 806 - 813.
5. Cox CF, Keall CL, Keall HJ, Ostro E, Bergenholtz G. Biocompatibility of surface-sealed dental materials against exposed pulps. J Prosthet Dent 1987 ; 57(1) : 1 - 8.

Chapter9 生活歯髄療法（VPT）に関する迷信 ❷

歯髄の感染の波及程度は、止血の確認だけで行うことができる

エビデンスで検討すると…

止血は炎症の有無を判断する根拠の1つになりうる

VPTの難しさ

　VPTを成功させるための重要因子として、術前の正確な歯髄診断を行うことが挙げられる。つまり、可逆性歯髄炎か不可逆性歯髄炎かを見極めるために、歯髄の感染度合いや炎症の波及具合を知ることが重要とされている。

　しかし、歯髄は硬組織に囲まれ閉鎖された場所に存在することから、その正確な診断を行うことは困難を極める。われわれが持ち合わせている臨床的な診断法は、問診、打診、触診、冷温診、電気歯髄診断（以下EPT）であるが、そのどれもが歯髄を間接的に診断しているに過ぎず、歯髄の病体（感染度や血流の有無）を直接診断できるものではない。Petersson et al（1999）[1]は、壊死歯髄でもCold検査で11％、Hot検査で52％、EPT検査で12％の歯に感覚反応を有したと報告している。ゆえに、Cold、Hot、EPT検査のみで歯髄の生活反応を評価すべきでないとしている。診断にあたっては、いくつかの検査を組み合わせることが重要である。しかし、どれだけ慎重に検査をしたとしても歯髄診断を完璧に行うことはできない。Seltzer（1972）[2]は、歯髄診断において臨床的所見と組織学的所見を関連させることは難しいとしている。

　とはいえわれわれは、臨床を行うにあたり、歯髄の病体を臨床的な所見からある程度予測して歯髄の保存の可否を決定しなければならない。このことがVPTを行ううえでの難しさの1つであろう。

歯髄診断のよりどころ

　診断とは、臨床的な判断に基づき、歯髄処置の方法やその結果を予測することである。前述したように歯髄診断は困難を極めるが、それでも臨床家は検査の結果をよりどころにして処置法を決定しなければならない。

　可逆性歯髄炎か不可逆性歯髄炎であるかを判断するうえでは、痛みの有無が歯髄処置方法を決定する助けになるものとして知られている。Seltzer et al（1961, 1972）[3,2]は、抜歯予定の歯166本に対して抜歯前の症状と抜歯後の歯髄の病理学的状態を比較したところ、痛みの既往は不可逆性歯髄炎の92％に存在したと報告している。このことから、過去の痛みの有無を問診することは、ある一定の信頼度があるものと考えられる。なお痛みに関しては、既往のほかに自発痛の有無、冷熱刺激後の持続性疼痛（リンガリングペイン）の存在などが重要で、臨床的には不可逆性歯髄炎である可能性が高い。つまり問診や冷熱刺激の検査を行うことだけでは歯髄の病理的な状態は不明であるが、その歯髄が可逆性か不可逆性かを判断する根拠にはなりうるのである。

　臨床的に歯髄診断を行う際には、病理的な診断名よりも、可逆性歯髄炎か不可逆性歯髄炎かを診断するほうが現実的であろう。

術中の止血は指標になりうる

　どれだけ正確に術前の診査・診断を行い処置に臨んだとしても、結果として歯髄診断を誤ることはある。診断結果に基づいて処置法は選択されるべきであるが、臨床を行ううえではつねに術前診断と術中の患歯の状態に整合性がとれているかを確認し、もしも整合性がとれないのであれば術前診断を変更して、処置法を見直さなければならなくなる場合がある。その際の指標

症例9-2-1　MTAによるDirect pulp capping（直接覆髄）

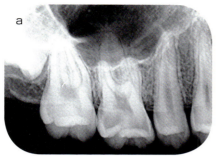
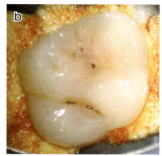
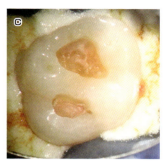

症例9-2-1a　患者は16歳、男性。6┘にう蝕を認める。症状なし。Hot（＋）、Cold（＋）、EPT（＋）、打診痛（－）、根尖部圧痛（－）。

症例9-2-1b　術前：ラバーダム防湿、患歯の消毒。

症例9-2-1c　軟化象牙質。

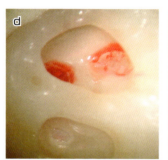
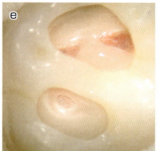
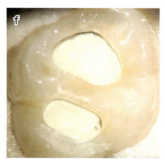

症例9-2-1d　軟化象牙質除去後に露髄、露髄面からの出血を認める。

症例9-2-1e　露髄面の止血を行う。

症例9-2-1f　MTAによる覆髄を行う。

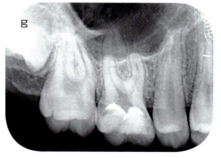
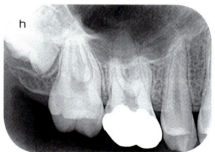

症例9-2-1g　術直後：MTAにて覆髄後、水分含有コットンペレットを設置し、水硬セメントにて仮封。

症例9-2-1h　術後12か月。症状なし。歯髄検査において、すべて正常。

になりうるのが、止血を行うことができるかどうかである（症例9-2-1）。

　止血ができるということは、通常の止血機転がはたらくということで、炎症組織が存在していないと考えられる。ただし、術前診断を行って処置法が選択された場合に適応される指標であって、止血ができるイコール炎症がない、ということとは限らない。術前診断を行わないと、そもそも壊死歯髄を止血が可能であると誤診する可能性もありうる。術前診査の結果や術中の患歯の状態などを多角的に判断して、処置法の決定はなされるべきである。

　Wulff et al（2000）[4]は、診断はそれ自体がゴールではなく、予後と予知と治療法選択の心のよりどころであると述べている。この考えかたに共感をもてる理由として、現状のあらゆる検査方法において感度・特異度が完全な検査方法は存在しないからである。つまり、つねに誤診はありうるのである。ゆえに診断は、なるべく多角的に、客観的に、公平に、そして何より柔軟に行わなければならない。

要Check論文

露髄面からの出血の状態と直接覆髄の予後

Matsuo T, Nakanishi T, Shimizu H, Ebisu S. A clinical study of direct pulp capping applied to carious-exposed pulps. J Endod 1996;22(10):551-556.（文献5）

【研究の目的】

う蝕により露髄した歯に直接覆髄を行った症例で、その成功率と臨床的な兆候の関連性を検証する。

【研究デザイン】

後ろ向き研究

【研究対象】

平均年齢41.9歳の患者38名（男性12名、女性26名。20〜69歳）の44歯で、う蝕除去によって露髄し直接覆髄を行った歯。

【実験方法】

対象歯をラバーダム防湿した後、患者が痛みを感じるところまでう蝕を除去し、局所麻酔下にてう蝕を完全に除去した。う蝕象牙質はう蝕検知液にて染め出しを行い、完全に除去した。

露髄面は10％次亜塩素酸ナトリウム（NaOCl）と3％過酸化水素水にて洗浄し、出血のコントロールを行ったあと、硬化型水酸化カルシウムにて覆髄を行い、酸化亜鉛ユージノールセメントとグラスアイオノマーセメントにて暫間修復した。3か月以上経過した後、予後良好と判断した歯に関して最終修復を行った。

【評価方法】

患者の年齢、歯種、自発痛の既往、術前診査（Cold、Hot、EPT、打診痛）、露髄の大きさ、う蝕除去後の象牙質の固さ、う蝕除去後の象牙質の色、露髄時の出血、予後について、それぞれの項目別に成功率を評価した。

【おもな結果】

本研究の成功率は81.8％で、年齢、歯種、温度診、打診や露髄の大きさは成功率には関係なかった。しかし、露髄面からの出血の度合いは成功率と関係していた（P=0.042）。予後に関しての成功率は、術後3〜18か月は80〜33％、21か月で91.7％、24か月で100％であった（図9-2-2）。

う蝕で露髄した歯に直接覆髄を行った場合、出血の度合いは予後の指標になりうる。予後の判定には21か月以上の経過観察が望まれる。

この論文から言えること・わかること

VPTの成功のためには、術前に歯髄の状態をできるだけ正確に診断することが重要因子であると言われている。しかし、現時点で臨床的に持ち合わせている歯髄診断テストは、直接的に歯髄の血流の有無を観察して生活度合いを診断しているわけではない。歯という硬組織を介して、あくまで間接的に歯髄に刺激を与えて、歯髄の反応を検査しているに過ぎない。よって、エラーが生じやすいことを知っておく必要がある。

臨床を行ううえで歯髄の生活度合いを正確に把握する確かな指標はないが、露髄面からの出血度合いはある一定の正確性をもった指標になりうる。

表9-2-1　年齢と直接覆髄の成功率

年齢	成功	失敗	成功率(%)
20代	5	1	83.3
30代	7	1	87.5
40代	11	2	84.6
50代	6	3	66.7
60代	1	1	50.0
40歳未満	12	2	85.7
40歳以上	18	6	75.0

若年者で成功率が高い傾向が認められるが、統計学有意差は認められなかった。

表9-2-2　温度診、打診、EPTの検査と直接覆髄の成功率

刺激	反応	成功	失敗	成功率(%)
Cold	長い(10秒以上)	4	1	80.0
	短い(10秒未満)	27	7	79.4
	なし	5	0	100.0
Hot	長い(10秒以上)	2	1	66.7
	短い(10秒未満)	19	3	86.4
	なし	14	3	82.4
	NT	1	1	-
打診	痛い	1	1	50.0
	やや痛い	2	1	66.7
	なし	32	6	84.2
	NT	1	0	-
EPT	+(10〜8)	3	1	75.0
	(7〜3)	14	4	77.8
	(2〜1)	11	1	91.7
	−	4	0	100.0
	NT	4	2	-

すべての検査で統計学的有意差は認められなかった。

表9-2-3　歯髄からの出血と成功率

出血	成功	失敗	成功率(%)
±	19	4	82.6
+	12	0	100
++	1	2	33.3
+++	4	2	66.7
Slight(±、+)	31	4	88.6
Conspicuous(++、+++)	5	4	55.6

出血(+)と出血(++)の成功率の間には、統計学的有意差が認められた。また、出血度合いがわずかなもの(slight)と出血度合いが著明なもの(conspicuous)にも、統計学的有意差が認められた。

表9-2-4　予後判定の期間と成功率

予後判定期間	成功	失敗	成功率(%)
0〜3か月(44)	36	8	81.8
0〜6か月(39)	32	7	82.1
0〜9か月(29)	24	5	82.8
0〜12か月(25)	20	5	80.0
0〜15か月(18)	15	3	83.3
0〜18か月(16)	13	3	81.3
0〜21か月(12)	11	1	91.7
0〜24か月(10)	10	0	100.0
0〜30か月(8)	8	0	100.0
0〜36か月(4)	4	0	100.0

参考文献

1. Petersson K, Söderström C, Kiani-Anaraki M, Lévy G. Evaluation of the ability of thermal and electrical tests to register pulp vitality. Endod Dent Traumatol 1999；15(3)：127 - 131.
2. Seltzer S. Classification of pulpal pathosis. Oral Surg Oral Med Oral Pathol 1972；34(2)：269 - 287.
3. Seltzer S. Classification of pulpal pathosis. Oral Surg Oral Med Oral Pathol 1972；34：269 - 287.
4. Wulff HR, Gotzsche PC. Rational Diagnosis and Treatment. Oxford：Blackwell Science, 2000.
5. Matsuo T, Nakanishi T, Shimizu H, Ebisu S. A clinical study of direct pulp capping applied to carious-exposed pulps. J Endod 1996；22(10)：551 - 556.

Chapter9 生活歯髄療法（VPT）に関する迷信 ❸

 外傷による露髄を伴う歯冠破折は抜髄をしたほうがよい

エビデンスで検討すると…

 感染歯髄の範囲を考慮した術式を選択すべきである

う蝕と外傷のVPTの違い

Trope et al（2008）[1]によると、同じ露髄でも、う蝕によるものと外傷によるものでは、外傷によるもののほうが成功率は高いとされている。その一番の理由として考えられるのが、感染の波及範囲である（**症例9-3-1**）。

Cvek et al（1982）[2]は、サルの40本の切歯に対して実験的に歯冠破折を起こし露髄させて口腔内に暴露し、時間経過（3〜168時間）に伴う歯髄への炎症の波及具合を観察した。その結果、歯髄への炎症の波及は48時間経過後で平均1.8mm、168時間経過後で平均1.6mmであったと報告している。このことから、外傷による歯髄への炎症の波及は限局していることが推測される。

一方、う蝕による歯髄の炎症の波及は予測ができない。たとえばReeves et al（1966）[3]は、象牙質内でも歯髄までの細菌侵入の距離が0.5mmになると、歯髄に病的な変化を認めたと報告している。確かに病的な変化であり可逆的な変化か不可逆的な変化かは不明であるが、う蝕の進行のスピードによってもさまざまであろう。

同じ露髄であっても、露髄に至るまでの疾患の過程によって歯髄への炎症の波及度合いは異なる。術前に露髄に至る過程を診断しておくことは、断髄する位置の決定や、予後の予測に重要となる。

修復材料から考察する断髄位置

VPT成功のための要因は、

・術前の正確な歯髄診断
・術前、術後の感染のコントロール

の2点である。ゆえに術後の感染のコントロールという点において、覆髄材と修復材料の維持力と封鎖力は重要な因子となる。

まず、考慮に入れなくてはならないことは、覆髄材の維持が可能であるかどうかである。露髄を伴う外傷による歯冠破折において高い成功率を有するCvek Pulpotomyの手技として、滅菌されたバーにて露髄面から2mmの断髄を行うとある。これは前述した炎症歯髄の波及度合いからなるものでもあるが、断髄材である水酸化カルシウム製材を維持させるためのスペースを得るという理由もある。さらに、その後の修復材料の維持力を考慮した断髄位置の決定も必要であろう。

MTAか、水酸化カルシウムか

覆髄材の選択肢として、生物学的な治癒をより高めたいということから、MTA（Pro Root MTA）による覆髄が注目されて久しい。Torabinejad et al（2010）[4〜6]の3編からなるレビューからも、生体親和性、形成されるデンティンブリッジの質や厚みから、MTAの優位性は水酸化カルシウムに比べて同等かそれ以上であると評価されている。またMTAが他の歯科材料と比較してすぐれている点として、封鎖性が挙げられる。封鎖性を評価する実験系のタイプとして、色素の浸透度を評価する方法、細菌の侵入するスピードを評価する方法、流体濾過装置を用いる方法の3つがあるが、どの実験系でもMTAの封鎖性がすぐれていることを示している。このことはVPTにMTAを用いると、術後の感染のコントロールを確実に行うことができるという点で大きな利点となる。

ここまでMTAの優位性について論じてきたが、

症例9-3-1　Cvek Pulpotomy：Partial Pulpotomy

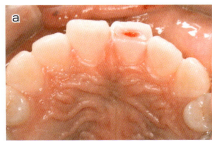
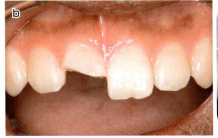
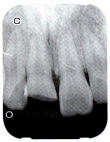

症例9-3-1a〜c　患者は19歳、男性。初診時。外傷による歯冠破折と露髄を認める。Hot（+）、Cold（+）、EPT（+）。

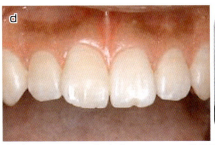
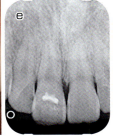

症例9-3-1d, e　術直後。2mmの部分断髄（Cvek Pulpotomy：Partial Pulpotomy）を行い、硬化型水酸化カルシウム製材（Dycal®）にて覆髄したあと、破折片をコンポジットレジンにて接着修復した。

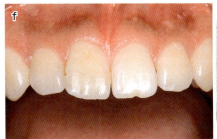
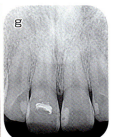

症例9-3-1f, g　術後5年。症状はなく、歯髄検査においてもすべて正常である。

MTAを用いたVPTを行う際に臨床的に問題となることが3つある。

第1は、MTAの硬化様式である。MTAは他の歯科材料とは異なり、湿潤下で硬化する。そしてその硬化には165±5分が必要とされている。よってMTAを硬化させるためには、臨床的には湿潤させた綿球をMTAの上に置いて完全硬化まで仮封を行わなければならない。ゆえにVPTを行った窩洞に湿潤綿球を設置するスペースと、漏洩の防止に十分な仮封材の厚み（3〜4mm）が維持できるかが問題となる。Caronna et al（2014）[7]によると、アペキシフィケーションを想定した in vitro の実験系で浸潤させた綿球はMTAの硬化に影響を与えなかったという報告もある。MTAの硬化自体はMTA緩和時の水分補給によるものであり、浸潤養生の目的での水分含有綿球の設置は必要ないものと考えられる。しかし、MTAの硬化機構は水和反応であるのに対して、窩洞充填に用いる材料（コンポジットレジン、グラスアイオノマーセメントなど）は、硬化時に水分の存在は材料の接着による封鎖性や動性の低下を起こすものであることから、筆者は一度、MTAの硬化を確認してから窩洞充填を行う2回法を選択している。生活歯髄療法ではMTAと充填材料が直接接するため、生活歯髄療法の成功のための重要な要因のひとつは術後の長期にわたる細菌感染防止であることから、それぞれの材料の性能が最大限に発揮できる状況を設定することが大切と考えられる。

第2は、MTAが漏洩を防ぐために必要な厚みの確保が挙げられる。前述した3つの漏洩試験の実験系においてMTAが漏洩を防ぐために必要な厚みは3〜4mmである。このような際にも、VPTを行った窩洞にMTAを充填し維持するスペースが存在するかが問題となる。

第3は、MTAの硬化時に起こる可能性のある変色が挙げられる。Belobrov et al（2011）[8]による、外傷によって行われた前歯部の部分断髄にMTAを用いたケースレポートでは、MTAの変色と象牙質の変色を認めた。MTAはすぐれた生物学的な側面（生体親和性、形成されるデンティンブリッジの質や厚み、封鎖性）を有する一方で、審美的な修復という側面では旧来の方法に劣る可能性があることも留意しておかなければならない。

現在のところ、生物学的な側面からMTAをVPTに用いる有用性に議論の余地はないであろう。しかし、前述した3つの問題点から、臨床的には水酸化カルシウムによる直接覆髄もまだまだ選択肢としては外せない。また、確立された治療法であるCvek Pulpotomyの成功率が96％であるということを忘れてはならない（症例9-3-1）。

VPTにおいて、最新のものが最良のものではなく、あくまで細菌感染に対して配慮ある処置を行うことが最良ということである。

要Check論文

外傷における露髄を伴う歯冠破折の予後

Cvek M. A clinical report on partial pulpotomy and capping with calcium hydroxide in permanent incisors with complicated crown fracture. J Endod 1978;4(8):232-237.（文献9）

【研究の目的】

水酸化カルシウムを用いた部分断髄法について、露髄のサイズ、外傷受傷から治療までの時間、歯冠破折を受けた切歯の根完成度を、臨床的、レントゲン的所見を評価すること。

【研究デザイン】

ケースレポート

【研究対象】

60本の外傷によって歯冠破折した切歯（7〜16歳／電気刺激診断に反応）。被験歯60本は28本が根未完成歯で32本が根完成歯であった。

【材料および方法】

患歯をラバーダムにて防湿し、0.5％クロルヘキシジンにて消毒後、露髄部の歯髄2mm（貼薬材と封鎖材料が維持できるスペースとして）を滅菌したバーにて除去し、止血は生理食塩水が用いられた。露髄面はCalasept®（水酸化カルシウム製剤）が用いられ、窩洞は酸化亜鉛ユージノールセメントにて行った。

患歯は3週間後、3か月後、6か月後、その後6か月間隔で定期検診が行われた。定期検診時のエックス線写真検査で、硬組織による被蓋が確認された症例は、水酸化カルシウムを除去し硬組織による被蓋をプローブで確認した後、Dycal®（硬化型水酸化カルシウム）で硬組織による被蓋部を覆いコンポジットレジンで修復を行った。

【評価方法】

患歯は外傷の受傷から治療するまでの時間と露髄部の大きさ、歯根の成長度に分類してそれぞれを評価した。

【おもな結果】

治療の結果は、60本中58本が成功し、その成功率は96％であった。失敗した2症例は、歯髄の壊死が治療後4日で認められたものと、治療後40か月時に患者が痛みを訴えて、臨床検査において打診痛が生じたものである。これらの歯は受傷後17時間と30時間後に処置が行われた根完成歯で、露髄の大きさは1mmの症例であった。成功した症例における硬組織形成は、エックス線検査により治療後3〜12週間経過後に視認され始め、3〜6か月後に完全な硬組織バリアとして視認された。外傷の受傷から治療するまでの時間と露髄部に大きさ、歯根の成長度に分類したそれぞれの結果を**表9-3-1**に示す。

部分断髄法を用いることで、若年者の外傷による露髄を伴う歯冠破折の治療は、その成功率が高いものとなる。露髄の大きさ、受傷から処置までの時間、歯根の完成度は成功率に影響はなかった。外傷による露髄を伴う歯冠破折の処置は、部分断髄が推奨される。

この論文から言えること・わかること

細菌感染のない状態である外傷の部分断髄の予後は良好である。露髄の大きさや、受傷してからの時間、根の発育度合いはあまり関係なく、あくまで細菌感染の度合いと術後の細菌のコントロール（確実な修復）によるところが大きい。

なお、本文献の部分断髄の手技はCvek Pulpotomyとして非常に有名である。

表9-3-1 永久歯の歯冠破折を伴う外傷歯（60本）に水酸化カルシウムを用いた部分断髄を行った際の、外傷の受傷から治療を行うまでの時間と露髄部の大きさ、歯根の成長度に分類したそれぞれの結果

露髄部の大きさ（mm）	受傷から治療するまでの時間				計
	1〜8	9〜30	31〜100	100〜2,160	
0.5〜1.0	9	11*	2	1	23
1.1〜2.0	10	5	4	2	21
2.1〜3.0	6	3	1	…	10
3.1〜4.0	3	…	2	1	6
計	28	19	9	4	60
根未完成	16	6	5	1	28
根完成歯	12	13*	4	3	32

＊分割した1ケースは失敗

参考文献

1. Trope M. Regenerative potential of dental pulp. J Endod 2008；34(7 Suppl)：S13 - 17.
2. Cvek M, Cleaton-Jones PE, Austin JC, Andreasen JO. Pulp reactions to exposure after experimental crown fractures or grinding in adult monkeys. J Endod 1982；8(9)：391 - 397.
3. Reeves R, Stanley HR. The relationship of bacterial penetration and pulpal pathosis in carious teeth. Oral Surg Oral Med Oral Pathol 1966；22(1)：59 - 65.
4. Parirokh M, Torabinejad M. Mineral trioxide aggregate：a comprehensive literature review -Part I：chemical, physical, and antibacterial properties. J Endod 2010；36(1)：16 - 27.
5. Torabinejad M, Parirokh M. Mineral trioxide aggregate：a comprehensive literature review -Part II：leakage and biocompatibility investigations. J Endod 2010；36(2)：190 - 202.
6. Parirokh M, Torabinejad M. Mineral trioxide aggregate：a comprehensive literature review -Part III：Clinical applications, drawbacks, and mechanism of action. J Endod 2010 Mar；36(3)：400 - 13.
7. Caronna V, Himel V, Yu Q, Zhang JF, Sabey K. Comparison of the surface hardness among 3 materials used in an experimental apexification model under moist and dry environments. J Endod 2014；40(7)：986 - 989.
8. Belobrov I, Parashos P. Treatment of tooth discoloration after the use of white mineral trioxide aggregate. J Endod 2011；37(7)：1017 - 1020.
9. Cvek M. A clinical report on partial pulpotomy and capping with calcium hydroxide in permanent incisors with complicated crown fracture. J Endod 1978；4(8)：232 - 237.

COLUMN　根未完成歯の根尖閉鎖法

　根未完成歯の歯内療法を行う際に問題となるのは、いかに根尖孔を閉鎖させるかという点であろう。「最高の根管充填は歯髄である」とはよく言ったもので、生活歯髄を保存することは臨床的には多くの利点がある。特に根未完成歯において歯髄の役割は、歯根の発育(歯根の長さ、歯根の厚み)を誘導するという点において重要である。

　根未完成歯の治療法の選択を行う際に歯髄を保存できれば、歯根の発育に有利であることは言うまでもない。臨床的には根未完成歯の根尖閉鎖の方法として「アペキシフィケーション」「アペキソゲネーシス」「リバスクラリゼーション」が知られている。アペキシフィケーションは、歯根の正常な発育による根尖閉鎖術であり、硬組織による根尖の閉塞として知られている。近年、リバスクラリゼーションも歯髄の再生法として注目を浴びている。アペキシフィケーションは歯根の正常な発育による根尖閉鎖であるが、生活歯髄が残存していないと用いることはできない。また、アペキソゲネーシスは、硬組織による根尖の閉鎖は起こるものの、歯根の厚みや歯根の長さの成長は望めない。リバスクラリゼーションは両者の欠点を補うべく、歯根の長さと厚みを獲得し、根尖閉鎖を行える術式である。しかし、現時点において歯髄の再生を促すとされるリバスクラリゼーションでも、すべての症例で起きるわけではないことや、再生された歯髄が歯髄様組織と称されるように完全な歯髄が再生されるわけではないことなどの問題点もある。

　治療の概念からこれらの治療法を整理すると、アペキシフィケーションは歯髄による治癒、アペキソゲネーシスは歯根膜による治癒、リバスクラリゼーションは根尖周囲からの未分化間葉系細胞による治癒である。臨床的には、根未完成歯の歯髄の活性が残っているのであればアペキソゲネーシスを適応し、歯髄の活性が失活している根未完成歯にはリバスクラリゼーションやアペキシフィケーションを適応するという理解になるであろう。

　歯根発育の有無や状態に違いはあるものの、いずれの治療法にも共通して言えることは、歯冠側からの細菌感染除去を行い、歯髄や歯根膜、未分化間葉系細胞による根尖孔の閉鎖を得るということである。しかし、これらいずれの方法を用いても適切な細菌感染除去が行えず、根尖孔の閉鎖へと導くことができない場合は、外科的歯内療法を適応して根尖側方向からの感染除去を行い、さらに生体親和材料を用いて根尖を閉鎖し、歯根膜由来の治癒を期待する方法を行わなければならないこともある(**症例9-3-2**)。

症例9-3-2　MTAによる根管充填では症状が改善されず、外科的歯内療法により問題解決した症例

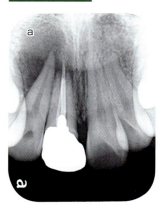
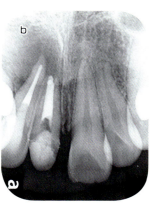
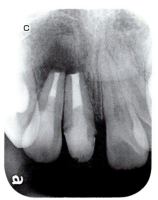
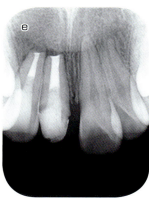
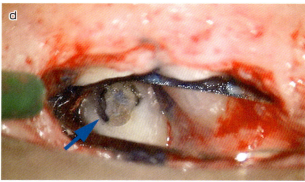

症例9-3-2a　術前：歯肉の腫脹を訴えて来院。瘻孔(＋)。2|1に根尖透過像を認める。1|は打診痛(＋)、根尖部圧痛(＋)、プロービング値(正常範囲内)。|2は打診痛(＋)、Hot(－)、Cold(－)、EPT(－)、根尖部圧痛(＋)、プロービング値(正常範囲内)。
症例9-3-2b　非外科的治療終了時。1|は根管拡大形成、根管洗浄、根管貼薬(水酸化カルシウム)を行ったあと、根尖部が破壊されていたため、MTAにて根管充填を行った。|2は根管拡大形成、根管洗浄、根管貼薬(水酸化カルシウム)を行ったあと、ガッタパーチャーとシーラーにて根管充填を行った。
症例9-3-2c, d　外科的歯内療法：初診時症状の軽減は認めるものの、瘻孔は消失しなかったため、歯根端切除術を行った。1|、|2ともに約3mmの根尖切除後に約3mmの逆窩洞形成を行い、逆根管充填はMTAを用いて行った。1|の根尖切断面には根管充填材(MTA)の周囲にメチレンブルーに染め出された感染を認める(**d**の矢印)。
症例9-3-2e　術後4か月：初診時症状と瘻孔は消失。根尖透過像の改善を認める。

CHAPTER 10

偶発症に関する迷信

Chapter10　偶発症に関する迷信

迷 パーフォレーションがあると予知性がないので、早期に抜歯するほうがよい

↓ エビデンスで検討すると…

真 現在では、大きさや位置にあまり影響されずに治療が可能である

パーフォレーションの定義と好発部位

パーフォレーションについてAlhadainy(1994)[1]は、「根管と歯周組織または口腔との間に人工的に形成された交通路である」と定義づけしている。分類としては、
・歯頸部1/3
・歯根中間部1/3
・根尖部1/3
に分けられる。

歯頸部1/3は、歯冠部・髄床底部・根管口側方部の3種類に分けられ、さらに歯冠部は歯肉縁上・歯肉縁上かつ歯槽骨頂上・歯槽骨頂下に分類される。歯頸部1/3のパーフォレーションは、歯周ポケットと交通すると予後が悪くなる。

歯根中間部におけるパーフォレーションは大臼歯の根管内湾側に多く発生し、それらはストリップパーフォレーションと中間部における側方部パーフォレーションに分けられる。

根尖部でのパーフォレーションは、根尖孔の移動・根尖破壊・リッジに伴うものが挙げられる。根尖部1/3でのパーフォレーションは、外科的治療が可能な場合は予後が良い。

パーフォレーションの病因論

パーフォレーションの原因として考えられるものとして、
・アクセス
・根管内器具操作
・ポスト形成

が挙げられる。

アクセスに関しては、歯冠部分の解剖をよく理解したうえで、大きすぎず小さすぎず形成することが大事である。特に、歯冠・歯根ともに長い歯や石灰化している根、近遠心根が非常に狭窄している場合には注意する必要がある。このような場合は、Duetsch et al(2004)[2]の解剖学的ランドマークを参考にするとよい。特に上下顎大臼歯の髄室天蓋とCEJは97〜98％の確率で同じ高さに存在すると報告されている。

根管内器具操作に関しては、つねに慎重に行うことが肝要である。特に臼歯では、アンチカーベチャーファイリングを意識しながら、歯質の薄いエリアにおいて過剰切削しないように心がける。リッジやブロックなどの障害を越えるがために不用意な器具操作を行った結果、パーフォレーションを起こす場合もある。

パーフォレーションの予後に影響を与える因子

Fuss & Tropa(1996)[3]は、予後に影響を与える因子として、
①時間
②大きさ
③位置
④アクセスの容易性
⑤修復材料
の5項目を挙げているが、現在では③位置、④アクセスの容易性、⑤修復材料が重要である。

位置に関しては、特に根分岐部でのパーフォレーションは予後が悪く、骨吸収が進むだけでなく、歯周ポケットと交通してしまうと加速的に崩壊する可能性があるので注意すべきである。

アクセスの容易性に関しては、根管内から非外科的

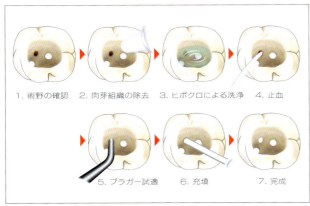
図10-1-1　パーフォレーションの非外科的治療での手順。

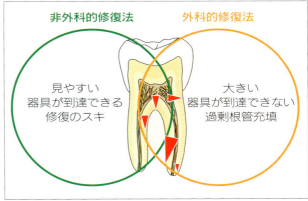
図10-1-2　非外科的治療と外科的治療の関係。

に処置できるのか、それとも外科的に処置を行うのかを検討する必要がある。

　修復材料としては、1992年にLemon[4]が提唱しているInternal Matrix Conceptに基づき、マトリックスと主たる充填材とに分けて考える。マトリックスとしての条件として止血効果があり、修復材料の過剰充填を防ぎ、上皮細胞の増殖を抑えることができる基盤となることなどが挙げられる[*1]。一方、主たる充填材の特徴としてBalla et al（1991）[5]は、生体親和性、毒性がない、骨およびセメント質に適している、封鎖性がよいなどを挙げている。実際使用可能な材料は、ガッタパーチャーやキャビット、水酸化カルシウム、アマルガムなど数多く報告されているが、なかでもMTAは特に治療成績がよく、今のところ信頼できる材料といえるだろう（ただし操作性は悪く、熟練する必要がある）。Baek et al（2005）[6]は、アマルガムとSuper EBAセメント、MTAの3種類を根尖部歯周組織に応用し比較検討した結果、MTAがもっとも組織安定性があったと報告している。

＊1　MTAの登場により、現在はこのコンセプトをあまり考える必要はないようである。

臨床診断と治療法

　パーフォレーションは、マイクロスコープやCBCTがあれば診断しやすいが、CBCTを使用する際は被曝線量を十分に考慮する必要がある。また、穿孔を確定する診査方法および診断の目安として、
・デンタルエックス線写真
・手指感覚
・根管長測定器
・治療中の突然の出血
・処置後の持続的な症状
などが挙げられる。
　治療法として
①非外科的修復法（図10-1-1）
②外科的修復法
③両者を組み合わせた方法
があるが、これらの選択決定においては、器具到達性、視認性、大きさ、歯周病の状態、根管治療そのものの質、口腔衛生状態、術者の技術と経験、歯の重要性を考慮する必要がある（図10-1-2）。

パーフォレーションの予防法

　医原的偶発症のなかでもパーフォレーションは、多くの場合、ポスト形成や根管探索時のエラーに原因があると言われている。これらを予防するには、以下のような配慮をする必要がある。
・レントゲン的診査・歯根の触診から、エックス線写真上で天蓋までの距離をおおよそ計測しておく。
・切削用バーを口腔内で試適し、天蓋除去後はバーを押さずに引く操作を加える程度にする。
・根管内器具操作では潤滑剤を使用し、ファイルにプレカーブを付与して90°以上器具を回転させない。
・ポスト形成が必要な場合は低速コントラを使用し、特に湾曲根管ではサイズが大きなピーソーリーマーは使用しない。
・基本的にガッタパーチャーはプラガーなどで加熱して除去を行い、根管内壁の切削は最小限に行う。

要 Check 論文

MTAを用いたパーフォレーションリペアーの長期結果

Mente J, Leo M, Panagidis D, Saure D, Pfefferle T. Treatment outcome of mineral trioxide aggregate: repair of root perforations-long-term results. J Endod 2014;40(6):790-796.（文献7）

【研究の目的】

MTA（プロルートMTA）を用いたパーフォレーションリペアーの長期予後（症例10-1-1）を調査する。

【研究デザイン】

後ろ向きコホート研究

【材料および方法】

2000～2012年の間、ドイツ・ハイデルベルグ大学を受診した75名の患者から、64名64歯のパーフォレーションを有する症例について1～4年以上の予後観察を行い評価した。75名中2名は連絡が取れず、2名は転居、7名は参加拒否であった。

研究対象はパーフォレーションリペアー後1年以上経過している症例で、遺伝的問題のある患者、テスト期間中に妊娠した患者、術前術中の記録の不完全な患者、研究参加に拒否を表明した患者は除外された。

64歯中8歯（13%）は学生の治療、34歯（53%）は一般開業医の治療、22歯（34%）は専門医により治療された。

術前診査では、年齢、性別、歯種、パーフォレーション部位、大きさ、時間、病変の有無、臨床症状の有無、治療タイプ（イニシャルトリートメントか再治療か）などを記録した。

【評価方法】

3名の観察医により術後診査（臨床症状、動揺度、歯冠修復、ポケット、アタッチメントロス、根分岐部病変、サイナストラクト）を行い、2名の観察医によりエックス線写真の結果を評価した。

評価にはPAIを使用し、Healedはスコアの2以下とし、3以上はDiseasedと評価された。得られた結果はKappa-Cohen testを用いて統計処理し、Kappa-Meier testで観察期間と治癒との相関関係を調査した。

【おもな結果】

55歯（86%）は治癒しており、9歯（14%）は治癒していなかった。9歯中4歯は抜歯され、3歯はスコアが3以上、1歯は臨床症状を有しており、1歯はエンド－ペリオ病変によりヘミセクションが行われていた。これらの問題は術後4年以内に発生していた。

パーフォレーションサイズが3mm以上のほうが、3mm未満と比べて低い成績であった（3mm以上：71%、3mm未満：88%）。また単根歯のほうが複根歯よりも成績は悪かった（単根歯：77%、複根歯：90%）。

この論文から言えること・わかること

パーフォレーションは、発生時期から修復までの時間、大きさ、位置によりその後の予後が大きく変わると言われてきたが、MTAの出現でこれらをあまり考慮せずに行うことができる。しかし、パーフォレーションのサイズが3mmより大きい場合や単根歯、パーフォレーションがエンド－ペリオ病変と関連している場合は、成功率が下がる可能性がある。

症例10-1-1 パーフォレーションとレッジを併発している症例

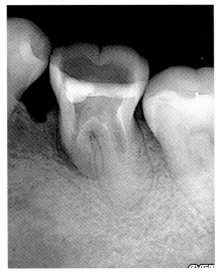

症例10-1-1a 術前。パーフォレーションとレッジ症例。

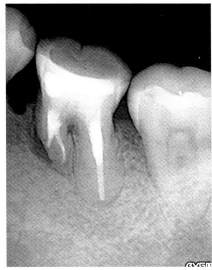

症例10-1-1b 術後。

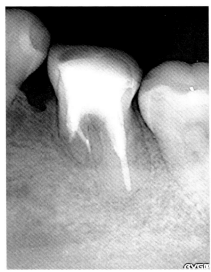

症例10-1-1c 術後6か月。治癒している。

参考文献

1. Alhadainy HA. Root perforations. A review of literature. Oral Surg Oral Med Oral Pathol 1994；78(3)：368-374.
2. Deutsch AS, Musikant BL. Morphological measurements of anatomic landmarks in human maxillary and mandibular molar pulp chambers. J Endod 2004；30(6)：388-390.
3. Fuss Z, Trope M. Root perforations：classification and treatment choices based on prognostic factors. Endod Dent Traumatol 1996；12(6)：255-264.
4. Lemon RR. Nonsurgical repair of perforation defects. Internal matrix concept. Dent Clin North Am 1992；36(2)：439-457.
5. Balla R, LoMonaco CJ, Skribner J, Lin LM. Histological study of furcation perforations treated with tricalcium phosphate, hydroxylapatite, amalgam, and Life. J Endod 1991；17(5)：234-238.
6. Baek SH, Plenk H Jr, Kim S. Periapical tissue responses and cementum regeneration with amalgam, SuperEBA, and MTA as root-end filling materials. J Endod 2005；31(6)：444-449.
7. Mente J, Leo M, Panagidis D, Saure D, Pfefferle T. Treatment outcome of mineral trioxide aggregate：repair of root perforations-long-term results. J Endod 2014；40(6)：790-796.
8. Ingle JI. A standardized endodontic technique utilizing newly designed instruments and filling materials. Oral Surg Oral Med Oral Pathol 1961；14：83-91.
9. Seltzer S, Bender IB, Smith J, Freedman I, Nazimov H. Endodontic failures—an analysis based on clinical, roentgenographic, and histologic findings. I. Oral Surg Oral Med Oral Pathol 1967；23(4)：500-516.
10. Seltzer S, Bender IB, Smith J, Freedman I, Nazimov H. Endodontic failures—an analysis based on clinical, roentgenographic, and histologic findings. II. Oral Surg Oral Med Oral Pathol 1967；23(4)：517-530.
11. Beavers RA, Bergenholtz G, Cox CF. Periodontal wound healing following intentional root perforations in permanent teeth of Macaca mulatta. Int Endod J 1986；19(1)：36-44.
12. Lantz B, Persson PA. Periodontal tissue reactions after root perforations in dog's teeth. A histologic study. Odontol Tidskr 1967；75(3)：209-237.
13. Jew RC, Weine FS, Keene JJ Jr, Smulson MH. A histologic evaluation of periodontal tissues adjacent to root perforations filled with Cavit. Oral Surg Oral Med Oral Pathol 1982；54(1)：124-135.
14. ElDeeb ME, ElDeeb M, Tabibi A, Jensen JR. An evaluation of the use of amalgam, Cavit, and calcium hydroxide in the repair of furcation perforations. J Endod 1982；8(10)：459-466.
15. Sluyk SR, Moon PC, Hartwell GR. Evaluation of setting properties and retention characteristics of mineral trioxide aggregate when used as a furcation perforation repair material. J Endod 1998；24(11)：768-771.
16. Nakata TT, Bae KS, Baumgartner JC. Perforation repair comparing mineral trioxide aggregate and amalgam using an anaerobic bacterial leakage model. J Endod 1998；24(3)：184-186.
17. Alhadainy HA, Himel VT, Lee WB, Elbaghdady YM. Use of a hydroxylapatite-based material and calcium sulfate as artificial floors to repair furcal perforations. Oral Surg Oral Med Oral Pathol Oral Radiol Endod 1998；86(6)：723-729.
18. Weldon JK Jr, Pashley DH, Loushine RJ, Weller RN, Kimbrough WF. Sealing ability of mineral trioxide aggregate and super-EBA when used as furcation repair materials：a longitudinal study. J Endod 2002；28(6)：467-470.
19. Yildirim T, Gençoğlu N, Firat I, Perk C, Guzel O. Histologic study of furcation perforations treated with MTA or Super EBA in dogs' teeth. Oral Surg Oral Med Oral Pathol Oral Radiol Endod 2005；100(1)：120-124.
20. Mente J, Hage N, Pfefferle T, Koch MJ, Geletneky B, Dreyhaupt J, Martin N, Staehle HJ. Treatment outcome of mineral trioxide aggregate：repair of root perforations. J Endod 2010；36(2)：208-213.
21. Ferris DM, Baumgartner JC. Perforation repair comparing two types of mineral trioxide aggregate. J Endod 2004；30(6)：422-424.

Chapter10　偶発症に関する迷信

迷 術前・術中に破折ファイルがあれば、かならず除去すべきである

エビデンスで検討すると…

真 治療の進捗状況や感染の状態により、判断すべきである

なぜファイルが破折するのか

　根管治療で厄介な問題の1つがファイル破折である。そのメカニズムには、延性破壊と脆性破壊の2つが考えられる。

　延性破壊は、破壊するまでに大きな塑性変形を伴うのが特徴で、鋼や銅、アルミなど比較的伸びの大きい金属材料に過大な荷重を加えて破断させると見られる破壊形態である。一般に大きな変形を伴わないが、最終的に破断するため、破壊の前兆を示す場合も多い。臨床では、SS製手用Kファイルの回転操作に伴うねじれ疲労破折が挙げられる。

　もう1つの脆性破壊とは、破壊に至るまでにほとんど塑性変形を伴わずに、パキッと割れてしまうイメージである。亀裂のような構造欠陥が高速に伝搬し、破面は平滑なのが特徴で、ガラスや陶器などの脆性材料はもちろん、通常は延性破壊を起こす金属材料でも、低温では脆性破壊を起こすこともある。特にNi-Ti製ロータリーファイルは、繰り返された器具使用により金属の内部または表面に物性破壊が生じると周期的な金属疲労を起こすと言われている。またNi-Ti製ロータリーファイルは、手用ファイルよりも周期的疲労破折の頻度が高い[1,2]。

破折ファイルはかならず除去すべきなのか？

　術前のエックス線写真で、破折器具が根管内で見られれば、根尖病変の存在や根管充填の状態、そして臨床症状の有無により、意思決定する。

　クラウンを再製作する場合で、病変もなく充填も緊密で症状もなければ、破折ファイル上端部のできるところまで形成して緊密に根管充填を行い、除去は行わず経過観察を行う。しかし根尖病変が存在すれば、除去する必要性が高くなる（症例10-2-1）。また痛みの既往があれば、さらに除去の必要性は高まる。ただし、痛みの原因が破折ファイルの存在する根管か否かを精査することが重要である。

　もし術中にファイルが破折した場合は、どう意思決定したらよいだろうか？　根管拡大と根管形成が治療初期の段階であれば、器具破折は細菌の除去または減少が十分達成されていない状態なので、破折ファイルの除去を考えるほうがよいと思われる。しかし、根管治療の最終段階で器具が破折したとすれば、除去する必要はないと考えている。たとえば生活歯髄を抜髄中に、最終段階でファイルが根尖部でぴったりと破折すれば、除去する必要はない。また失活歯でも、根尖病変がエックス線写真では見られず症状もないならば、形成の終盤で根尖付近のファイル破折が起こったとしても積極的に除去はしない（症例10-2-2）。破折ファイル上端まで十分に洗浄して水酸化カルシウムを一度貼薬し、その後に緊密に充填して経過観察を行えばよい。無菌的治療を行っている限り、破折ファイルを除去してもしなくても、あまり予後に影響はないとの報告もある[3]。

どのように除去するのか？

　除去にはいろいろな方法が報告されているが、おもに超音波チップでの除去とバイパステクニックが主流であると思われる。しかし根尖部1/3でのバイパス形成は、パーフォレーションの危険性があるために、やめたほうがよい。超音波チップを使用した破折ファイル除去法をステージングプラットフォームテクニックという（図10-2-1）。破折ファイルは、

症例 10-2-1　破折ファイル除去を行った症例

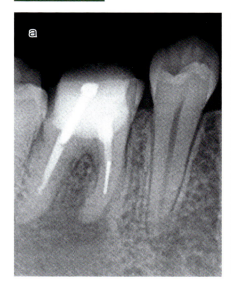
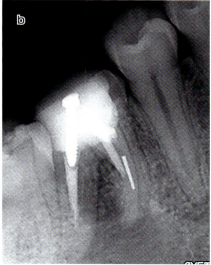
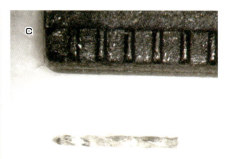
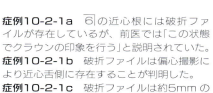
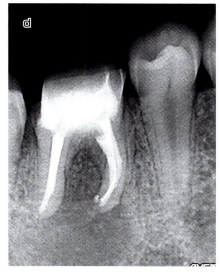
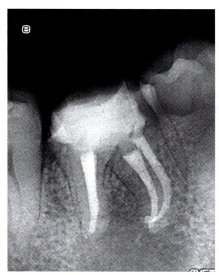

症例10-2-1a　6̄ の近心根には破折ファイルが存在しているが、前医では「この状態でクラウンの印象を行う」と説明されていた。
症例10-2-1b　破折ファイルは偏心撮影により近心舌側に存在することが判明した。
症例10-2-1c　破折ファイルは約5mmの長さであった。
症例10-2-1d　根管充填後の状態。
症例10-2-1e　偏心撮影では、根管内の過剰切削がほとんど発生していないことが見られた。

①まず破折片の上部に基底面を形成し、除去用超音波チップの先端を歯質と破折片の隙間に挿入する
②根管内を湿潤状態にし、キャビテーション効果を併用しながら、破折片の内湾側からチップの振動をほんの少し上下的に与える

といった操作を繰り返し行うことで、根管内から飛び出すように除去できる。その他ループテクニックやブレーディングテクニック、IRSテクニックも症例によっては適応するが、その適用範囲は、さほど広くない。

ファイル破折の予防法

手用ファイルでもNi-Ti製ロータリーファイルでも、使用後の洗浄と滅菌の前に器具のチェックをかならず行うことが肝要である。

また、特にNi-Ti製ロータリーファイルでは、使用に際して必ずルールを守ることが重要である。

具体的には、

- ストレートラインアクセスを完了させてネゴシエーションを行い、#15までのグライドパスをかならず達成しておく
- 根管内は湿潤状態で器具操作を行い、こまめに根管洗浄を行う
- 使用するエンド用エンジンは、トルクや回転数が制御可能でなければならない

を順守することが、ファイルの破折予防につながる。

症例 10-2-2 破折ファイル除去をしなかった症例

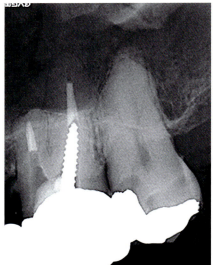

症例10-2-2a ７を抜髄。

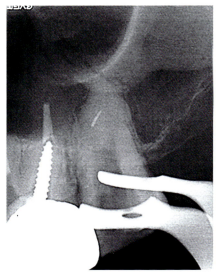

症例10-2-2b 最終形成時に根尖部でロータリーファイルが破折した。

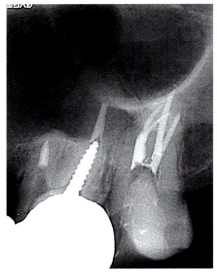

症例10-2-2c 最終形成であったため、そのまま残して緊密に根管充填を行ったが、疼痛などは一切ない。

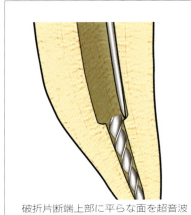

破折片断端上部に平らな面を超音波チップで形成する。

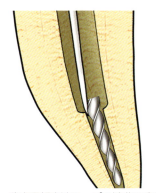

除去用超音波チップを湾曲の内側に挿入し振動を破折ファイルの頬舌的にまたは反時計回転でライトタッチで接触させる。

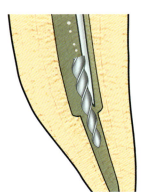

根管内を洗浄液で時々満たしドライとウエットを交互に行い、キャビテーション効果を併用する。

図10-2-1 ステージングプラットフォームテクニックのステップ。

要 Check 論文

破折器具が歯内療法の予後に及ぼす影響

Spili P, Parashos P, Messer HH. The impact of instrument fracture on outcome of endodontic treatment. J Endod 2005;31(12):845-850.（文献3）

【研究の目的】

根管治療によりどれくらいの頻度で器具破折が伴っているのか、そして歯内療法専門医の歯科医院における非外科的根管治療の結果に、どのような影響が及んでいるのかを調査する。

【研究デザイン】

ケースコントロール研究

【材料および方法】

1990年1月～2003年5月までの13年5か月間で、オーストラリア・メルボルンにある2つの歯内療法専門医の歯科医院において7名の専門医が行った非外科的根管治療歯8,460本中5,103本を調査した。このなかから277歯（263名）が選抜され、そのうち146歯（143名）をテスト群とし、146歯をコントロール群とし、合計292歯を調査した。

使用した器具は、SS製手用KファイルおよびNi-Ti製ロータリーファイル（クゥオンテック、GTロータリー、プロファイル04&06、プロテーパー、K3）である。

根管充填は側方加圧根管充填で、シーラーにはAH26を使用した。

患者の年齢、性別、歯の種類、根尖病変の有無、イニシャルトリートメントまたは再治療、予後期間により分類し、さらに破折した器具の種類、根管の種類、破折部位、バイパス形成の可否により分類した。

なお、術前の診査ですでに破折ファイルが存在しているものや、術後に歯冠側からの漏洩が疑われるもの、記録が不十分なものは、このテストから除外した。

【評価方法】

2名の観察医により、2倍の拡大鏡を用いて観察した。エックス線写真でのHealing、Incomplete healingに臨床症状を伴わない場合を成功とし、Uncertain、No healing、臨床症状を有する場合を失敗と分類した。術後1、2、3、4年、そしてそれ以上にわたりリコールを行った。統計処理はKappa-Cohen法を用いた。

【おもな結果】

破折ファイルの発現頻度は3.3%で、Ni-Ti製ロータリーファイル（78.1%）がもっとも多く見られた。症例の多くはイニシャルトリートメント（91.7%）であったが、再治療（8.3%）も含まれていた。

病変がない場合で破折ファイルが存在する場合の成功率は98.4%、病変を有する場合は86.7%であった。また破折ファイルは大臼歯に多く発生していた（85.2%）。

この論文から言えること・わかること

破折ファイルがあり病変まで存在していたとしても、治癒する可能性があることから、何が何でもすべての症例で破折ファイルを除去する必要はない。

参考文献

1. Plotino G, Grande NM, Cordaro M, Testarelli L, Gambarini G. A review of cyclic fatigue testing of nickel-titanium rotary instruments. J Endod 2009；35：1469-1476.

2. Sattapan B, Nervo GJ, Palamara JE, Messer HH. Defects in rotary nickel-titanium files after clinical use. J Endod 2000；26：161-165.

3. Spili P, Parashos P, Messer HH. The impact of instrument fracture on outcome of endodontic treatment. J Endod 2005；31(12)：845-850.

4. Plotino G, Grande NM, Cordaro M, Testarelli L, Gambarini G. A review of cyclic fatigue testing of nickel-titanium rotary instruments. J Endod 2009；35(11)：1469-1476.

5. Sattapan B, Nervo GJ, Palamara JE, Messer HH. Defects in rotary nickel-titanium files after clinical use. J Endod 2000；26(3)：161-165.

Chapter10　偶発症に関する迷信

迷 根管洗浄や根管貼薬によるアクシデントやオーバーフィリングは、予後が悪い

エビデンスで検討すると…

真 洗浄による影響は一過性で影響は少ないが、オーバーフィリングの影響は大きい

ヒポクロアクシデントとは

　ヒポクロ（次亜塩素酸ナトリウム溶液：NaOCl）は、根管治療に欠かすことができない薬剤である。強アルカリで有機質溶解作用を有することは、根管洗浄の項目で示されているとおりである。

　ヒポクロは根管内で適切に使用されれば問題は起こらないが、ひとたび根尖孔外やパーフォレーションから漏出すると、多大な問題を起こす可能性がある（**症例10-3-1**）。Bowdenn et al（2006）[1]は、気管挿管が必要になるほどの重篤な症例も報告している。

　アクシデントが発生すると、疼痛や皮膚の変色も起こるので、洗浄時には治療中の根尖サイズと洗浄用ニードルのサイズ、そして作業長に留意すべきである。もちろんその濃度によって細胞毒性や組織溶解作用が異なるので、これに対する認識も必要である。

　また、患者の衣服に付着すると漂白作用により白色の斑点が着いてしまうので、やや大きいサイズのエプロンを使用するように心掛ける。目の保護も必要である。タオルやゴーグルを使用し、目に洗浄液が接触しないような配慮する。

水酸化カルシウム製剤は根尖孔から漏出することもある

　水酸化カルシウム製剤は根管貼薬剤の現在のゴールドスタンダードであるが、仮根充と称して意図的に根尖病変に押し出すようなことは慎むべきである（**症例10-3-2**）。過剰に根尖部から漏出すると、腫脹や疼痛を発現する場合がある。特に病変に残存している上皮成分を壊死させる目的で多量に押し出すと、正常な細胞まで壊死することを忘れてはならない。

　Lindgren et al（2002）[2]は水酸化カルシウム製剤のカラセプトが下顎管から侵入し、歯肉壊死を起こした症例を報告している。このように、できる限り根尖孔外にいかなるものも押し出すことがないように注意すべきである。

根管充填材が根尖から飛び出るとどうなるのか

　作業長をミスリードしなければ安全に根管充填が行えるが、治療中に作業長を間違えればオーバーフィリングにつながる可能性がある。またオーバーインスツルメンテーションを頻繁に起こすと根尖部からの出血や滲出液がコントロールできず、根尖部分を破壊する可能性がある。このような事象が発生すれば、根管充填をしてもオーバーフィリングを起こす危険性があり、予後に問題を抱えることになる。

　Sjögren et al（1990）[3]やBergenholtz et al（1973）[4]が示すように、オーバーフィリングは予後が悪くならないように注意すべきである。しかし、かならず治らないというものではない。レントゲン的根尖から約2mm手前までの充填症例に比べて成績が低下する、と考えるべきである。

乱暴な操作が招く気腫

　気腫とは、組織内に空気が充満した場合をいう。原因として、歯科用ユニットに装着されたシリンジから根管内に強圧で空気を送り込んだ場合と、過酸化水素水が根尖孔から漏出した場合が考えられる。特に後者の場合は疼痛と腫脹を発現する可能性があるので、乱暴な操作は慎むべきである。

症例 10-3-1　ヒポクロアクシデント症例

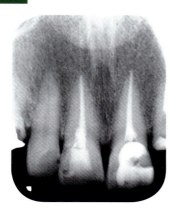

症例10-3-1a　1⏌の治療後にアクシデントが起こった。歯頸部に穿孔があった。

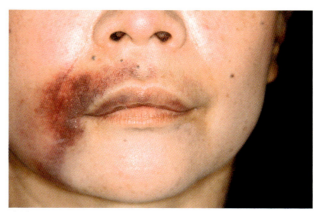

症例10-3-1b　処置翌日の状態。皮膚の変色と疼痛で急遽来院した。皮膚の強いヒリヒリ感を訴えていた。

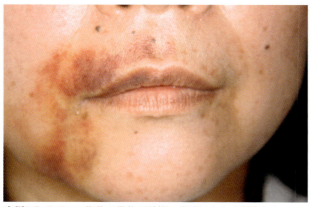

症例10-3-1c　術後4日後の状態。疼痛はかなり緩和した。

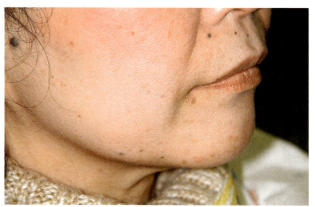

症例10-3-1d　術後26日の状態。疼痛もなく、皮膚の変色も消失した。

症例 10-3-2　水酸化カルシウム製剤が根尖孔から漏出した症例

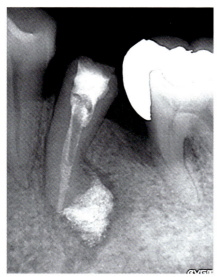

症例10-3-2a　術前の状態。紹介医院より根尖孔外にカルシペックスが漏出したとの報告があった。

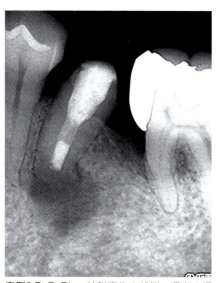

症例10-3-2b　外科直後の状態。通常の根管治療と歯根端切除術を併用した。

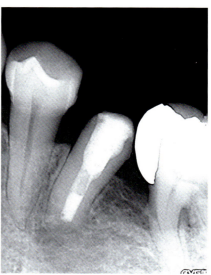

症例10-3-2c　術後1年の状態。根尖部は治癒を示し、臨床症状も完全に消失している。

要Check論文

根管洗浄中の偶発症
Hülsmann M, Hahn W. Complications during root canal irrigation--literature review and case reports. Int Endod J 2000;33(3):186-193.（文献5）

【研究の目的】
　根管洗浄中における偶発症のまとめと、対処法、予防法を検討する。

【研究デザイン】
　レビュー論文

【材料および方法】
　根管洗浄中のアクシデントに関する論文から要約をまとめ、それに基づき症例を提示する。

【おもな結果】
1．患者の衣服の損傷
　超音波装置を根管洗浄に使用する場合は、エアゾールが患者の衣服に付着する可能性があるので、予防的に大きめのエプロンの使用など配慮する。また、洗浄用のシリンジとニードル（図10-3-1）の脱着について十分確認する。

2．目への傷害
　洗浄液（図10-3-2）が患者や術者の目に接触すると、急激な痛みや灼熱感、紅斑が起こる。また、角膜外層の上皮細胞の喪失が起こるかもしれない。まずは大量の水道水または生理食塩水で洗浄し、眼科に紹介する。

3．ヒポクロの根尖孔からの漏出
　症状としては、
・激痛
・隣接する軟組織の浮腫
・片側の顔面や口唇や眼下部の浮腫の可能性
・根管内からの出血
・粘膜や皮膚の出血紅斑
・（上顎洞内への漏出）塩素の味を感じたり喉への刺激
・二次感染の可能性
・不可逆的な麻痺の可能性

が挙げられる。また、ヒポクロにアレルギー反応を示す患者もいる。疼痛は数日以内に消失し、紅斑は約2週間以内に消失する。麻痺が起こると1か月から数か月間持続する可能性があり、Reeh & Messer (1989)[6]は15か月以上麻痺が残った症例も報告している。

　対処法として、発症直後の場合は
・患者への原因と重症性の説明
・局所麻酔による疼痛緩和や鎮痛剤の投与
を行う。

　アクシデント発症後は
・口腔外からの冷湿布
・術後1日からは温庵法
・二次感染の可能性がない限り、抗菌薬投与の必要なし
・抗ヒスタミン製剤やステロイド製剤投与の必要なし
とする。偶発症後の根管洗浄には、生理食塩水やグルコン酸クロルヘキシジンを代用する。

4．過酸化水素水の根尖孔からの漏出
　漏洩すると急激な疼痛と腫脹を起こす。対処法はヒポクロの場合と同じ。

5．気腫
　腫脹はするが2～3日で回復するので、投薬は不要。

この論文から言えること・わかること

　このような偶発症を起こしたら、落ち着いて患者に現状を説明し、痛みが強い場合には局所麻酔を行い、疼痛をコントロールする。発生直後は患部を冷やし、術後1日以降は温庵法で血行をよくし、鎮痛剤を併用する。重篤な感染症の可能性が考えられる場合には抗菌薬の投与を行うが、通常では抗菌薬やステロイド製剤の投薬は行わない。疼痛は数日以内に改善すると考えられる。皮膚の紅斑は約2週間以内に消失するが、麻痺が起これば数か月から1年以上かかる可能性もある。このようなアクシデントを起こさないためにも、作業長をミスリードせず、使用する洗浄用ニードルは作業長の長さで曲げておき、根尖孔外から出ないように注意する。

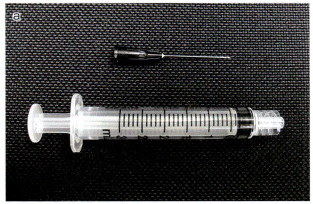
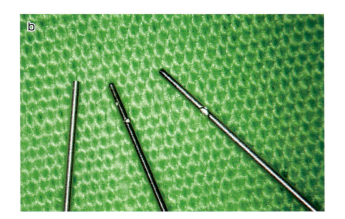

図10-3-1a, b　洗浄用シリンジ（a）とニードル（b）。

図10-3-2a〜g　各種洗浄液。

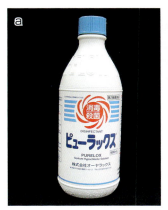
6% NaOCl

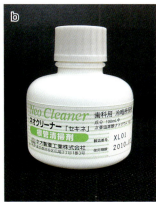
10% NaOCl

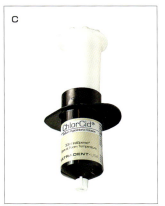
3% NaOCl

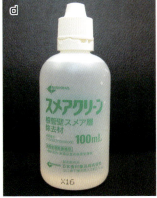
3% EDTA

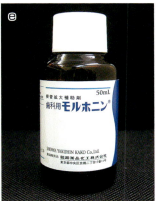
15% EDTA

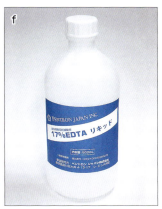
17% EDTA

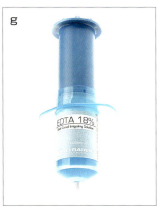
18% EDTA

参考文献

1. Bowden JR, Ethunandan M, Brennan PA. Life-threatening airway obstruction secondary to hypochlorite extrusion during root canal treatment. Oral Surg Oral Med Oral Pathol Oral Radiol Endod 2006；101(3)：402-404.
2. Lindgren P, Eriksson KF, Ringberg A. Severe facial ischemia after endodontic treatment. J Oral Maxillofac Surg 2002；60：576-579.
3. Sjögren U, Hagglund B, Sundqvist G, Wing K. Factors affecting the long-term results of endodontic treatment. J Endod 1990；16(10)：498-504.
4. Bergenholtz G, Malmcrona E, Milthon R. Endodontic treatment and periapical state. I. Radiographic study of frequency of endodontically treated teeth and frequency of periapical lesions. Tandlakartidningen 1973；65(2)：64-73.
5. Hülsmann M, Hahn W. Complications during root canal irrigation—literature review and case reports. Int Endod J 2000；33(3)：186-193.
6. Reeh ES, Messer HH. Long-term paresthesia following inadvertent forcing of sodium hypochlorite through perforation in maxillary incisor. Endod Dent Traumatol 1989；5(4)：200-203.
7. Ehrich DG, Brian JD Jr, Walker WA. Sodium hypochlorite accident：inadvertent injection into the maxillary sinus. J Endod 1993；19(4)：180-182.
8. Gatot A, Arbelle J, Leiberman A, Yanai-Inbar I. Effects of sodium hypochlorite on soft tissues after its inadvertent injection beyond the root apex. J Endod 1991；17(11)：573-574.

Chapter10　偶発症に関する迷信　④

レッジの修正ができなければ治癒しないため、抜歯適応である

エビデンスで検討すると…

根管充填後に経過観察を行い、治癒しなければ、外科的治療が必要である

レッジの定義と好発部位、発現頻度

レッジとは、湾曲根管における手技操作のエラーにより根管の直線化が起こり、本来の根管にネゴシエーションすることが難しくなった状態で、歯根膜までの交通はないが本来の根管から逸脱することをいう。

レッジを引き起こす要因としては、器具操作、根の湾曲、歯の種類、根管の位置などが挙げられる。また長い根管で根尖部の回転半径が小さい症例では、特に注意する必要がある。Bergenholtz et al(1979)[1]は根尖病変を有する症例の11%でレッジが見られたと述べており、また、Jafarzadeh et al(2007)[2]は通常の根管治療では33%、再根管治療では41%の頻度でレッジが起こっていたと報告している。

再根管治療を行う際は、穿孔や器具破折、根尖破壊、そしてレッジのような医原性変化に遭遇することを多く経験することから、症例によってその処置法を考慮する必要がある。

レッジの修正法

従来の方法では、最初の段階でプレカーブを付与した小さいサイズのSS製手用Kファイルを用いて回転させながら本来の根管を探索し、ショートストロークファイリングにてパイロット形成を行い、その後徐々に拡大形成を行っていた。しかしSS製手用Kファイルのみでの形成では、サイズが大きくなるにつれて弾性が低下し、ガイド形成を行ってもブロックやレッジを再度起こす危険性も考えられる。またプレカーブを付与したSS製手用Kファイルを頻繁に上下運動すると、プレカーブしているポイントで変形し、ファイル破折につながる可能性もある。

そのような偶発症を回避するためにも、プレカーブを付与したSS製手用Kファイルを最初に使用し、その後にプレカーブを付与したテーパードNi-Ti製手用ファイルを使用すると、効率的にレッジのバイパス形成が行えると思われる（症例10-4-1）。

レッジが修正できなかった場合の対処法

根尖付近でフック状に湾曲している根管では、たとえプレカーブを付与したファイルを使用しても、ファイル先端が本来の根管には追従しない。バイパス形成を試みても本来の根管に追従しない場合は、さらに直線化が進み穿孔を起こす危険性が出てくる。また、器具が破折するリスクもある[*1]。

ゆえに、非外科的にアクセスを試みてもレッジの修正が不可能な場合は、臨床症状がなければ可能なところまで形成し、緊密に根管充填して経過観察を行うほうがよいと考えられる。

一方、症状があるならば外科的アプローチで対応すべきである。

*1　あまりにもファイルが進まない場合は、エックス線写真にて器具到達方向の確認を行い、ファイル先端の形状変形の有無を精査して、器具の破折防止を心掛ける。

レッジ形成の予防法

抜髄処置などのようにはじめて根管治療を開始する場合は、レッジを起こさないためにも予防がもっとも重要である。アクセスからストレートラインアクセスを確実に行い、正確な作業長を測定して注意深い器具操作を行うことが肝要である。

症例10-4-1 歯冠側1/3のレッジ症例

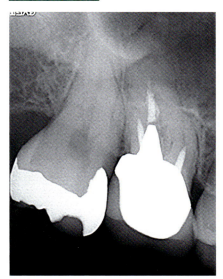

症例10-4-1a 術前の状態。近心根は根管の中央部付近からレッジが起こり、直線化されている。

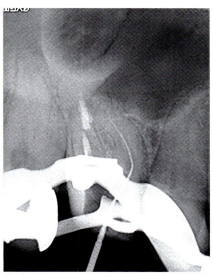

症例10-4-1b 術中の状態。ピッキングモーションによりネゴシエーションを行い、パイロット形成が完成した。

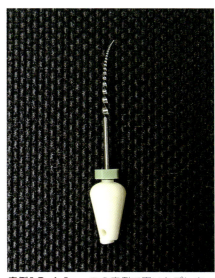

症例10-4-1c この症例で用いたプレカーブが付与されたGT手用ファイル。

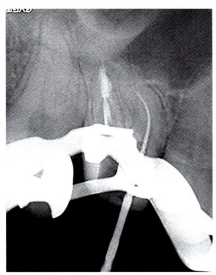

症例10-4-1d プレカーブを付与した手用GTファイルにてガイド形成する。

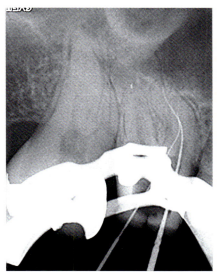

症例10-4-1e 近心2根管の作業長決定。MB2はMB1の根尖1/3付近で合流している。

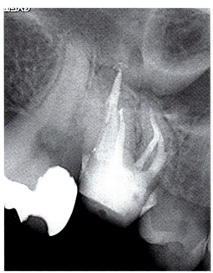

症例10-4-1f 根管充填後の状態。4根管の充填が終了した。

　手用器具では、レッジを避ける形成法として、特にパッシブステップバックテクニックやバランスドフォーステクニックが適していると言われている〔Kapalas et al(2000)[3]およびWalton et al(2002)[4]〕。また手用ファイルにはプレカーブを付与し〔Kapalas et al(2000)[3]〕、リーミング操作を避け〔Cohen et al(2002)[5]〕、そして十分な洗浄を行い、器具操作時に潤滑剤を使用し目詰まり等を防止する〔Namazikhah et al(2000)[6]〕。

　SS製手用Kファイルは#30以上になると極端に弾性が劣り直線化してしまう危険性があるので、根尖部の形成にはNi-Ti製手用Kファイルを用いたバランスドフォーステクニック、またはテーパー度の少ないNi-Ti製ロータリーファイルの使用が適していると考える。

要 Check 論文

歯内療法学におけるレッジに関するの論文レビュー
Jafarzadeh H, Abbott PV. Ledge formation: review of a great challenge in endodontics. J Endod 2007;33(10):1155-1162.（文献7）

【研究の目的】
レッジ（図10-4-1）に関する病因論、要因、認識、予防、予後など重要事項に関する論文をレビューし、整理する。

【研究デザイン】
レビュー論文

【材料および方法】
現在までに発表されている論文の内容を、レッジの病因論、発現頻度と要因、認識法、予防法、術前評価法、レッジ修正法、根管充填、外科的歯内療法の適応、予後に分類した。

【評価方法】
各項目別に論文を検証した。

【おもな結果】

1．病因論
根管治療の器具操作失敗に起因する場合や、根管の石灰化、湾曲による場合がある。

2．発現頻度とその要因
専門医が治療する場合は、未処置歯の33％、再治療歯の41％でレッジを起こした。
その要因は、器具操作、根管の湾曲、歯の種類、根管の位置に関連していた。

3．認識法
ファイルの挿入ポイントで食い込むような感覚がなければレッジを疑う。

4．予防法
作業長を正確に計測し、プレカーブが付与されたファイルの使用や多量の根管洗浄剤の使用など。

5．術前評価法
偏心投影を心掛ける。

6．レッジ修正法
＃15Kファイルまでのパイロット形成終了後、先端サイズが＃20で06テーパーから12テーパーのようなテーパー度を有したNi-Ti製手用ファイル（GTファイル）を使用することで、バイパス形成を行うためのガイド付与が十分に行える。

7．根管充填
レッジ修正ができなければ、メインポイントにプレカーブを与えて根管内に試適し、ポイント先端を70％イソプロピルアルコールに少し浸けて充填する。もしくは、インジェクタブルガッタパーチャーにて充填する。

8．外科的歯内療法の適応
レッジ修正ができず、治癒傾向を示さなければ、外科的歯内療法を考える。

9．予後
専門医では79％程度の成功率である。

この論文から言えること・わかること

近年、Ni-Ti製ロータリーファイルの開発により、湾曲根管でもかなり容易に根管形成が可能になってきた。しかし、Ni-Ti製ロータリーファイルといえども完璧なものではなく、さらにレッジを起こす危険性も考えられる。やはり湾曲が急激な場合には、十分考慮しながら使用すべきである。
また、たとえレッジを修正できなくても諦めず、根管形成が可能なところまで行い、十分な根管洗浄と緊密な根管充填を行うことを第一選択とする。仮に治癒傾向を示さなければ、外科的歯内療法を考えればよい。つまり、歯の保存治療に努めるべきである。

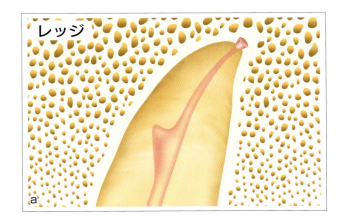
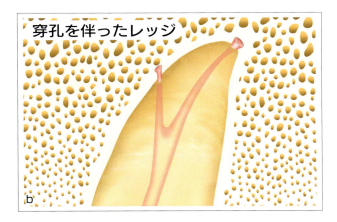
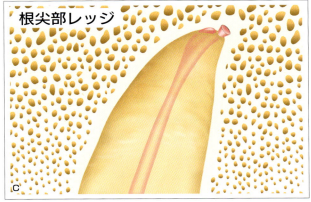
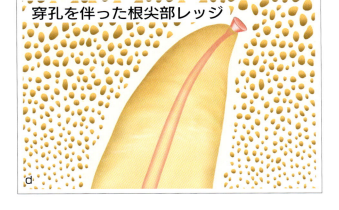

図10-3-4a〜d　レッジの種類。

参考文献

1. Bergenholtz G, Lekholm U, Milthon R, Heden G, Odesjö B, Engström B. Retreatment of endodontic fillings. Scand J Dent Res 1979；87(3)：217-224.
2. Jafarzadeh H, Abbott PV. Ledge formation：review of a great challenge in endodontics. J Endod 2007；33(10)：1155-1162.
3. Kapalas A, Lambrianidis T. Factors associated with root canal ledging during instrumentation. Endod Dent Traumatol 2000；16(5)：229-231.
4. Walton RE, Torabinejad M. Endodontics：Principles and Practice. 3rd ed. Philadelphia：WB Saunders, 2002；184, 222-223, 319-320.
5. Cohen S, Burns RC. Pathways of the Pulp. 8th ed. StLouis：Mosby, 2002；94, 242-252, 530, 870, 910-916.
6. Namazikhah MS, Mokhlis HR, Alasmakh K. Comparison between a hand stainless-steel K file and a rotary Ni-Ti 0.04 taper. J Calif Dent Assoc 2000；28(6)：421-426.
7. Jafarzadeh H, Abbott PV. Ledge formation：review of a great challenge in endodontics. J Endod 2007；33(10)：1155-1162. Ling JQ, Wei X, Gao Y. Evaluation of the use of dental operating microscope and ultrasonic instruments in the management of blocked canals. Zhonghua Kou Qiang Yi Xue Za Zhi 2003；38(5)：324-326.
8. Möller AJ. Microbiological examination of root canals and periapical tissues of human teeth. Methodological studies. Odontol Tidskr 1966；74(5)：Suppl：1-380.
9. Walton RE, Torabinejad M. Endodontics：Principles and Practice. 4rd ed. Philadelphia：WB Saunders, 2009；236.
10. Greene KJ, Krell KV. Clinical factors associated with ledged canals in maxillary and mandibular molars. Oral Surg Oral Med Oral Pathol 1990；70(4)：490-497.
11. Nagy CD, Bartha K, Bernáth M, Verdes E, Szabó J. The effect of root canal morphology on canal shape following instrumentation using different techniques. Int Endod J 1997；30(2)：133-140.
12. Ingle JI, Bakland LK. Endodontics. 5th ed. London：BC Decker Inc, 2002；412, 482-489, 525-538, 695, 729, 769, 776-785.
13. Weine F. Endodontic Therapy. 5th ed. St Louis：Mosby, 1996；324-330, 545-547.

Chapter10　偶発症に関する迷信 ❺

迷 根尖破壊すると予後が悪いので、抜歯したほうがよい

エビデンスで検討すると…

真 外科処置も含めて処置可能であるので、けっして抜歯を第一選択としない

根尖が破壊されている症例とは

　根完成歯における根尖破壊とは、根尖部最狭窄部が破壊され存在しておらず、アピカルストップがない場合を意味する。根尖最狭窄部の大きさは、Kuttler (1955)[1]の報告によると思った以上に大きく、ISOサイズで#25～#30程度と言われている。もちろん年齢で多少大きさは変化するが、おおむねこの大きさと考えて間違いはない。すなわち、器具操作を間違えて自分自身で根尖孔を破壊してしまった場合は、MAFが湾曲根管で#50以上、直線根管で#70～#80以上が、このカテゴリーに入ると考えられる。

　また、Webber(1984)[2]は、ISO #80以上の根尖はアペキシフィケーションを考慮して対応すべきであると報告している。さらに根尖病変が長期に存在し外部吸収が起こっている場合も、これに相当する。

根尖破壊を起こす原因

　SS製ファイルの安易な器具操作はもっとも危険である。なぜなら、
・作業長決定のエラー
・根尖部での器具操作
が根尖破壊の原因としてもっとも多いからである。

　作業長決定のエラーに関しては、特に湾曲根管で注意したい。なぜなら、湾曲が修正されればその長さは短くなる傾向があるからである。また、ラバーストッパーの劣化による不適切な作業長設定や、作業長決定時の基準点の不確実さも関与することから、ラバーストッパーがルーズなときはすみやかに新品に変更し、基準点もできれば再現性のある平面のところに設定するよう心がける。根管長測定器を使用する際も、注意すべきポイントがある。根管長測定器ルートZXでは、Apexのほうが0.5よりも信頼性があるので、けっして0.5という位置を過信すべきではない。近年の報告では、0.5という位置は根尖孔により近づいているとも言われている。臨床ではApexを測定し、そこから実寸で1.0mm短くした距離を作業長とすべきである。

　根尖部での器具操作に関しては、できる限り根尖部の拡大形成はSS製ファイルではなく、Ni-Ti製ロータリーファイルまたはNi-Ti製手用ファイルを用いてのバランスドフォーステクニックで行うべきである。バランスドフォーステクニックは形成中心が維持され、逸脱しにくい特徴を有しているからだ。ロータリーファイルではライトスピードまたは02テーパーのものが適している。

　その他、根尖破壊が生じる原因と病態として、
・根管内に残存した細菌やコロナルリーケージなどによる感染が長期間慢性的に起こった結果、根尖部にバイオフィルムが形成され、外部吸収
・矯正治療によって根尖部が吸収し、最狭窄部が消失も考えられる。特に矯正治療での前歯部の歯根吸収は高頻度に現れる。Bender et al(1997)[3]は、抜髄すると歯根吸収を促進している神経ペプチドを取り除くことになり、歯根吸収を比較的抑制できると報告しているが、抜髄という犠牲を払わなければならないことを忘れてはならない。

根尖破壊の対処法

　さまざまな方法が考えられるが、大きく以下の3つに分類されると思われる(図10-5-1)。
①アペキシフィケーション(水酸化カルシウムまたは

図10-5-1　根尖破壊の対処法。

症例10-5-1　根尖が破壊され水酸化カルシウム製剤が漏出した症例

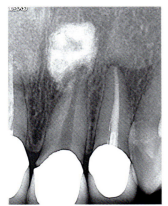
症例10-5-1a　術前の状態。根尖孔外にカルシペックスが漏出し、紹介にて来院した。

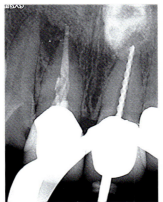
症例10-5-1b　作業長測定。根尖部は#100がイニシャルバインディングファイルであった。

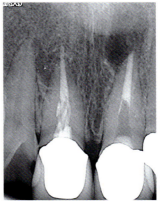
症例10-5-1c　根管充填後の状態。MTAにてアピカルプラグを作製した。

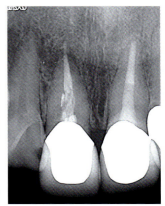
症例10-5-1d　術後1年の状態。根尖部は骨性治癒が得られている。

MTAにてアピカルプラグ）
②作業長を短くしたショートフィリング
③カスタムコーンによる根管充填

　これら以外に外科的に行う方法も選択肢として存在するが、まずは非外科的に処置を行い、治癒が得られなければ外科処置に移行しても遅くはない。すでに根尖が吸収などにより短くなっていることも考慮すると、根管内の感染除去と歯冠-歯根比への配慮を優先すべきである。

　根管充填に際しては、根尖部に最狭窄部、すなわちアピカルストップがないために、垂直加圧根管充填では充填材が根尖から飛び出し、予後に影響を及ぼす。しかし、側方加圧根管充填を用いてもシーラー層がかなり厚くなり、残存歯質の厚みが希薄であることも予想されることから、歯の破折も考慮すると不向きである。そこで、ストップを組織誘導で作るか、ストップを作らずにその形態に適合するポイントを作り、充填する処置、または作業長を短めに設定してその位置で充填するショートフィリングでの対応が考えられる。

　ショートフィリングに関しては、いくつかの報告がある。Rotstein et al（1990）[4]は、以前から根完成歯であっても未完成歯と同様に水酸化カルシウムを用いたアペキシフィケーションを行い、よい結果が出ていると報告しているが、治療期間や象牙質の脆弱化を危惧して、最近ではMTAによるワンビジットアペキシフィケーションのようなアピカルプラグを根尖部に作製する方法が広く採用されている（**症例10-5-1**）。またKeane（1984）[5]は、ガッタパーチャーを有機溶媒などで軟化して根管内と根尖部に適合するポイントをカスタマイズする充填法により、根尖部の封鎖性が効果的に向上したとも述べている。この充填法は、極端に短い根管でなければ適応することも多い。ただし充填時には加圧をしないように注意する。Gutmann et al（2011）[6]も、作業長を1〜2mm短くして根尖部に象牙質片をコルク栓のように詰め、その後ガッタパーチャーポイントで充填する方法を述べているが、根管内象牙質が汚染されている場合はMTAを代用すべきであると説明している。

　とはいえ、こういったショートフィリングは湾曲根管ではリッジになる可能性が高く、テクニックセンシティブであるため、一見よさそうに思えるものの、実際の臨床ではあまり適応することはないかもしれない。

要Check論文

開放根管におけるMTAセメントを用いたアピカルプラグ処置の臨床成績

Mente J, Hage N, Pfefferle T, Koch MJ, Dreyhaupt J, Staehle HJ, Friedman S. Mineral trioxide aggregate apical plugs in teeth with open apical foramina: a retrospective analysis of treatment outcome. J Endod 2009;35(10):1354-1358.（文献7）

【研究の目的】

根完成歯における根尖部吸収や、機械的に根尖が破壊されている症例にMTAセメント（図10-5-2）を用いた根尖閉鎖を行った場合の治癒を評価する。

【研究デザイン】

後ろ向きコホート研究

【材料および方法】

ドイツ・ハイデルベルグ大学において2000～2006年までの間に根尖部が吸収されている症例、および器具操作により根尖最狭窄部が破壊されている症例を合わせて調査した。まず85歯（78名）のなかから条件が合わない6名が削除され、78歯（72名）が選抜された。このうち10名はリコールに応じず、7名はこの研究参加を拒否し、5名は連絡が取れなかったので、これら22名（6名は2歯を含んでいた）を除き合計56歯（50名）を本研究の対象とした。リコール率は72%であった。

15歯（27%）は学生が、18歯（32%）は一般開業医が、23歯（41%）は専門医が治療を行っていた。根尖最狭窄部の大きさは、すべての症例においてすでに＃40以上の大きさであった。術前の38歯（68%）は外部吸収であり、18歯（32%）は器具操作のエラーによる根尖破壊であった。専門医のみが根管形成にNi-Ti製ロータリーファイルを使用した。

根管洗浄には3%ヒポクロと0.12%クロルヘキシジンを27Gのニードルにて使用し、根管充填前には再度0.12%クロルヘキシジンにて洗浄した。根管貼薬剤には水酸化カルシウムが使用され、仮封材にはIRMセメントが使われた。根尖部のMTAセメントは4mm充填し、硬化後の歯冠側部根管は25歯（45%）が側方加圧根管充填＋AHプラス、23歯（41%）がオブチュラII＋AHプラス、5歯が再度MTAにて、2歯（3.4%）がレジン充填、1歯（1.6%）サーマフィル＋AHプラスにて充填された。

観察期間は12～68か月（平均30.9か月）で、術後の診査には症状、歯根破折の有無、アタッチメントロス、根分岐部病変、歯冠修復のタイプと質、ポケット測定を行った。

【評価方法】

47歯（84%）はHealedと判断され、9歯（16%）ではDiseasedと判断された。Diseasedと判断された3歯には症状があり、4歯においては病変の縮小傾向は示していた。また、術前に根尖病変が存在する場合（78%）は、ない場合（100%）と比べて治癒率が低かった。MTAセメントが根尖部を超えて過剰に充填されていても、その予後に差はなかった。

【おもな結果】

MTAによるアピカルプラグは、根完成歯における根尖最狭窄部が破壊されている症例に効果的であり、水酸化カルシウム製剤の長期作用と比較しても短時間で済む。

この論文から言えること・わかること

MTAによるアピカルプラグは、根完成歯における根尖最狭窄部が破壊されている症例に効果的であり、水酸化カルシウム製剤の長期作用と比較しても短時間で済む。

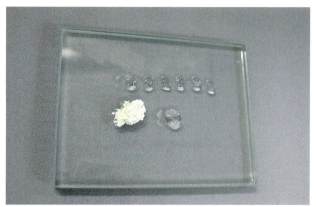

図10-5-2a　MTAセメントの粉と液。数滴の小さな水滴を用意する。

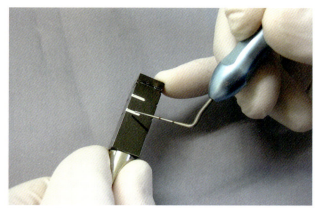

図10-5-2b　MTAブロックに刷り込む。

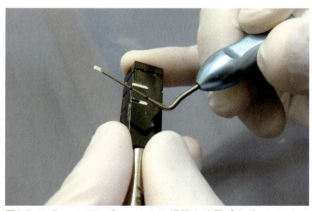

図10-5-2c　MTAブロックから根管充填用プラガーにてすくい取る。

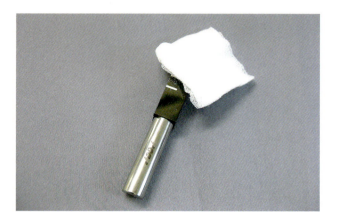

図10-5-2d　数回充填後は、乾燥を防ぐために濡れたガーゼをブロックの上に置いておく。

参考文献

1. Kuttler Y. Microscopic investigation of root apexes. J Am Dent Assoc 1955；50(5)：544-552.
2. Webber RT. Apexogenesis versus apexification. Dent Clin North Am 1984；28(4)：669-697.
3. Bender IB, Byers MR, Mori K. Periapical replacement resorption of permanent, vital, endodontically treated incisors after orthodontic movement：report of two cases. J Endod 1997；23(12)：768-773.
4. Rotstein I, Friedman S, Katz J. Apical closure of mature molar roots with the use of calcium hydroxide. Oral Surg Oral Med Oral Pathol 1990；70(5)：656-660.
5. Keane KM, Harrington GW. The use of a chloroform-softened Gutta-percha master cone and its effect on the apical seal. J Endod 1984；10(2)：57-63.
6. Gutmann JL, Lovdahl PE. Problem Solving in Endodontics：Prevention, Identification, and Management. 5th ed. St. Louis：Elsevier, 2011；200-208.
7. Mente J, Hage N, Pfefferle T, Koch MJ, Dreyhaupt J, Staehle HJ, Friedman S. Mineral trioxide aggregate apical plugs in teeth with open apical foramina：a retrospective analysis of treatment outcome. J Endod 2009；35(10)：1354-1358.
8. Ounsi HF, Naaman A. In vitro evaluation of the reliability of the Root ZX electronic apex locator. Int Endod J 1999；32(2)：120-123.
9. Jung IY, Yoon BH, Lee SJ, Lee SJ. Comparison of the reliability of "0.5" and "APEX" mark measurements in two frequency-based electronic apex locators. J Endod 2011；37(1)：49-52.
10. Roane JB, Sabala CL, Duncanson MG Jr. The "balanced force" concept for instrumentation of curved canals. J Endod 1985；11(5)：203-211.
11. Pitts DL, Jones JE, Oswald RJ. A histological comparison of calcium hydroxide plugs and dentin plugs used for the control of Gutta-percha root canal filling material. J Endod 1984；10(7)：283-293.
12. Beatty RG, Zakariasen KL. Apical leakage associated with three obturation techniques in large and small root canals. Int Endod J 1984；17(2)：67-72.
13. Andreasen JO, Farik B, Munksgaard EC. Long-term calcium hydroxide as a root canal dressing may increase risk of root fracture. Dent Traumatol 2002；18(3)：134-137.
14. Andreasen JO, Munksgaard EC, Bakland LK. Comparison of fracture resistance in root canals of immature sheep teeth after filling with calcium hydroxide or MTA. Dent Traumatol 2006；22(3)：154-156.
15. Doyon GE, Dumsha T, von Fraunhofer JA. Fracture resistance of human root dentin exposed to intracanal calcium hydroxide. J Endod 2005；31(12)：895-897.
16. Witherspoon DE, Ham K. One-visit apexification：technique for inducing root-end barrier formation in apical closures. Pract Proced Aesthet Dent 2001；13(6)：455-460.
17. Shuping GB, Orstavik D, Sigurdsson A, Trope M. Reduction of intracanal bacteria using nickel-titanium rotary instrumentation and various medications. J Endod 2000；26(12)：751-755.

クインテッセンス出版の書籍・雑誌は、歯学書専用
通販サイト『歯学書.COM』にてご購入いただけます。

PCからのアクセスは…
歯学書　検索

携帯電話からのアクセスは…
QRコードからモバイルサイトへ

QUINTESSENCE PUBLISHING 日本

歯内療法の迷信と真実
論文から学ぶ成功へのヒント

2017年3月10日　第1版第1刷発行

著　　者　牛窪敏博 / 山本信一 / 神戸　良

発 行 人　北峯康充

発 行 所　クインテッセンス出版株式会社
　　　　　東京都文京区本郷3丁目2番6号　〒113-0033
　　　　　クイントハウスビル　電話(03)5842-2270(代表)
　　　　　　　　　　　　　　　 (03)5842-2272(営業部)
　　　　　　　　　　　　　　　 (03)5842-2275(編集部)
　　　　　web page address　http://www.quint-j.co.jp/

印刷・製本　サン美術印刷株式会社

Ⓒ2017　クインテッセンス出版株式会社　　　　禁無断転載・複写
Printed in Japan　　　　　　　　　　　　落丁本・乱丁本はお取り替えします
ISBN978-4-7812-0544-1　C3047　　　　　定価は表紙に表示してあります